中国古医籍整理丛书

# 医 学 汇 函

## （上）

### 明·聂尚恒 编撰

傅海燕 马晓燕 季顺欣 于 恒
吕 凌 史 焱 蔡宝宏　校注

中国中医药出版社
·北 京·

**图书在版编目（CIP）数据**

医学汇函：全3册/（明）聂尚恒编撰；傅海燕等校注.—北京：中国中医药出版社，2015.12

（中国古医籍整理丛书）

ISBN 978 - 7 - 5132 - 2977 - 7

Ⅰ.①医… Ⅱ.①聂… ②傅… Ⅲ.①中医学 - 临床医学 - 经验 - 中国 - 明代 Ⅳ.①R249.1

中国版本图书馆 CIP 数据核字（2015）第291334号

中国中医药出版社出版

北京市朝阳区北三环东路28号易亨大厦16层

邮政编码 100013

传真 010 64405750

保定市中画美凯印刷有限公司印刷

各地新华书店经销

\*

开本710×1000 1/16 印张82.25 字数716千字

2015年12月第1版 2015年12月第1次印刷

书 号 ISBN 978 - 7 - 5132 - 2977 - 7

\*

定价 208.00元

网址 www.cptcm.com

# 国家中医药管理局
# 中医药古籍保护与利用能力建设项目
## 组织工作委员会

**主 任 委 员** 王国强

**副 主 任 委 员** 王志勇　李大宁

**执 行 主 任 委 员** 曹洪欣　苏钢强　王国辰　欧阳兵

**执行副主任委员** 李　昱　武　东　李秀明　张成博

**委　　　　员**

各省市项目组分管领导和主要专家

（山东省）武继彪　欧阳兵　张成博　贾青顺

（江苏省）吴勉华　周仲瑛　段金廒　胡　烈

（上海市）张怀琼　季　光　严世芸　段逸山

（福建省）阮诗玮　陈立典　李灿东　纪立金

（浙江省）徐伟伟　范永升　柴可群　盛增秀

（陕西省）黄立勋　呼　燕　魏少阳　苏荣彪

（河南省）夏祖昌　刘文第　韩新峰　许敬生

（辽宁省）杨关林　康廷国　石　岩　李德新

（四川省）杨殿兴　梁繁荣　余曙光　张　毅

各项目组负责人

王振国（山东省）　王旭东（江苏省）　张如青（上海市）

李灿东（福建省）　陈勇毅（浙江省）　焦振廉（陕西省）

蔡永敏（河南省）　鞠宝兆（辽宁省）　和中浚（四川省）

## 项目专家组

顾　问　马继兴　张灿玾　李经纬

组　长　余瀛鳌

成　员　李致忠　钱超尘　段逸山　严世芸　鲁兆麟
　　　　郑金生　林端宜　欧阳兵　高文柱　柳长华
　　　　王振国　王旭东　崔　蒙　严季澜　黄龙祥
　　　　陈勇毅　张志清

## 项目办公室（组织工作委员会办公室）

主　任　王振国　王思成

副主任　王振宇　刘群峰　陈榕虎　杨振宁　朱毓梅
　　　　刘更生　华中健

成　员　陈丽娜　邱　岳　王　庆　王　鹏　王春燕
　　　　郭瑞华　宋咏梅　周　扬　范　磊　张永泰
　　　　罗海鹰　王　爽　王　捷　贺晓路　熊智波

秘　书　张丰聪

# 前　言

　　中医药古籍是传承中华优秀文化的重要载体，也是中医学传承数千年的知识宝库，凝聚着中华民族特有的精神价值、思维方法、生命理论和医疗经验，不仅对于传承中医学术具有重要的历史价值，更是现代中医药科技创新和学术进步的源头和根基。保护和利用好中医药古籍，是弘扬中国优秀传统文化、传承中医学术的必由之路，事关中医药事业发展全局。

　　1949 年以来，在政府的大力支持和推动下，开展了系统的中医药古籍整理研究。1958 年，国务院科学规划委员会古籍整理出版规划小组在北京成立，负责指导全国的古籍整理出版工作。1982 年，国务院古籍整理出版规划小组召开全国古籍整理出版规划会议，制定了《古籍整理出版规划（1982—1990）》，卫生部先后下达了两批 200 余种中医古籍整理任务，掀起了中医古籍整理研究的新高潮，对中医文化与学术的弘扬、传承和发展，发挥了极其重要的作用，产生了不可估量的深远影响。

　　2007 年《国务院办公厅关于进一步加强古籍保护工作的意见》明确提出进一步加强古籍整理、出版和研究利用，以及

"保护为主、抢救第一、合理利用、加强管理"的方针。2009年《国务院关于扶持和促进中医药事业发展的若干意见》指出，要"开展中医药古籍普查登记，建立综合信息数据库和珍贵古籍名录，加强整理、出版、研究和利用"。《中医药创新发展规划纲要（2006—2020）》强调继承与创新并重，推动中医药传承与创新发展。

2003～2010年，国家财政多次立项支持中国中医科学院开展针对性中医药古籍抢救保护工作，在中国中医科学院图书馆设立全国唯一的行业古籍保护中心，影印抢救濒危珍本、孤本中医古籍1640余种；整理发布《中国中医古籍总目》；遴选351种孤本收入《中医古籍孤本大全》影印出版；开展了海外中医古籍目录调研和孤本回归工作，收集了11个国家和2个地区137个图书馆的240余种书目，基本摸清流失海外的中医古籍现状，确定国内失传的中医药古籍共有220种，复制出版海外所藏中医药古籍133种。2010年，国家财政部、国家中医药管理局设立"中医药古籍保护与利用能力建设项目"，资助整理400余种中医药古籍，并着眼于加强中医药古籍保护和研究机构建设，培养中医古籍整理研究的后备人才，全面提高中医药古籍保护与利用能力。

在此，国家中医药管理局成立了中医药古籍保护和利用专家组和项目办公室，专家组负责项目指导、咨询、质量把关，项目办公室负责实施过程的统筹协调。专家组成员对古籍整理研究具有丰富的经验，有的专家从事古籍整理研究长达70余年，深知中医药古籍整理研究的重要性、艰巨性与复杂性，履行职责认真务实。专家组从书目确定、版本选择、点校、注释等各方面，为项目实施提供了强有力的专业指导。老一辈专家的学术水平和智慧，是项目成功的重要保证。项目承担单位山东中医药大学、南京中医药大学、上海中医药大学、福建中医药大学、浙江省中医药研究院、陕西省中医药研究院、河南省中医药研究院、辽宁中医药大学、成都中医药大学及所在省市中医药管理部门精心组织，充分发挥区域间互补协作的优势，并得到承担项目出版工作的中国中医药出版社大力配合，全面推进中医药古籍保护与利用网络体系的构建和人才队伍建设，使一批有志于中医学术传承与古籍整理工作的人才凝聚在一起，研究队伍日益壮大，研究水平不断提高。

本着"抢救、保护、发掘、利用"的理念，该项目重点选择近60年未曾出版的重要古医籍，综合考虑所选古籍的保护价值、学术价值和实用价值。400余种中医药古籍涵盖了医经、基础理论、诊法、伤寒金匮、温病、本草、方书、内科、外科、女科、儿科、伤科、眼科、咽喉口齿、针灸推拿、养生、医案医话医论、医史、临证综合等门类，跨越唐、宋、金元、明以迄清末。全部古籍均按照项目办公室组织完成的行业标准《中医古籍整理规范》及《中医药古籍整理细则》进行整理校注，绝大多数中医药古籍是第一次校注出版，一批孤本、稿本、抄本更是首次整理面世。对一些重要学术问题的研究成果，则集中收录于各书的"校注说明"或"校注后记"中。

"既出书又出人"是本项目追求的目标。近年来，中医药古籍整理工作形势严峻，老一辈逐渐退出，新一代普遍存在整理研究古籍的经验不足、专业思想不坚定等问题，使中医古籍整理面临人才流失严重、青黄不接的局面。通过本项目实施，搭建平台，完善机制，培养队伍，提升能力，经过近5年的建设，锻炼了一批优秀人才，老中青三代齐聚一堂，有效地稳定了研究队伍，为中医药古籍整理工作的开展和中医文化与学术的传承提供必备的知识和人才储备。

本项目的实施与《中国古医籍整理丛书》的出版，对于加强中医药古籍文献研究队伍建设、建立古籍研究平台，提高古籍整理水平均具有积极的推动作用，对弘扬我国优秀传统文化，推进中医药继承创新，进一步发挥中医药服务民众的养生保健与防病治病作用将产生深远影响。

第九届、第十届全国人大常委会副委员长许嘉璐先生，国家卫生计生委副主任、国家中医药管理局局长、中华中医药学会会长王国强先生，我国著名医史文献专家、中国中医科学院马继兴先生在百忙之中为丛书作序，我们深表敬意和感谢。

由于参与校注整理工作的人员较多，水平不一，诸多方面尚未臻完善，希望专家、读者不吝赐教。

国家中医药管理局中医药古籍保护与利用能力建设项目办公室
二〇一四年十二月

# 许 序

"中医"之名立，迄今不逾百年，所以冠以"中"字者，以别于"洋"与"西"也。慎思之，明辨之，斯名之出，无奈耳，或亦时人不甘泯没而特标其犹在之举也。

前此，祖传医术（今世方称为"学"）绵延数千载，救民无数；华夏屡遭时疫，皆仰之以度困厄。中华民族之未如印第安遭染殖民者所携疾病而族灭者，中医之功也。

医兴则国兴，国强则医强。百年运衰，岂但国土肢解，五千年文明亦不得全，非遭泯灭，即蒙冤扭曲。西方医学以其捷便速效，始则为传教之利器，继则以"科学"之冕畅行于中华。中医虽为内外所夹击，斥之为蒙昧，为伪医，然四亿同胞衣食不保，得获西医之益者甚寡，中医犹为人民之所赖。虽然，中国医学日益陵替，乃不可免，势使之然也。呜呼！覆巢之下安有完卵？

嗣后，国家新生，中医旋即得以重振，与西医并举，探寻结合之路。今也，中华诸多文化，自民俗、礼仪、工艺、戏曲、历史、文学，以至伦理、信仰，皆渐复起，中国医学之兴乃属必然。

迄今中医犹为国家医疗系统之辅，城市尤甚。何哉？盖一则西医赖声、光、电技术而于 20 世纪发展极速，中医则难见其进。二则国人惊羡西医之"立竿见影"，遂以为其事事胜于中医。然西医已自觉将入绝境：其若干医法正负效应相若，甚或负远逾于正；研究医理者，渐知人乃一整体，心、身非如中世纪所认定为二对立物，且人体亦非宇宙之中心，仅为其一小单位，与宇宙万象万物息息相关。认识至此，其已向中国医学之理念"靠拢"矣，虽彼未必知中国医学何如也。唯其不知中国医理何如，纯由其实践而有所悟，益以证中国之认识人体不为伪，亦不为玄虚。然国人知此趋向者，几人？

国医欲再现宋明清高峰，成国中主流医学，则一须继承，一须创新。继承则必深研原典，激清汰浊，复吸纳西医及我藏、蒙、维、回、苗、彝诸民族医术之精华；创新之道，在于今之科技，既用其器，亦参照其道，反思已之医理，审问之，笃行之，深化之，普及之，于普及中认知人体及环境古今之异，以建成当代国医理论。欲达于斯境，或需百年欤？予恐西医既已醒悟，若加力吸收中医精粹，促中医西医深度结合，形成 21 世纪之新医学，届时"制高点"将在何方？国人于此转折之机，能不忧虑而奋力乎？

予所谓深研之原典，非指一二习见之书、千古权威之作；就医界整体言之，所传所承自应为医籍之全部。盖后世名医所著，乃其秉诸前人所述，总结终生行医用药经验所得，自当已成今世、后世之要籍。

盛世修典，信然。盖典籍得修，方可言传言承。虽前此 50 余载已启医籍整理、出版之役，惜旋即中辍。阅 20 载再兴整理、出版之潮，世所罕见之要籍千余部陆续问世，洋洋大观。

今复有"中医药古籍保护与利用能力建设"之工程，集九省市专家，历经五载，董理出版自唐迄清医籍，都400余种，凡中医之基础医理、伤寒、温病及各科诊治、医案医话、推拿本草，俱涵盖之。

噫！璐既知此，能不胜其悦乎？汇集刻印医籍，自古有之，然孰与今世之盛且精也！自今而后，中国医家及患者，得览斯典，当于前人益敬而畏之矣。中华民族之屡经灾难而益蕃，乃至未来之永续，端赖之也，自今以往岂可不后出转精乎？典籍既蜂出矣，余则有望于来者。

谨序。

第九届、十届全国人大常委会副委员长

许嘉璐

二〇一四年冬

# 王 序

　　中医学是中华民族在长期生产生活实践中，在与疾病作斗争中逐步形成并不断丰富发展的医学科学，是中国古代科学的瑰宝，为中华民族的繁衍昌盛作出了巨大贡献，对世界文明进步产生了积极影响。时至今日，中医学作为我国医学的特色和重要医药卫生资源，与西医学相互补充、相互促进、协调发展，共同担负着维护和促进人民健康的任务，已成为我国医药卫生事业的重要特征和显著优势。

　　中医药古籍在存世的中华古籍中占有相当重要的比重，不仅是中医学术传承数千年最为重要的知识载体，也是中医为中华民族繁衍昌盛发挥重要作用的历史见证。中医药典籍不仅承载着中医的学术经验，而且蕴含着中华民族优秀的思想文化，凝聚着中华民族的聪明智慧，是祖先留给我们的宝贵物质财富和精神财富。加强对中医药古籍的保护与利用，既是中医学发展的需要，也是传承中华文化的迫切要求，更是历史赋予我们的责任。

　　2010 年，国家中医药管理局启动了中医药古籍保护与利用能力建设项目。这既是传承中医药的重要工程，也是弘扬优秀民族文化的重要举措，不仅能够全面推进中医药的有效继承和创新发展，为维护人民健康做出贡献，也能够彰显中华民族的璀璨文化，为实现中华民族伟大复兴的中国梦作出贡献。

相信这项工作一定能造福当今，嘉惠后世，福泽绵长。

国家卫生与计划生育委员会副主任

国家中医药管理局局长

中华中医药学会会长

王国施

二〇一四年十二月

# 马 序

新中国成立以来，党和国家高度重视中医药事业发展，重视古籍的保护、整理和研究工作。自 1958 年始，国务院先后成立了三届古籍整理出版规划小组，分别由齐燕铭、李一氓、匡亚明担任组长，主持制订了《整理和出版古籍十年规划 (1962—1972)》《古籍整理出版规划（1982—1990)》《中国古籍整理出版十年规划和"八五"计划（1991—2000)》等，而第三次规划中医药古籍整理即纳入其中。1982 年 9 月，卫生部下发《1982—1990 年中医古籍整理出版规划》，1983 年 1 月，中医古籍整理出版办公室正式成立，保证了中医古籍整理出版规划的实施。2002 年 2 月，《国家古籍整理出版"十五"（2001—2005）重点规划》经新闻出版署和全国古籍整理出版规划领导小组批准，颁布实施。其后，又陆续制定了国家古籍整理出版"十一五"和"十二五"重点规划。国家财政多次立项支持中国中医科学院开展针对性中医药古籍抢救保护工作，文化部在中国中医科学院图书馆专门设立全国唯一的行业古籍保护中心，国家先后投入中医药古籍保护专项经费超过 3000 万元，影印抢救濒危珍、善、孤本中医古籍 1640 余种，开展了海外中医古籍目录调研和孤本回归工作。2010 年，国家财政部、国家中医药管理局安排国家公共卫生专项资金，设立了"中医药古籍保护与利用能力建设项目"，这是继 1982～1986 年第一批、第二批重要中医药古籍整理之后的又一次大规模古籍整理工程，重点整理新中国成立后未曾出版的重要古籍，目标是形成并普及规范的通行本、传世本。

为保证项目的顺利实施，项目组特别成立了专家组，承担咨询和技术指导，以及古籍出版之前的审定工作。专家组中的许多成员虽逾古稀之年，但老骥伏枥，孜孜不倦，不仅对项目进行宏观指导和质量把关，更重要的是通过古籍整理，以老带新，言传身教，培养一批中医药古籍整理研究的后备人才，促进了中医药古籍保护和研究机构建设，全面提升了我国中医药古籍保护与利用能力。

作为项目组顾问之一，我深感中医药古籍保护、抢救与整理工作的重要性和紧迫性，也深知传承中医药古籍整理经验任重而道远。令人欣慰的是，在项目实施过程中，我看到了老中青三代的紧密衔接，看到了大家的坚持和努力，看到了年轻一代的成长。相信中医药古籍整理工作的将来会越来越好，中医药学的发展会越来越好。

欣喜之余，以是为序。

中国中医科学院研究员

马继兴

二〇一四年十二月

# 校注说明

　　《医学汇函》，明代聂尚恒编撰，成书于明崇祯元年
（1628）。聂尚恒，字久吾，清江（今属江西樟树）人，明代医
学家，生卒年不详。明万历十年（1582）乡试中举，先后任庐
州教谕、抚宁知县、福州府学教授、宁化知县等职。他精通医
学，博取精研，刻意著述，编著有《奇效医述》《活幼心法》
和《医学汇函》等著作。

　　《医学汇函》正文十三卷，另有序目及首卷。首卷列释方、
历代医学姓氏、医学或问、运气及诸家要论。卷一为《王叔和
脉诀》，记有脉赋、诊脉法、七表八里脉、脏腑病证歌等歌诀及
俗解。卷二为《八十一难经图解》，每难先列图表，后释经义。
卷三至卷十一为临床内、外、妇、儿、五官各科，分列各种疾
病的脉法、病证、治法和治方，间附聂氏《奇效医述》中医案。
卷十二至卷十三列本草内容，除总论外，并按病证分类论述
诸药。

　　本书内容丰富，因机证治齐备，对临床具有重要的参考价
值。同时由于书中内容主要取自宋代刘元宾《补注通真子脉要
秘括》、明代熊宗立的《王叔和脉诀图要俗解大全》《俗解八十
一难经》、明代李梴的《医学入门》和明代龚信的《古今医鉴》
诸书，保存了一些宋明医籍的内容，故又具有重要的文献学
价值。

　　本书版本系统清晰，明崇祯元年（1628）跃剑山房刻本为
首刻本，之后的跃剑山房本（具体刻印时间不详）为原版第二
次刻本，明末带月楼本为原版第三次刻本。崇祯元年跃剑山房原

刻本卷帙完整，内容清晰，序言完备，因此本次整理以此为底本，以明代跃剑山房第二次刻本及带月楼本为主校本，以本书所引用的《医学入门》《古今医鉴》《奇效医述》《补注通真子脉要秘括》《王叔和脉诀图要俗解大全》《俗解八十一难经》《医学正传》等书为他校本。

在整理过程中，具体方法如下：

1. 底本竖排格式改为横排，繁体字改成简体字，加现代标点。因原书篇幅较大，今分为上、中、下三册。上册为首卷~二卷，中册为三卷~十一卷，下册为十二卷~十三卷，正文页码接排。原表示文字位置的"右"径改为"上"，不出校。

2. 凡底本与校本文字不一，显系底本错误者，改后出注。他校本《补注通真子脉要秘括》和《王叔和脉诀图要俗解大全》因书名冗长，在注语中简称为《脉要秘括》和《脉诀大全》。

3. 底本显系因刻致误的错别字，径改不注。

4. 底本中的异体字（音字字头除外）、古字、俗字，一律径改为通行的简化字，不出校。通假字保留，并出校说明。

5. 底本疑有讹误之处，用对校、本校、他校、理校方法不能解决者，出注存疑。

6. 文中的冷僻字、疑难词语等，酌情予以注释。

7. 底本中不规范的药名，一律径改为规范药名，不出校。

8. 原文以双行小字为主，为了阅读方便，除保留文中属于注释的小字和方剂部分剂量、炮制方法小字外，余均改为大字。

9. 原文自然段落，原则上保留；个别冗长段落，适当进行分段；卷一、卷二的释文独立成段。个别段落起始部分有"—"符号，今予删除。

10. 本书图中文字排列方式均保留底本原貌。

11. 原书"目次""卷首""一·卷"以及"三卷"至"十三卷"前均有"新刻聂久吾先生医学汇函"字样，"二卷"前有"新刻八十一难经图解"字样，"一卷"标题后有"清江久吾聂尚恒著，闽建星一余象箕阅"字样，卷尾有"首卷终""二卷终"等字样，兹一并删去，不出校。

12. 目录按本次整理要求，据正文提取。对原书"目次"进行了整理，为保持原貌，今将其作为附录内容，移至校注后记之后。

13. 为了便于读者查找方便，书后附有方名笔画索引及药名索引。

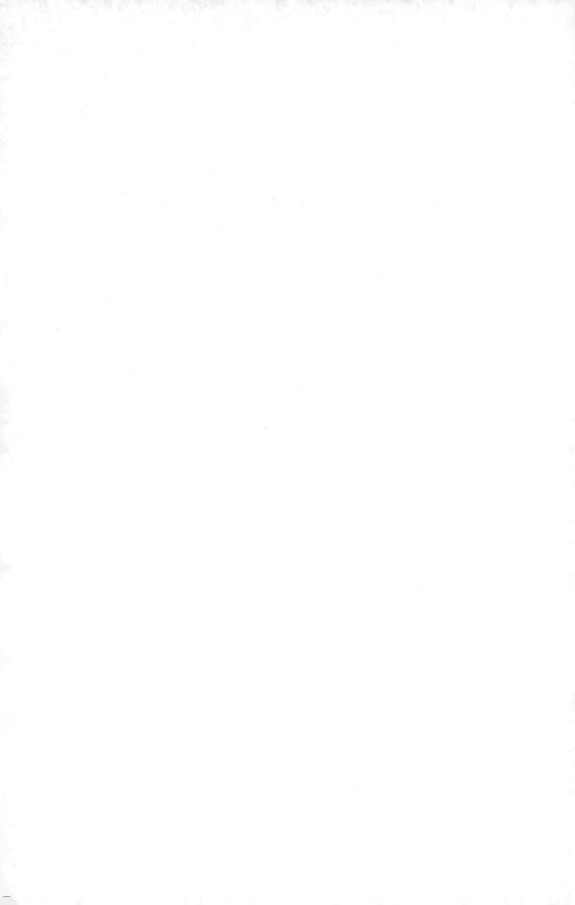

# 医学汇函序

粤自草木鞭以赭鞭①，而伊耆氏②尝之，爰作方书拯世。厥后青囊③一术，各标门户以斗奇，罔不窃窃然④自命曰卢曰扁⑤矣。然胶柱刻舟者局于隅，什袭⑥肤陋之藏，葫芦画样，茫不晰个中微妙。于是有按剑起者，辄曰：医者意也，得其意而精之，方书可尽火⑦耳。噫嘻！是又高明之过客，且不免毗⑧于儳⑨。盖脉有诀，药有性，君臣佐使有序，寒温平热有分，望闻问切有道，而皆备著之方书，方书又乌可火也？持鼎有真赝，赏识者贵辨其真耳！

久吾君家世业儒，以经术登仕籍⑩者，指不胜屈，而递传皆以杏林旌胜，而医学愈玄，解组⑪林下居恒，辄穆然感曰：名医亦如医国。何者？国，一君耳，而臣庶之职以恪，其亦如臣佐使之，唯君是从；至国家宽猛刚柔之用，一随乎时，亦如

---

① 草木鞭以赭鞭：用赤色神鞭鞭打各种草木。《搜神记》卷一："神农以赭鞭鞭百草，尽知其平毒寒温之性，臭味所主，以播百谷。"《三皇本纪》谓："神农氏作蜡祭，以赭鞭鞭草木，尝百草，始有医药。"赭鞭，即是赤色的鞭。因神农氏有圣德，为火德之帝，故用赤鞭。

② 伊耆氏：即神农。

③ 青囊：古代医家存放医书的布袋，借指医术。

④ 窃窃然：暗地里。

⑤ 曰卢曰扁：即卢医扁鹊。

⑥ 什袭：重重包裹，谓郑重珍藏。什，十。

⑦ 火：烧毁。

⑧ 毗：接近。

⑨ 儳：疑作"僝"，浅陋。

⑩ 仕籍：旧指记载官吏名籍的簿册。

⑪ 解组：犹解授，解下印绶。谓辞免官职。

寒温平热，须察其性；迨国衅①稍开，而维持调护，兢兢审视，又如望闻问切，默按其候以探之。故非学贯天人，以会乎灵通变化，决不能抟挒②阴阳，转生机于呼吸之际；非识综今古，以彻乎往来消息，决不能调燮造化，固寿源于气候之微；非摄入伦物③，以极之新故异同，决不能吹息气脉，回阳和于英雄之手。噫嘻！语医至此，微矣哉！信惟具医国全副精神，把④林⑤元命脉，苞举⑥靡遗，而后可与语斯道也。久吾济世热肠，至是愈不客己⑦，乃仰搜古来神圣秘妙，下至种种名家奇诠，靡不汇其意以传其神，掇其精以去其粗，辨其真以删其疑。抑且门分类别，展卷洞然，诚回生之慈航，而可以寿千万人者。伊耆氏一线之传，或于斯而再睹乎！久吾固不忍秘诸箧也，迫顽肉⑧举世白骨而起其沉疴，又以医类全备，亦可传诸世，因颜之曰《医学汇函》，梓焉公诸海内，愿海内具深识者急鉴之，以无负此一片婆心，呵呵！

白岳逸人程达书于尊生馆

---

① 衅：缝隙，裂痕。
② 抟挒：随意分合。抟，聚合。挒，同"捌"，分割。
③ 伦物：人伦物理。指人之常情，事物的常理。
④ 把：掌控。
⑤ 林：众多。
⑥ 苞举：同"包举"。统括，全部占有。
⑦ 不客己：不把自己当作客人。谓当作主人。
⑧ 顽肉：坏死硬化的皮肉。

# 高　序①

　　予以春战之捷②，有诗迫思，探溯濂洛渊源③。因抵考亭，谒晦翁朱先生④祠，兼访武夷诸名胜。迨归而道经书林⑤，谒幼溪陈先生倡建先圣祠，循抚其山川风土、士林文物，低徊不忍遽去，乃因吴友翼登诣跃剑山房，偕余元翼、余天羽促膝论文，继且持艺相商。予不啻击节⑥，叹赏悬卜，其可以冠军全闽！盘桓信宿⑦，相得欢甚。偶⑧仆夫以往来触暑，怆卧不能即行，既而元翼、天羽令椿君号忆台者，投刺⑨访予。予抚其爽襟，玄度⑩飘然不俗，业已心许之矣。旋悯予仆之瘠⑪急，拈一剂使服，顿感觉溽暑尽袪，跃然色起，怳若尘埃彗泛。予因细叩其胸臆所储，穆然皆活世慈肠。缘出所参阅医集，颜曰《医学汇

---

　　①　高序：此标题原无，据内容补。

　　②　春战之捷：指明末对后金唯一的胜利，史称"宁锦大捷"。明天启七年（1627）五月，明辽东巡抚袁崇焕等率军击退后金大汗皇太极对锦州（今属辽宁）、宁远（今辽宁兴城）的围攻。

　　③　濂洛渊源：指宋代程朱学派的渊源。此派发端于北宋濂溪的周敦颐，其弟子为洛阳的程颢、程颐，其四传弟子为朱熹。

　　④　晦翁朱先生：南宋理学家朱熹，出生于福建尤溪，晚年定居在福建建阳考亭，号晦翁。

　　⑤　书林：建阳是我国古代著名的刻书中心，其中的崇化书坊，后人专称为"书林"。

　　⑥　击节：十分赞赏。

　　⑦　盘桓信宿：逗留住宿二三日。

　　⑧　偶：遇上。

　　⑨　投刺：投递名帖。

　　⑩　玄度：高尚的襟怀。

　　⑪　瘠（pū铺）：病；疲劳过度。

函》者以示。予展玩间，苞举靡遗，虽岐伯、俞跗亦为神倾。予因与吴友语曰：忆台君有官守者也，而懒①为五斗折腰。今若此，则又仁术者也。而不屑青囊炫世，繄②何心哉！予固窥其微矣。夫沆瀣玄化溥之③，而元精蒸彻无涯④。斯函一发，其藏满襟，渗漉宛宛，溢之纸上，不减元化灵缄⑤。噫嘻！积厚者光流，资深者而食报，亦自不浅。今长贤即若元翼、天羽者，业皆联翩黉序⑥，为诸生翘楚⑦；而幼者又彬彬悉青云伟器⑧。然则，门容驷马，前于公而今余公，彼苍⑨不爽⑩之符，允⑪可悬券畴，谓医学匪即心学。斯游也，得跃剑一邂逅，而武夷之观愈壮，即考亭之溯亦愈益增其灵矣，因走笔以记之。

崇祯戊辰且月伏日壬子解元高崇谷柳营父书之跃剑山房

---

① 懒：嫌恶。

② 繄（yì 义）：叹声，唉。

③ 沆瀣（hàngxiè 夯泄）玄化溥（pǔ 普）之：言仙水靠大自然的神妙变化而不断增加。沆瀣，旧谓仙人所饮露水。玄化，神妙的变化。溥，广大。

④ 元精蒸彻无涯：指人体的精气散失无边。

⑤ 不减元化灵缄：不比华佗神奇医书作用小。缄，书函。

⑥ 黉（hóng 红）序：古代的学校。

⑦ 翘楚：比喻杰出的人才。

⑧ 青云伟器：指有远大抱负能胜任大事的人才。

⑨ 彼苍：上天。

⑩ 不爽：没有差错。

⑪ 允：实在。

# 目 录

① 治伤寒复发方：因标题内容过长，据原书目次提取。

---

① 治小儿久泻痢：因标题内容过长，据原书目次提取。

## 十二卷

# 首　卷

## 先天图

　　学《易》而后可以言医，非学乎画也，学乎爻也。试观之心，果有画乎？果有爻乎？元理元气浑合无间而已。生天生地，生人生物，皆由此造化，以为之主也。颐生①者知此，则自然惩忿窒欲，而水火交泰②；济人者知此，则自然辨物居方，而沉疴顿复。圈之于首，以便不识字者，开卷肃然，至简至易，而玩之有趣耳。敢曰且于羲皇心地上着力，以窃轩岐之微意哉！是为说。

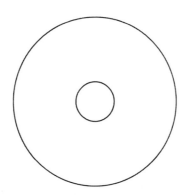

----

　　① 颐生：犹养生。
　　② 交泰：指天地之气和祥，万物通泰。语出《易·泰》："天地交，泰。"王弼注："泰者，物大通之时也。"言天地之气融通，则万物各遂其生，故谓之泰。

# 后天图

人之百病，皆由水火不交，故以后天坎离继之。血属水，气属火，血阴而气阳也。离中虚，真阴存焉；坎中满，真阳寓焉。阴阳虚实之机，医道思过半①矣。

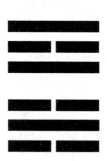

## 天地人物气候相应说

经十二，络十五，凡二十七，气血相贯，无有休息。故一岁阴阳升降，会于立春；一日阴阳晓昏，会于寅时。荣卫循环，上应天之度数，下应地之分野。天有宿度，地有经水，人有经脉。宿谓二十八宿，度谓天之三百六十五度也。经水者，谓海水、清水、渭水、湖水、沔水、汝水、江水、淮水、漯水、河水、漳水、济水也，以其内合经脉，故名之曰经水焉。经脉者，谓手足三阴三阳之脉。所以言者，以内外参合，人气应之，故言及也。内手②阳明，外合海水；内足太阳，外合清水；内足少阳，外合渭水；内足太阴，外合湖水；内足厥阴，外合沔水；内足少阴，外合汝水；内足阳明，外合江水；内手太阳，外合淮水；内手少阳，外合漯水；内手太阴，外合河水；内手心主，外合漳水；内手少阴，外合济水。内外输应，气卫于外，以充皮肤；血荣于中，以营经

---

① 思过半：谓收益多。
② 手：原作"足"，据《医学入门·天地气候人物相应图》改。

络。周一体而无间，应漏水百刻而不违，一日一夜，一万三千五百息，乃平人之常也。察阴阳，决生死，虽经络流注，如环之无端，岂能逃于脉之三部耶？至于草木昆虫，尽皆得气之先，所以虽干枯陈朽，亦可以调脏腑而治疾病，其气同也。学者玩之。

## 天地人物气候相应图

凡五日为一候，三候为一气，二气为一月，六十日为一气，三月为一时，四时为一岁，周天三百六十五度四分度之一，以为期岁之数。

凡五日一候变者，土化①也。五日足而候不变者，即二候②生灾。四月阳土，育生万物。十月阴土，收藏万物。土也者，万物之所以成始而成终也。

首
卷
——
三

---

① 化：原作"足"，据《医学入门·天地气候人物相应图》改。
② 二候：《医学入门·天地气候人物相应图》作"一候"。

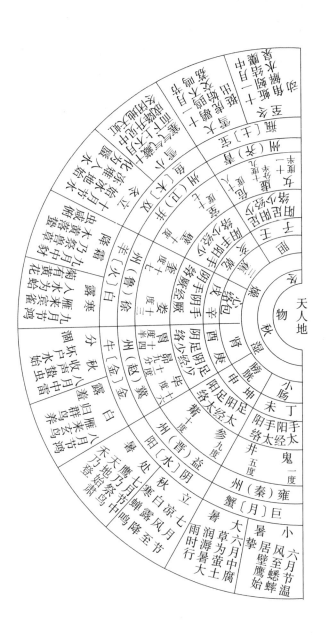

中 物 春 夏

太阳出日居斗长至申

惊蛰 鹰化为鸠 仓庚鸣 桃始华 二月 庚 节

春分 雷乃发声 始电 玄鸟至 二月中

清明 桐始华 田鼠化为鴽 虹始见 三月节

谷雨 萍始生 鸣鸠拂其羽 戴胜降于桑 三月中

雨水

立夏 蝼蝈鸣 蚯蚓出 王瓜生 四月节

小满 苦菜秀 靡草死 麦秋至 四月中

芒种 螳螂生 鵙始鸣 反舌无声 五月节

夏至 鹿角解 蜩始鸣 半夏生 五月中

蝎〔火〕豫 天

秤〔金〕兖

女〔水〕双

室〔月〕蟹

角 亢 氐 房 心 尾 箕

大肠 明手 阳络 明手 绎阳 阴手 络少 阴手 络阴 足太阴络 足太阴络经 足少阴络经

甲 乙 丙 丁 戊 己

卯 辰 巳 午

胃 脾 心

柳四度 星七度 张九度 翼十一度半 参十六度 觜一度半

荆〔楚〕双

州

河〔周〕三

子〔日〕狮

至夏 鹿角解 蜩始鸣 半夏生 五月中

种芒 螳螂生 鵙始鸣 反舌无声 五月节

满小 苦菜秀 靡草死 麦秋至 四月中

夏立 蝼蝈鸣 蚯蚓出 王瓜生 四月节

# 明堂仰图

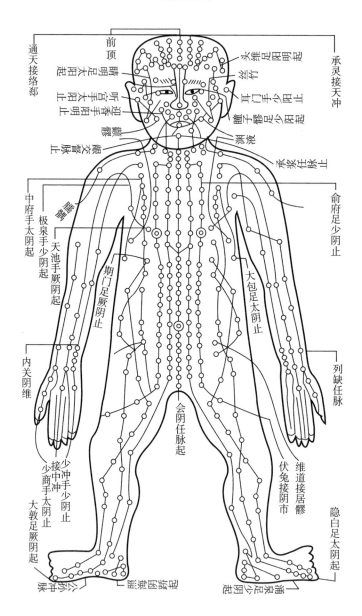

# 明堂伏图

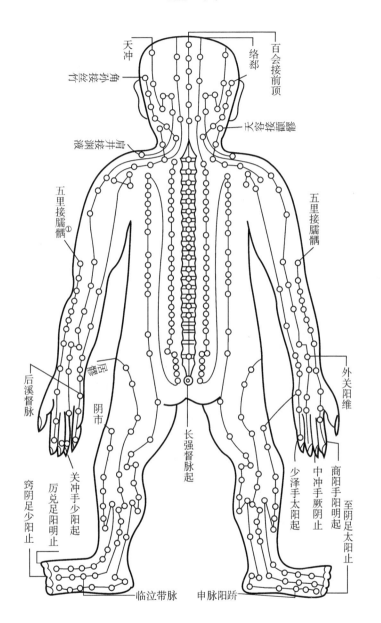

① 五里接臑髎：此5字原脱，据《医学入门》补。

# 明堂脏腑图

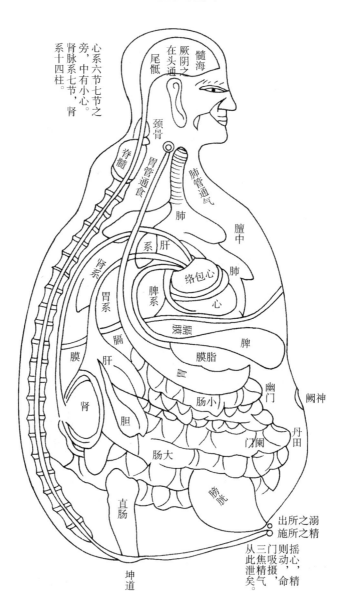

脑者髓之海，诸髓皆属于脑，故上至脑，下至尾骶，髓则肾主之。

膻中名气海，在两乳之间，为气之海也，气所居焉，能分布阴阳。气者生源，乃命之主，故为人父母，不可损也。

膈膜在心肺之下，与脊、肠、腹周回相着，如幕不漏，以遮蔽浊气，使不上熏于心肺。

阑门、神阙，津液渗入膀胱，浊秽流入大肠。

人之一身，经络脏腑、百骸九窍，尽皆贯通，足太阳行身之背，足阳明行身之前，足少阳行身之侧，外有感伤，内有传变。今小绘图，以便熟玩。

## 释 方

以程氏为主。汉魏尚实，以药品名方，不必释也。唐宋后，方尚奇而名好异，苟不知立名之义，将何以用其方耶？

**三生饮** 三药皆生用也。

**急救稀涎散** 稀，化而少也。风痰壅盛，急用此化痰救之。

**三建汤** 三种尽出建平也。

**乌药顺气散** 人气顺则安。气逆者，必乌药之辛以顺之。

**星香散** 二药偶方之制，以通喉也。

**星附汤** 三药奇方之制，以达下也。

**排风汤** 排，推也。用药推去其风也。

**左经汤** 左，佐也；经，脉络也。血少经滞，手足挛搐，用药佐之也。

**三化汤** 三药化痰、化滞、化风也。

**防风通圣散** 预防风疾，通灵如圣。

**玉真丸** 言如玉之白也。

**一字散** 古方一钱四字。一字，二分半也。

**三痹汤** 风寒湿三气合而为痹也。

**四神丸** 四药有神验也。

**五苓散** 五件以苓为主。

**抵当汤** 蓄血住于下焦，用药挤去，邪不能抵挡也。

**泻青丸** 泻东方青色肝木也。

三一承气汤　三方合为一也。

白通汤　葱白之辛，以通阳也。

六一顺气汤　一方可兼六方。

大柴胡汤　泄热之功大也。

五积散　积寒、积食、积气、积血、积痰，五者之积可散也。

小柴胡汤　力小而和缓也。

藿香正气散　言能正气之不正也。

黑奴　釜底煤黑色。奴，小麦奴也。

紫雪　丁香、麝香熬膏，色紫，药屑如雪。

桃花散　言其色如之。

雄黄锐散　丸如小指尖锐，纳谷道中也。

双解散　表里俱解。

霹雳散　如雷之击动阳气也。

调中汤　泻胃火以和胃气。

六和汤　六腑不和，用此以和之也。

六一散　一名天水散，取"天一生水，地六成之"之义也。又名益元散者，除中热以益元气也。

诱行丸　夏月服之不渴，诱人行路。

大顺散　热因热用，从治之法也，故谓大顺。冷饮者，不伤肺也。

一清饮子　诸热能一一清之。

桂苓甘露饮　桂甘辛，苓甘淡，止渴如甘露也。

来复丹　一阳之气来复也。

二气丹　硝石气寒为阴，硫黄气热为阳，以二气理二气也。

肾着汤　湿气附着于肾，方能去之。

三和汤　血秘、气秘、风秘，三者可和也。

七气汤　治七情之气也。

清燥汤　治肺金之火，清其干燥，则生化之源滋润而达也。

神保丸　言药之效，如神之保也。

导滞通幽汤　导引肠中积滞，使通幽门而下也。

**盐煎散** 用盐引入肾也。

**越鞠丸** 鞠，郁也。药能发越其郁结之气，方多误为越曲。

**鸡舌香散** 药气如鸡舌之香也。

**分心气饮** 分开心胸之郁气也。

**流气饮子** 流行滞气也。

**蟠葱散** 葱能通气，蟠曲其葱，入药为引。

**失笑散** 病忽去，而不觉发笑。

**复元通气散** 元气复，则通而不滞。

**抑气散** 高者抑之。

**一块气丸** 积气结成一块，方能治之。

**阿魏撞气丸** 撞散气块痞积。

**交感丹** 茯神，阳中阴；香附，血中气；阴阳交感，而气血和矣。

**补天丸** 药能补阴，天元一气也。

**大造丸** 药能大生气血，如天地造成也。

**梦授天王补心丹** 终南山宣律诵经劳心，毗沙门天王梦授此方。

**双和散** 气血两和也。

**十全大补丸** 十药全，而大能补虚。

**威喜丸** 松脂入地，三千年化为威喜①，食之令人长生，方名茯苓。言威喜者，美之也。

**二至丸** 夏至阴生，鹿角解；冬至阳生，麋角解。方用二角者，取二至之阴阳，以生气血也。

**鹿首四斤丸** 八药各半斤也。

**人参养荣汤** 人参补气，言养荣者，气盛则血生也。

**瑞莲丸** 莲实用之有奇效，故曰瑞。

**打老儿丸** 妇人年过百岁，打其年老儿子不服此丸。

**天真丸** 天真，精气也。此药能补之。

---

① 威喜：茯苓的别名。

**补中益气汤** 黄芪补中，人参益气。

**虎潜丸** 凡龙常出于水，龙飞而汞轻；虎常出于火，虎走而铅枯；虎潜火伏，而滋阴也。用胫骨者，虎一身斤力皆出于前足胫中，性气藏焉。

**草还丹** 非金非石，惟草是饵。

**清震汤** 头风如震，药能清之。

**清空膏** 人首，天之象空虚，药能清头昏，故曰清空。

**五蒸汤** 五脏蒸热。

**单白芷丸，又名都梁丸** 白芷出都梁山。

**妙香散** 木香和气，麝香通气。经曰：通则不痛，痛则不通。香药之妙如此。

**抑青丸** 泻肝也。

**归脾汤** 忧思伤脾，健忘怔忡，用此复还脾气。

**潜行散** 潜行，水底行也。脚疾有湿故云。

**舒经汤** 凡筋虚则痛，血虚则倦，故养血以舒经也。

**黑虎丹** 黑豆、虎胫骨也。

**二妙散** 黄柏除热，苍术除湿，二妙药也。

**八正散** 八药能正膀胱之水道也。

**导赤散** 导引膀胱水道，而治小便赤也。

**火腑丹** 言治心热小便赤也。

**清心莲子饮** 清心降火，莲子之功。

**神芎丸** 川芎，散热如神。

**舟车丸** 药能通经络而治水，犹舟以通水，车以通陆也。

**感应丸** 感之即应。

**温白丸** 白乃西方金也，寒气袭而成积，药能温之也。

**保和丸** 保脾气以去积食。

**见睍丸** 睍，日气也。药之消积，如雪之见日也。

**金花丸** 色如金也。

**龙脑鸡苏丸** 龙脑，地名，在苏州。鸡苏，薄荷之别名。

**左金丸** 左，佐也；金，肺也。火旺烁金，药能辅佐肺金，而平肝木也。又名回令丸①，泻火以回金之令也。

**清脾丸** 疟病多起于脾，故清之也。

**四兽饮** 青龙、白虎、朱雀、玄武应四脏，方治四脏邪，以辅脾土。

**对金饮子** 可敌金也。

**露姜饮** 姜性热，假露之阴，以治热燥也。

**交加散** 药半生半熟，取阴阳交加之义。

**顺元散** 分解阴阳，利散痰涎，以顺元气也。又名分利顺元散。

**华盖散** 肺为五脏华盖，药专治肺。

**三拗汤** 拗，不顺也。言甘草不炙，麻黄留②节，杏仁不去皮尖也。

**手拈散** 如手拈去其病也。

**五拗汤** 五药不制，存其悍烈之性，以为劫病之功也。

**千缗汤** 一服而获千缗③之谢，故云。

**苏沉九宝饮** 苏、沉二内翰④所制之方。古沉、沈通用。

**温中化痰丸** 中气温而痰自化。

**青州白丸子** 州有范公亭，其下井泉至美，和药皆白。

**滚痰丸** 滚转而下痰也。

**海藏五饮汤** 王海藏治五饮之方也。

**控涎丹** 控，引也；涎，痰涎也。

**小胃丹** 治胃中之积痰，药丸如麻子，故曰小。

**导滞汤** 导引暑热积滞之气下行。

**通玄二八丹** 五药共二两，黄连独八两，言药之妙通神。

**大已寒丸** 已，止也。大止脾胃寒冷。

---

① 回令丸：原作"回金丸"，据《医学入门·释方》改。

② 留：原作"流"，据《医学入门·释方》改。

③ 缗（mín 民）：量词。古代通常以一千文为一缗。

④ 苏、沉二内翰：指苏轼、沈括。内翰，官名。

戊己丸　戊，胃土。己，脾土。治脾胃泻痢之药也。

四柱散　四药如四柱之支大厦也。

升阳除湿汤　升阳以升、柴、羌、防，除湿以陈、半、苍、苓。

凝神散　收敛神气也。

调中益气汤　调中甘草，益气参、芪，中调气益，脾胃自健。

升阳顺气汤　阳气本上行，郁逆于下，则不能发生，故顺其气，使上行也。

金液丹　水银乃白金之液也。

金锁正元丹　药能止泻，而锁固真元之气也。

清六丸　清热也。

四君子汤　四药不燥不热，禀中和之气而补益，故称君子。

温六丸　温寒也。

生胃丹　用南星、用黄土，以生胃土也；用粟米入胃，而生谷气。

平胃散　胃中宿滞不化，即成痞满膜胀，故用苍、陈、厚朴，苦以泻之。恐泻太过，又用甘草以和之，平胃之义也。

五膈宽中散　一曰气，二曰血，三曰痰，四曰寒，五曰热。言药能散胃中滞塞，使饮食下行，豁然而中宽也。

抽刀散　药能定痛，如抽刀夺回命也。

胃爱散　胃喜甘而恶苦，此药味甘，故胃爱之。

四七散　四药能治七情气结之痰。

三仙丸　谓星、半为曲，香附去毛，皆脱其本性，用之如人脱凡成仙。

聚金丸　言芩、连之色也。

寿星丸　南方有极星曰老人，主寿，方曰天南星，假而名之也。

肠风黑散　血见黑而止，以色克也。

玉壶丸　玉壶为器，清可彻底。言药能化痰，而使肺极清也。

结阴丹　固结其阴血也。

玉屏风散　屏风，防风别名；玉，美之也。言能御风如屏障也。

**茜梅丸** 三药酸以收之也。

**明目流气饮** 七情气攻眼，用药流利其气，则目可明也。

**春雪膏** 药色白，点之自化，如春雪也。

**驻景丸** 日光之影为景，没则昏矣。言药能驻景，使不昏也。

**镇官丸** 言安镇子宫也。

**逍遥散** 言药能使病安，则逍遥翱翔自适也。

**仓公散** 太仓令淳于意所制方也。

**玉烛散** 《尔雅》云：四时和气，谓之玉烛。言药能和气也。

**夺命散** 言能下死胎，以夺回母命也。

**达生散** 达，羊子也。言此药服之，如羊之易产而无患也。

**涌泉散** 无乳者服之，乳出如涌泉也。

**观音散** 释氏有千眼观音，能救百难苦，故名之也。

**紫霜丸** 紫，碧色也；霜，巴豆霜也。

**调解散** 陈皮、甘草以调中，紫苏、干葛以解肌。

**红绵散** 苏木、胭脂、红绵裹药煎也。

**脱甲散** 言表解则身轻快，如脱去铠甲也。

**鸡鸣散** 日交巽木而鸡鸣，鸡鸣则阳气随动，而人之血气亦应时而行，故于此时服药，以行瘀血也。

**江鳔丸** 鳔，鱼鳔也。江鱼鳔可为胶。

**五福化毒丹** 言药能化诸毒，而致五福也。

**醉仙散** 服之令人瞑眩，如醉仙也。

**太乙膏** 太乙，天之贵神，以此名方，神之也。

**一粒金丹** 一粒一丸，以金箔为衣。

**紫金丹** 方有紫金皮也。

# 音　字

瘨音殿，去声。　　　　　　瘜音息。恶肉。

痄音茶。病甚。　　　　　　疛音朽。腹中绞痛。

癞音颓。阴肿也。与"㿉"同。疡音羊。头疮。

疣音尤。结病。

疙音结。

瘘音漏。疮久成孔。

瘦音系。

瘖音阴。不能言也。

瘱音衣。

瘇音春，去声。足肿也。

痤音锉。小疮也。

瘣音会。

痎音楷。久疟也。与"瘩"同。

痉音敬。风强病也。

痂音加。疮痞所退痕也。

蹉音窝。行被跌。

蹔音暂。

跻音乔。举足行高也。

踣音付。僵踣也。

跛音波，上声。行不正也。

蹶音厥。僵也。

跤音炙。

蹙音促。愁貌。

膑音牝。膝盖骨。

胠音怯。腋下也。

膘音抛。鱼膘也。

肪音方。厚脂也。

胰音夷。猪胰也。与"胰"同。

腭音萼。上下齿龂。

腴音闹。臂节也。

肑音蒸。少也。

胵音痴。胵胵鸟胃。

肭音讷。膃肭，肥也。

瘭音标。瘭疽病也。

瘩音答。疙瘩，白痦疮也。

瘈音炽。痴也。

疭音纵。瘛疭，手足牵引。

癌音岩。

疣音鸠。

瘒音突。下部病。

癔音益。病也。

瘰音垒。瘰疬，肿貌。

痱音肥。风病也。

瘢音盘。疮痕也。

瘊音候。

趺音夫。盘脚坐也。

踔音浊。踸踔，跛者行也。

跂音起。举足望也。

踝音话。足踝骨也。

躄音辟。跛甚不能行也。

踊音勇。踊也。

蜷音涓。不伸貌。

臑音糯。平声。臂节。

腨音喘。胫也。

胪音间。腹前也。

脬音抛。膀胱也。

髋音宽。股骨上曰髋。

臛音霍。羹也。

腪音运。膜也。

腘音国。曲脚纹也。

胚音皮。脾脘也。

腽音温。入声。

腊音昔。干肉也。

脩音脊。瘦也。

胻音杭。胫骨也。

胕音附。

脆音翠。易断也。

胁音协。腋下也。

肓音荒。心上膈下。

膂音吕。脊傍肉。与"胭"同。

髃音愚。肩头骨也。

骭音干。胫骨也。

骹音敲。胫骨近细处。

髆音博。肩髆也。

骺音曷。

嗤音痴。笑貌。

吒音喳。喷也，怒也。

嗄音沙。去声。声破也。

哽音梗。哽咽也。

嗃音喊。上声①。声食也。

呷音杂。入口也。

嚏音涕。喷嚏也。

呷音塔。吸呷也。

鼾音汉。卧息也。

齁音侯。齁鼾，鼻息也。

齁音瓦。仰鼻也。

髲音皮。发髲也。

鬆音送。平声。发宽貌。

断音根。齿根肉也。

齧音孽。咬也。与"嚼"同。

疱音泡。

膹音粉。

䐜音嗔。腹胀也。

膊音博。臂膊也。

肳音冽。口肳也。与"吻"同。

胛音甲。背胛也。

臀音肫。尻底也。

胂音兴。去声。肿痛也。

髀音彼。股骨也。

骱音行。牛脊后骨也。

骶音氏。脊骨尽处。

髎音僚。体两肢间。

骬音于。髃骬，缺盆骨也。

嘿音默。义同。

呬音岘。不顾而吐也。

喔音屋。喔咽也。

嗌音隘。咽也。

噎音谒。食窒气不通也。

嗃音交。嗃也。

噴音喷。义同。

齆音瓮。鼻塞貌。

齄音查。鼻生红点。

鮨音匣。与"欶"字同。

㰤音求。嚏也。

桼音次。以漆涂器也。

龈音恳。啮也。

龋音禹。齿生虫也。

皲音军。手皮发裂也。

皯音干。面生黑气。

---

① 声：此后原衍"声"字，据文义删。

醘与"奸"同。

屁音譬。气下泄也。

巇音灭。污血也。

峻音俊。赤子阴。

眴音闰。动也。

矊音灭。目眵也。

瞪音撑。怒目直视貌。

瞌音磕。睡也。

眇音苗。上声。目小也。

瞥音雄。惑也。

窅音杳。目深貌。

盲音蒙。目无眸子也。

惫音败。病极也。

恚音卦。恨怒也。

慓音飘。急疾也。

惓音卷。闷也。

慴音舍。入声。惧也。

攙音参。

挦音潜。摘而出也。

捋音峦。入声。取也。

捩音列。物捩也。

撒音杀。放也。

扒音爬。擘也。

挼音须。击也。

捻音聂。一捻也。

擗音辟。抚心也。

孳音兹。

颐音以。

颥音而。颥颥，耳前动也。

颤音战。头不正也。

尻音考。平声。臀尖也。

睾音高。外两肾子。

胚音坏。凝血也。

衅音欣。去声。血涂祭器

眵音移。目汁凝也。

眈音晃。目不分明也。

眴音暄。目摇也。

觅音见。

瞆音贵。极视也。

瞀音茂。目不明貌。

眦音子。两目角也。

毖音闭。

孞音预。

惭音蚕。愧也。

悍音汗。勇也。

恍音瞒。惑也。

榨音诈。绞取也。

揉音柔。调顺也。

挤音姐。排也，推也。

摭音耻。摭开也。

扪音门。摩也，按也。

挝音查。打也。

抓音爪。刮痒也。

捞音劳。沉取也。

抎音挽。入声。开也。

揫音揪。束也。

颓音委。

颞音聂。

頞音遏。鼻茎也。

颏音孩。颔也。

颙音腮。颊颙也。 　　頔音拙。鼻也。隆頔，龙颜。

擷音揭。 　　頏音抗。颈也。

頢音双。上声。额也。 　　顱音卢。首骨也。

顖音信。顶门也。 　　颐音移。辅车骨。又养也。

溷音混。浊也。 　　潒音羊。去声。

渰音奄。 　　濈音集。汗出貌。

潴音肚。水所停也。 　　浠音希。

浮音浮。 　　溽音辱。湿暑也。

濟音祭。 　　沔音免。

浙音折。 　　漯音塔。

濮音卜。 　　泸音卢。

沴音戾。阴阳气乱也。 　　泺音乐。

泌音闭。 　　泪音戾。泣也。

潠音巽。喷水也。 　　汩音谷。

湫音秋。 　　淖音闹。溺也。

瀼音瓤。露盛貌。 　　澈音散。

潺音餐。泄不止也。 　　澼音辟。肠间水。

淬音翠。火与水合。 　　済①音卞。

汞音烘。上声。水银也。 　　絷音执。汗出貌。

焠音聚。与"淬"义同。 　　焕音似。眩也，热也。

熛音标。火飞也。 　　炕音亢。火坑极干也。

熻音吸。热也。 　　爥音霍。

炮音鲍。平声。炙也。 　　燤音监。火焰也。

爆音博。火极也。 　　焙音倍。微炒也。

熇音靠。烧也。 　　爨音窜。炊也。

黔音干。黑也。 　　黱音赠。面黑气也。

黤音俺。黑也。 　　锻音段。打也。

钖音写。镕钖也。 　　镀音度。金镀物也。

---

① 済："沟"的异体字。疑为"汳"之误。汳（biàn 变），导水使平。

镴音蜡。锡粉也。

镂音漏。雕刻也。

镞音族。矢镝也。

钝音沌。

楞音棱。木楞也。

楮音诸。

茭音交。水草也。

堇音进。地菌也。

苘音顷。

萜音甜。

苃音烬。

箍音孤。竹篾束物。

箨音托。竹壳也。

箪音单。竹箪也。

嵌音钦。

屹音乙。

研音言。平声。磨也。

磏音兼。

垩音污。白土也。

调音洞。

磜音岘。

剡音掩。

刽音贵。断也。

劀音闸。以针刺也。

鄞音银。

陨音颓。坏也。

禩音祀。义同。

褫音痴。

襄音业。囊也，缠也。

晬音醉。周年也。

摅音虑。磨也。

镟音羡。铜锡器也。

钳音俭。平声。铁钳也。

枸音何。木名。

楔音屑。不方正也。

蘖音业。黄柏也。

芁音交。

菌音窘。地簟也。

蘘音相。

药音约。白芷也。

病音热。

笺音煎。

篛音约。

嵓音岩。

祟音碎。神祸也。

坒音盆。去声。尘腐貌。

砭音贬。以石刺病。

磕音砍。入声。石声也。

诔音吊。弄也。

谧音密。

詈音利。骂也。

刜音或。以刀划破。

刜音移。

韧音银。平声。

郄音隙。义同。

隳音晖。毁也。

复音伏

襯音亲。近身衣也。

昕音欣。

喝音谒。中热也。

曝音仆。日干也。

缲音秋。马牛缲也。

纥音核。系下也。

绷音崩。束也，绷也。

傶音促。

偻音吕。伛偻俯身出脊。

醳音亦。苦酒也。

酝音运。酿酒也。

酵音教。酒酵糟也。

酽音彦。醋酒味也。

醐音胡。醍醐，乳属也。

饦音托。馎饦米食。

饿音额。饱声也。

饘音占。糜粥也。

矾音拱。芒粟也。

黐音痴。黐胶也。

宨音蛙。污下也。

圬音挖。义同。

姆音茂。

娩音免。媚好也。

攷音考。

骊音离。

驮音何。马负貌。

揱音折。颠大也。

豨音希。猪也。

豮音焚。豕也。

蚌音棒。

螵音飘。

蜱音卑。小虫也。

蜚音非。

昶音敞。

绺音答。

绠音梗。汲绳也。

㺾音极。玉也。

伛音羽。

黣音枚。黪黑垢腐貌。

酓音俭。平声。味酸。

醪音劳。浊酒也。

醢音海。肉酱也。

醍音提。酒红色。

馎音博。

饐音噎。食不下也。

餧音委。饲也。

糮音兼。

秫音术。稷之黏者。

窲音僚。土窖也。

窨音荫。地湿也。

婆音婆。

姥音姆。

敩音效。

骉音慓。

䮫音扃。

骔音宗。

貆音欢。野豚也。

豭音加。牡也。

蠕音而。虫行貌。

蚱音则。

蛸音肖。

蠓音蒙。上声。

蠊音廉。

蚕音岘。蚕蚕也，与“茧”同。　　螫音式。虫行毒貌。

蚳音彻。与“螫”同。　　螯音敖。蟹甲也。

虺音许。蛇属。　　蛲音铙。腹虫也。

蛹音勇。老蚕也。　　蚍音皮。

蜉音浮。蚍蜉，大蚁。　　蔗音蔗。

蠧音匿。虫食貌。　　蟻音意。

蝙音翁。　　蜥音锡。

蝎音剔。　　蝾音荣。

螈音元。　　蝘音偃。

蜓音廷。　　蝤音囚。

蛑音牟。　　蟛音彭。

蜎音越。　　蠽音尖。小虫。

蜳音孛。　　蚫音袍。李蚫，即蝙蝠也。

蟿音其。蚊行喙音。　　蠆音蔡。小虫也。

蚛音冲。虫食物也。　　蛊音古。中毒也。

鳜音贵。　　鮠音危。

鲀音屯。　　鲚音齐。

鳔音飘。　　鲱音消。

鸿音鸡。　　鯏音赤。

鴠音旦。　　鶡音曷。

鴂音决。　　鴽音如。鸽也。

鸂音鸂。　　鸩音沉。去声。毒鸟。

鼷音奚。甘口小鼠也。　　鼩音瞿。小鼠也。

鼺音雷。　　鼥音不。

鞥音昂。丝履头也。　　鞕音硬。坚也。

歙音吸。缩鼻也。　　魅音技。小儿鬼病。

黡音掩。面生黑子。　　矗音哲。

䨩音雷。　　黅音今。黄色也。

黿音会。　　奄音庵。入声。“奄”同。

罯音掩。覆也。“罯”同。　　戡音堪。克胜也。

医学汇函

二二

劢音斤。骨络。

圊音渍。混也。

轺音韶。连翘根。

痑音瘫。不收也。

舓音氏。以舌氏物。

眚音省。

厦音下。傍屋也。

庀音嚭。具也。

匕音彼。匙也。

凸音突。

鼩音狗。

卤音条。草木实。

輭音软。柔也。

豌音湾。豆也。

爬音罢。平声。刮也。

幻音患。惑也。

雁与"鴈"同。

厂音岩。平声。山厂也。

凹音拗。

几音殊。汗珠几几也。

# 历代医学姓氏

按《医林史传》《外传》及《原医图赞》而类编之，俾后学知所观感云。

## 上古圣贤

三代以前，圣君贤相，创为医药，以济死生者也。

**伏羲氏** 有《天元玉册》，乃鬼臾区十世祖口诵而传之，《素问》中多载其语。

**神农氏** 有《本草》传世。

**黄帝氏** 与下九人更相问答，作《灵枢》《素问》内外一十八篇。素者，本也，五行之本也；问者，黄帝问也。赞于《易》，载于《史》，序于《大学》，古之圣人也。后世辄言黄老之学，不知黄乃黄石公也。

**僦贷季** 三皇时岐伯师也。定经络穴道、脏腑阴阳度数，以人法天地万物，理色脉而通圣明，医之端肇于此。

**岐伯** 黄帝时臣也。与帝更相问难，而作《内经》，以垂教万世。

**伯高、少俞、鬼臾区** 黄帝三臣也。发明五行，详论脉理，以为经论。又有少师，亦同时臣也。

**俞跗** 黄帝臣。治病不用汤液，割皮解肌，决脉结筋，搦①髓脑，揲荒②爪幕③，湔浣④肠胃，漱涤⑤五脏，炼精易形，以去百病。

**桐君** 黄帝臣也。多识草木性味，定三品药物，为君臣佐使，撰《采药对》四卷、《采药别录》十卷。

**雷公** 名敩⑥，黄帝臣也。善医术，著《至教论》及《药性炮⑦炙》二册。

**巫咸** 尧臣也。药方之始。

**伊尹** 殷时圣人。制《汤液本草》，后世多祖其法。

# 儒 医

秦汉以后，有通经传史，修身慎行，闻人⑧钜儒，兼通乎医。

**张机** 字仲景，东汉南阳人。举孝廉，官至长沙太守。作《伤寒论》，医方大备，扁鹊、仓公无以加⑨焉，后世称为医圣。其门人卫沈⑩撰《四逆三部厥经》及《妇人胎脏经》《小儿颅囟经方》。

**皇甫谧** 幼名静，字士安，西晋安定朝那人，汉太尉嵩之曾孙也。居贫，年二十，始感激⑪读书，带经而锄，博通典籍百家，以著述为务。沉静寡欲，高尚其志，征辟不就，号玄晏先生。后

---

① 搦（nuò 诺）：按压。

② 揲（shé 舌）荒：持取膏肓。揲，持。荒通"肓"。《史记·扁鹊仓公列传》："搦髓脑，揲荒爪幕。"司马贞索隐："荒，膏荒也。"

③ 爪幕：梳理膈膜。爪，"抓"的古字。幕，通"膜"。《史记·扁鹊仓公列传》："搦髓脑，揲荒爪幕。"幕，《太平御览》卷七二一引作"膜"。《古今注·草木》："胡国有蒜，十许子共为一株，辈幕裹之，名为胡蒜。"

④ 浣：原作"脘"，据《史记·扁鹊仓公列传》《医学入门·历代医学姓氏》改。

⑤ 涤：原作"液"，据《史记·扁鹊仓公列传》《医学入门·历代医学姓氏》改。

⑥ 敩（xiào 笑）：原作"教"，据《医学入门·历代医学姓氏》改。

⑦ 炮：原作"泡"，据《医学入门·历代医学姓氏》改。

⑧ 闻（wèn 问）人：有名望的人。

⑨ 加：超过。

⑩ 卫沈：《医学入门·历代医学姓氏》作"卫汛"。

⑪ 感激：感奋激发。

得风痹羸疾，知医，著《甲乙经》及《针经》。

**裴颜** 字逸民，西晋河东人也。多学术，善医经，官至尚书左仆射。校正《太医权衡》及上古药物轻重分两。

**范汪** 字玄平，东晋颖阳人，雍州刺史略之孙也。博学，善谭①性理，以拯恤为心，著方书百余卷。

**殷仲堪** 东晋陈郡人。性至孝，善属文谈理。祖融，吏部尚书。父师，骠骑谘议参军。因父病精医，执药挥泪，遂眇一目，孝武帝召为太子中庶子。

**殷浩** 字深源，陈郡长平人。好古《易》，精医术，妙解经脉，著方书。

**徐熙** 南宋东海人。早好黄老，隐秦望山，遇道士，授以《扁鹊镜经》。晚精心学，名振海内，官至濮阳太守。世医徐秋夫、道度、文伯、徐雄、之才等皆其子孙也。

**褚澄** 字彦通，齐河南阳翟人，宋武帝之甥，尚书左仆射湛之子。博学善医，官尚书。论僧道尼姑，异乎妻妾，求嗣必有子。妇人如未笄之女，则不宜也。著《医论》一帙，发身中造化之秘。治一人服鸡子多而得奇疾，煮苏汁一斗饮之，吐涎升许，其中有一鸡雏，翅距已全而能走，后吐三十余枚而瘳②。

**王显** 字世荣，后魏阳平乐平人。好学精医。少历本州从事，明敏有断才，领军有功，迁廷尉御史，官至太子詹事兼吏部行事，仍在侍御营进御药。著《药方》三十五卷，颁行天下。

**徐之才** 字士茂，后周雄之子。幼隽发③，年十三召为太学生，通《礼》《易》，善医术，兼有机辩，药石多效。官尚书，赠司徒公，录尚书事，谥曰文明。撰《药对》。治一人患脚跟肿痛，

---

① 谭：通"谈"。《说文通训定声·谦部》："谈，语也。字亦作谭。"
② 瘳：原作"廖"，据《医学入门·历代医学姓氏》改。
③ 隽发：聪明，才智出众。隽，通"俊"。《鹖冠子·博选》："故德万人者谓之隽，德千人者谓之豪，德百人者谓之英。"陆佃解："隽者，知哲圣人之谓也。"

诸医①莫识。公曰：蛤精疾也，由乘舡入海，垂脚水中而得。为剖出二蛤子而愈。治一人酒色过度，眼见空中有五色物，稍近变成一美妇人，去地数尺，亭亭而立。公曰：此色欲多，大虚所致。乃制补药，饮之数剂而愈。

**孙思邈** 唐京兆华原人，幼称圣童。隋文帝召，不拜。太宗即位，召见，拜谏议大夫，固辞。隐太白山，学道养气，求度世之术，洞晓天文，精究医业，著《千金方》三十卷、《脉经》一卷，独于《伤寒》不及。朱子《小学笺注》② 谓：思邈为唐名进士，因知医，贬为技流，惜哉！孟诜③、卢照邻师事之，与论心欲小、胆欲大、智欲圆、行欲方之语。

**狄梁公** 妙针术，有富儿鼻端生赘，为脑下针，赘应手而落。

**王绩** 字无功，绛州人，王通之弟。唐太宗秘书正字，不乐在朝，还里莳药，自供或以济人。以《周易》置床头，他书罕读。游北山东皋，著书自号东皋子。

**孟诜** 唐汝州梁人。举进士，累迁凤阁舍人。睿宗即位，加银青光禄大夫，后致仕，以药饵为事。常曰：保养身性者，善言莫离口，良药莫离手。年九十三卒。著《补养方④》《必效方》各三卷，《食疗本草》。

**陈藏器** 唐开元中京兆府三原县县尉，撰《神⑤农本经》，总曰《本草拾遗》，共一十卷。

**许胤宗** 唐义兴人。仕陈，为新蔡王外兵参军，后为散骑侍郎。王太后病风不能言，脉沉难对，医家告术穷。公以黄芪防风煮汤数十斗置床下，气如雾熏薄之，是夕语。关中多蒸骨病，递相传染，得者皆死，公疗必愈。或劝其著书贻后世者，答曰：医者意也，思虑精则得之。脉之候幽而难明，吾意所解，口莫能宣

① 医：原作"药"，据《医学入门·历代医学姓氏》改。

② 小学笺注：原作"笺学小注"，据《医学入门·历代医学姓氏》改。

③ 诜：原脱，据《医学入门·历代医学姓氏》补。

④ 补养方：原作"补药方"，据《医学入门·历代医学姓氏》改。

⑤ 神：原脱，据《医学入门·历代医学姓氏》补。

也。古之上医，要在视脉，病乃可识。病与药值，惟用一物攻之，气纯而愈速。今人不善为脉，以情度病，多其物以幸有功。譬猎不知兔，广给①原野，冀一人获之。术以疏矣，一药偶得，他②药相制，弗能专力，此难愈之验也。脉之妙处，不可言传，虚著方论，终无人能悟，此吾所以不著书也。卒年九十余。

**许叔微** 字知可，宋白沙人。尝获乡荐，省闱③不利而归。舟次吴江平望，夜梦白衣人曰：汝无阴德，所以不第。何不学医？吾助汝智慧。归践其言，果得扁鹊之妙。人无高下，皆急赴之。后绍兴登科第五。著《本事方》，撰《伤寒辨疑》。

**郑樵** 莆田人。博学强记，搜奇访古，好著方书。绍兴中以荐召对，授枢密院编修。尝居夹漈山，学者称夹漈先生。

**纪天锡** 字齐卿，宋秦安人。弃进士业，精医，注《难经》五卷，太定十五年上其书，授医博士。

**杨文修** 字中理，浙人。性纯孝，因母病遂弃举业，读轩岐氏书，药不效，割股和馇粥以进，母疾即起。母死，庐墓有群鸟，随文修起止。府县旌表其宅，修曰：某之事亲，不足以起名哉！朱文公就见，与谈性理及天文地理医学之书，竟④夕乃去。晚年著《医衍》二十卷，编地理《拨沙经图》，卒年九十九。

**李惟熙** 舒州人。博学通医，善穷物理。云：菱、芡皆水物，菱寒而芡暖者，菱花开背日，芡花开向日故也。又曰：桃、杏双仁辄杀人者，其花本五出，六出必双仁，草木花皆五出，惟山栀、雪花六出，此殆阴阳之理。今桃、杏六出双仁杀人者，失其常也。

**麻九畴** 字知己，金莫州人⑤。三岁识字，七岁能草书，作大

---

① 给：诸本同，据上下文，当为"络"。

② 他：原作"也"，据《医学入门·历代医学姓氏》改。

③ 省闱：指考进士。唐宋时试进士由尚书省礼部主持，故称。

④ 竟：原作"宽"，据《医学入门·历代医学姓氏》改。

⑤ 莫州人：《医学入门·历代医学姓氏》作"易州人"。按，有关其籍贯，目前两说并存。

字，有神童之目①。章庙②召见，问：汝入宫殿惧否？对曰：君臣，父子也。子宁惧父耶？上大奇之。弱冠，往③太学，有声场屋④间。南渡后，读书北阳山中，始以古学自力。博通五经，于《易》《春秋》为尤长。少时有恶疾，就道士学服气⑤数年，疾遂平复。又从张子和学医。子和以为能得其不传之妙，大率九畴于学也专，故所得者深。饥寒劳苦人所不能堪者，处之怡然，不以略其业也。

**刘完素** 字守真，金河间人。少聪敏博学，忽遇异人，以酒饮之，大醉，及寤，洞达医术。撰《运气要旨论》《精要宣明论》《素问玄机原病式》。然好用凉剂，以降心火、益肾水为主，自号通元处士。

**张元素** 字洁古，金易州人。八岁试童子举，廿七试经义进士，犯庙讳⑥下第，乃学医。洞彻其术，治病不用古方，其说曰：运气不齐，古今异轨，古方新病不相能也。自为家法云，故其书不传，其学则李东垣深得之。

**李庆嗣** 洛人。少举进士，不第，弃而读《素问》，洞晓其义。著《伤寒纂类》四卷，改正《活人书》二卷，《伤寒论》三卷，《针经》一卷。年八十，无疾而逝。

**李杲** 字明之，号东垣，元之镇人也。幼好学，博经史，尤乐医药。捐千金从张元素，尽传其业。家富自重，人不敢以医名之。大夫、士或病其资性高謇，少所降屈，非危急之疾，不敢谒也。其学于伤寒、痈疽、眼目病为尤长，当时称为神医。《东垣十书》，多其著述。治伤寒发热，误服白虎汤，面黑脉细，小便不禁。公曰：白虎汤大寒，非行经之药，止寒脏腑，不善用之，则伤寒本病隐曲于经络之间，或更以大热之药救之，则他症必起，

① 目：名称，称谓。
② 章庙：指金章宗完颜璟。
③ 往：原作"住"，据《医学入门·历代医学姓氏》改。
④ 场屋：科举考试的地方，引申指科举考试。
⑤ 服气：一种道家修养的方法。
⑥ 庙讳：已故皇帝的名字。

但宜温药升阳行经。盖病隐于经络，阳不升则阴不行，经行而本症见矣，治之何难？又治十五岁人，病伤寒烦渴目赤，脉七八至，按之不鼓，用古姜附汤冷饮而愈。

**王好古** 字进之，号海藏，元古赵人，任赵州教授兼提举管内医学。性识明敏，博通经史，笃好医方，师事李东垣，尽得所学，遂为明医。著有《医垒元戎》《医家大法》《仲景详辨》《活人节要歌括》《汤液本草》《此事难知》《斑疹论》《光明论》《标本论》《小儿吊书》《伤寒辨惑①论》《守真论》《十二经络乐图》。

**滑寿** 字伯仁，世为许襄城大家，元初祖父官江南，自许徙仪真而公生焉。性警敏，习儒，日记千言，操笔为文，尤长于乐府。受王居中习医，而理识契悟过之。著《素问钞》。治妇人病小便涩，中满喘渴，脉三部皆弦而涩，医投以瞿麦、栀、苓诸滑利药而秘益甚。公曰：水出高源，膻中之气不化，则水液不行，病因于气，徒行水无益，法当治上焦。乃与朱雀汤，倍枳、梗，长流水煎，一服而溲，再服气平而愈。治一妇人，年六十余，亦病小便秘若淋状，小腹胀，口吻渴，脉沉且涩。公曰：此病在下焦血分，阴火盛而水不足，法当治血。血与水同，血有形而气无形，有形之疾，当以有形法治之，乃与滋肾丸，服之而愈。治一妇人有孕，九月病带下，日五七十起，后重下迫。公以消气导滞丸药下之，病愈而孕不动，《素问》曰"有故无殒"是也。殒者，损也。治一妇，经水将来三五日前，脐下疞②痛如刀刺状，寒热交作，下如黑豆汁，既而水行，因之无孕，两尺沉涩欲绝，余部皆弦急。公曰：此下焦寒湿、邪气搏于冲任。冲主血海，任主胞胎，为妇人血室，故经事将来，邪与血争作痛，寒湿③生浊，下如豆汁，宜治下焦。遂以辛散苦温理血之药，令先经期日日服之，凡三次而邪去，经调有孕。治一人因心高志大，所谋不遂，怔忡善

---

① 惑：此后原衍"惑"，据《医学入门·历代医学姓氏》删。

② 疞（jiǎo 绞）：拘急作痛。

③ 湿：原作"热"，据下文及《医学入门·历代医学姓氏》改。

忘，口淡舌燥，多汗，四肢疲软，发热，小便白浊。诸医以内伤不足，拟进茸、附。公视其脉，虚大而数，曰：此思虑过多，厥阳之火为患耳。夫君火以名，相火以位，相火代君火行事也。相火一扰，能为百病，况厥阳乎！用补中益气汤、朱砂安神丸，空心则进坎离丸，月余而愈。治一孕妇①，五月病咳痰气逆，恶寒，胸膈②不利，不嗜食者浃旬③，脉浮紧，形体瘦。公曰：此上受风寒也。投以辛温，与之致津液、开腠理、散风寒，而嗽自止矣。治一妇，暑月身冷自汗，口干烦燥④，欲卧泥水中，脉浮而数，沉之豁然虚散。公曰：脉至而从，按之不鼓，为阴盛格阳，得之饮食生冷，坐卧风露。乃与玄武汤，冷饮三服而愈。治一妇，病寒疝，自脐下上至心皆胀满攻痛，而胁疼尤甚，呕吐烦满，不进饮食，两手脉沉结不调。公曰：此由寒在下焦，宜亟攻其下，无攻其上。为灸章门、气海、中脘，内服玄胡索、官桂、胡椒，佐以茴木诸香、茯苓、青皮等而愈。

**葛乾孙** 字可久，平江吴人。膂力绝伦，击刺战阵，百家众技，靡不精究。及长，折节读书，应进士亚选，遂不复应试。传药书方论，有《医学启蒙》，又《经络十二论》《十药神书》。勇力之士，争言其长于武；缝掖⑤之士，争言其长于文；方论之士，争言其长于医。然皆未睹其学之所至也。君于血气既定、资质既变之时，方将举圣人之道而修之，凡所称誉，皆君所厌弃而羞道者，使当世知君而用之，功业岂少哉！治伤寒疾不得汗，发狂循河而走，公就摔置水中，便禁不得出，良久出之，裹以厚被，得汗而解。

**吕复** 字元膺，号沧州，吕东莱之后。其先河东人，后徙婺徙鄞，习《尚书》《周易》，后以母病，攻岐扁术。师事郑礼，受

---

① 妇：原作"服"，据《医学入门·历代医学姓氏》改。

② 胸膈：《医学入门·历代医学姓氏》作"咽膈"。

③ 浃旬：满一旬，十天。

④ 燥：焦急，急躁。

⑤ 缝掖：宽大的衣袖。为儒生所穿之衣，因指儒生。

读一年，诊治效无不神。治一男，睡则心悸神摄，如处孤垒，而四面受敌兵，达旦目眵眵无所见，耳聩聩无所闻，虽坚卧密室，睫未尝交也。诊其脉，在关阳浮而虚；察其色，少阳之支外溢于目眦。公曰：此得之胆虚而风，诸医独治其心，而不祛胆之风，非法也。因投乌梅汤、抱胆丸，熟睡而愈。治一女孩病嗜卧，面颊赤而身不热，医以慢惊治之，兼旬①不愈。公诊其脉，右关独滑而数，他部大小等而和，曰：此女无病，关滑为有积食，意乳母嗜酒，酒后辄乳，故令女醉，非风也。及诘其内，果然。遂以枳壳、葛花日二三服而愈。治病伤寒，身热人静，脉伏而无，舌胎滑，而两颧赤如火，语言不乱。公曰：此子血为热搏，气无可依，必大发斑，而后脉出。及揭其衾，赤斑烂然。即用化斑汤，继投承气汤下之。发斑无脉，长沙未论，公以意消息耳。治一妇病喘不得卧，气口盛人迎一倍，厥阴弦动而疾，两尺俱短而离经。公曰：得之毒药动血，以致胎死不下，奔迫而上冲，非风寒作喘也。乃用催生汤倍芎、归，煮二三盏服之，夜半果下一死胎，喘止。治一人下利完谷，脉两尺俱弦长，右关浮于左关一倍，目外眦如草滋。盖肝风传脾，因成飧泄，非脏寒所致。以小续命汤损麻黄加术，三五服而愈。治一室女，经闭五月，腹大如有孕。公诊之，面色乍白乍赤者，鬼也，非有异梦，则鬼灵所凭耳。乃以桃仁煎，下血如猪肝，五七枚而愈。治一人偶搔腘中疥，出血如泉不止。公视时已困极，无气可言，脉惟尺部如丝，他部皆无。乃以四逆汤加荆芥、防风，其脉渐出；更服十全大补汤，一剂遂痊。治因见杀人，惊风入心，疾作奔走，不避水火，或哭或笑，脉上部皆弦滑，左部径②于右。公曰：乃痰溢膻中，灌于心包，因惊而风缠五脏耳。即为涌痰一斗许，徐以惊气丸服之而愈。治一人嗜酒善食，忽瘦，前溲如脂，脉两手三部皆洪数，而左寸尤躁。公曰：此三阳病，由一水不胜五火，乃移热于小肠，不癃则淋。乃以琥

---

① 兼旬：二旬，二十天。

② 径：直。此指脉弦。

首卷

三一

珀、滑石、石膏、黄柏之剂清之，继以龙脑、辰砂末、椑①柿蘸食方寸匕即愈。治因惊恐，飧泄弥年。众皆谓休息痢，治以苦坚辛燥，弗效。公诊其脉，双弦而浮，非饮食劳倦所致，乃惊风也。以肝主惊，故虚风自②甚尔，困③脾而成泄，当平木太过，扶土之不及，其泄自止。乃用黄犃牛④肝和以攻风健脾之剂，服之逾月而愈。治一妇癥病，小腹痛，众皆以为痕聚。公循其少阴脉如刀刃之切手，胞门芤而数，知其阴中痛，痛结小肠，脓已成，肿迫于玉泉，当不得前后溲，溲则痛甚。遂用国老膏加将军、血竭、琥珀之类以攻之，脓自小便出而愈。治一贵客，患三阳合病，脉皆长弦，以方涉海为风涛所惊，遂吐血一升许，且胁痛、烦渴、谵语，适是年岁运，左尺当不应，诸医以为肾绝。公曰：此天和脉，毋忧也。遂投小柴胡汤减参、加生地半剂，后俟其胃实，以承气汤下之，得利而愈。治一人伤寒逾月，既下而热不已，胁及小腹偏左满，肌肉色不变。俚医以为风。浃⑤四旬，其毒循宗筋流入睾丸，赤肿若瓠子，疡医刺溃之，而胁肿痛如故。公诊尺中皆数滑而芤。脉数不时，则生恶疮；关内逢芤，则内痈作，季胁之瘴⑥痛作肿。经曰：痈疽不得顷时，急下之，慎勿晚。乃与云母膏作丸，衣以乳香，而用硝黄煎汤送下。下脓五升，明日再下余脓而愈。治一妇人病，公切其脉，左寸口弦而芤，余部皆和。痛⑦作，阴中痛而出血，且少阴对化在玉泉，心或失宁，则玉泉应心痛，痛则动血，而与经水不相干。盖得之因大惊，神摄而血菀⑧。乃制益荣之剂，再纳药幽隐中，再剂而愈。

---

① 椑：《医学入门·历代医学姓氏》作"稗"。

② 自：《医学入门·历代医学姓氏》作"日"。

③ 困：原脱，据《医学入门·历代医学姓氏》补。

④ 犃（bó 伯）牛：母牛。

⑤ 浃：满。

⑥ 瘴：泛指肌肉浮肿肿胀。

⑦ 痛：《医学入门·历代医学姓氏》作"病"。

⑧ 菀：通"蕴"。蕴积，郁结。《素问·四气调神大论》："恶气不发，风雨不节，白露不下，则菀槁不荣。"王冰注："菀谓蕴积也。"

**周真** 字子固，号玉田隐者，仪真人。性敏好学，元贞间被荐，不仕，乃取医书习之，每遇奇疾，以意与药辄效。治一妇，因产子舌出不能收，公以朱砂傅其舌，令作产子状，以两女扶掖之，乃于壁外置瓦盆，堕地作声，声闻而舌收矣。治一女子，或嗜食泥，日食河中污泥三碗许。公取壁间败土调饮之，遂不食。

**黄子厚** 江西人，与滑寿同时。至治天历间，其术甚行，与虞文靖公相善。治富家子，年十八，病遍身肌肉折裂。公乃屏人诘病者曰：幼童时曾近女色否？曰：当十二三岁，曾近之矣。公曰：古云，精未通而御女，则四体有不满之处，后日有难状之疾，在法为不可治。后果恶汁淋沥，痛绝而死。治一富翁，病泄泻弥年，公诊治浃旬不效。忽一日读《易》，至乾卦"天行健"朱子有曰：天之气运转不息，故阁得地在中间，如人弄碗珠，只运动不住，故在空中不坠，少有息则坠矣。因悟向者①富翁之泻，乃气不能举，所以脱下。即为灸百会穴，未三四十壮而泄止矣。

**朱震亨** 字彦修，学者尊之曰丹溪先生，元末婺之义乌人也。自幼好学，日记千言。稍长，从乡先生治举业，后闻许文懿公得朱子四传之学，讲道八华山，复往拜焉。盖闻道德性命之说，宏深密粹，遂为专门。一日文懿公谓曰：吾卧病久，非精于医者，不能起。子聪明异常，肯游于医乎？公以母病脾，于医亦粗习，及闻懿公之言，即慨然曰：士苟精一艺，以推及物之仁，虽不仕于时，犹仕也。乃弃举业，一于医致力焉。有《丹溪心法》《日用纂要》《格致余论》《局方发挥》《伤寒辨疑》《本草衍义补遗》《外科精要论》等书传世。其论脏腑气化有六，而于湿热相火三气致病最多。有阴虚火动，有阴阳两虚，湿热自甚者，又当消息而用。谓李东垣论饮食劳倦，内伤脾胃，则胃中之阳不能升举，并及心肺之气，陷入中焦，而用补中益气汤之剂治之，此亦前人之所无也。然天不足于西北，地不满于东南。天，阳也；地，阴也。西北之人，阳气易于降；东南之人，阴火易于升。苟不知此，而

---

① 向者：从前，之前。

徒守其法，则气之降者固可愈，而于其升者亦从而用之，吾恐反增其病。乃以张、刘、李三家之论去其短，又参之以《内经》，而作《相火论》。治病痢忽昏仆、目上视，溲注而汗泻，脉无伦次。公曰：此阴虚阳暴绝也，得之病后犯酒色。与灸气海，顷之手动，又顷唇动，更以人参膏三服而苏，后服尽数斤而愈。治妇人病不知人，稍苏即号叫，数欠[①]而复昏，肝脉弦数且滑。公曰：此得之怒后强酒也。乃与流痰降火之剂，加香附散肝分之郁，立愈。治一女子，病不食，面北[②]卧者半载，肝脉弦出寸口。公曰：此思夫不归，气结于脾也。必激其怒，怒之气属木，故能冲土之结。怒已进食。公曰：思气虽解，必得喜，庶不再结。乃诈言夫旦夕且归，遂愈矣。先生道学渊源，医其一艺也。其详见于宋太史濂溪墓志。

**盛寅**　字起东，国朝姑苏吴县人也。少习举子业，五试弗售，遂攻轩岐诸经。受业戴元礼，得丹溪先生正传，治奇疾辄效。始为医学正科，升太医院御医，赐为医中状元，祀南京太医院名宦[③]祠[④]。

**周敷**　字时荣，号熙庵，无锡人。初习进士业，经史皆涉大义。既而业医，患近世医家止于《局方》，遂究炎、黄、岐、雷、越人诸书，治病十愈八九，又不责报。

**刘溥**　字元博，吴郡人。幼不好弄，举止异于常儿。稍长，博学善吟，常慕濂溪窗前草不除[⑤]，故以草窗自号。用药惟主东垣，守而不攻，荐为御医。

---

① 欠：原作"次"，据《医学入门·历代医学姓氏》改。
② 北：原作"比"，据《医学入门·历代医学姓氏》改。
③ 名宦：居官而名声地位显赫者。
④ 祠：祠堂。原作"祀"，据《医学入门·历代医学姓氏》改。《明史·列传·第一百八十七·方技》："正统六年卒，两京太医院皆祀寅。"
⑤ 濂溪窗前草不除：语本《宋元学案·濂溪学案》，言欲常见造化生意。濂溪，即周敦颐，字茂叔，又称濂溪先生，北宋宋明理学创始人。

**汪机** 字省之，号石山居士，渭之子。邑庠生①，屡科举，父命弃举业。尝言：士不至于相，则其泽之所顾，不若医之博耳。乃肆力医书、《周易》性理。所著有《重集脉诀刊误》二卷、《内经补注》《本草会编》。治一人中满，用参、术，初服觉②胀，久则宽矣。或问参、术之性，曰：药无定性，以血药引之则从血，以气药引之则从气，佐之以热则热，佐之以寒则寒，在人善用之耳。治一人体瘦，左腹痞满，谷气偏行于右，不能左达，饮食减，大便滞。用补脾泻肝、和血润燥、宽胀散郁之剂而安。治痫发晨时，见黄狗走前，则昏瞀仆地，良久乃苏，诸医无效。公曰：早晨，阳分；狗，阳物；黄，土色；胃，属阳土；土虚为木火所乘矣。经云"诸脉皆属于目"，故目击异物，宜实胃泻肝，而火自息。遂以参、术、归、芪、陈皮、神曲、茯苓、黄芩、麦门冬、荆芥，服月余而安。治一妇，忍饥劳倦发狂。公曰：二阳之病发心脾。二阳者，胃与大肠也。忍饥过劳，胃伤而火动矣，延及心神，脾意扰乱，安得不狂？用独参汤加竹沥饮之，愈。

**程明祐** 字良吉，号岩泉，歙人，梁忠公、庄公之后。幼好读性理，后攻医。尝曰：人皆知补之为补，而不知泻之为补；知泻之为泻，而不知补之为泻。阴阳迭用，刚柔互体。故补血以益荣，非顺气则血凝；补气以助卫，非活血则气滞。盖脾为中州，水火交济，而后能生万物。真妙论也。

**陈景魁** 字叔旦，号斗嵩，句曲人，陈太丘之后。幼习举业，授《易》于陆秋崖，拜湛甘泉讲学。因父病习医，善针灸，著《五诊集》。授王府良医，竟不赴任。每成诗文，以乐其志。治素无病，忽吐血半斗，脉弦急，薄厥症也。得于大怒气逆，阴阳奔并，服六郁汤而愈。治遍体生瘰疬③，岁久罔效，乃太阴风邪化为虫也。以百部、蛇床子、草乌、楝树叶，煎汤浴洗，越月，遍身

---

① 庠生：科举时代称府、州、县学的生员。明清时为秀才的别称。
② 觉：《医学入门·历代医学姓氏》作"膈"。
③ 瘰疬（lěi huì 磊会）：皮肤上起的疙瘩。

如白癜风状而愈。治孕妇堕下，逾旬复肿，发热气喘，脉洪面赤，舌青口臭。公曰：胎未堕也。面赤，心火盛而血干也；舌青口臭，肝气竭而胎死矣。遂用蛇退煎汤，调平胃散，加芒硝、归尾一倍服之，须臾胎下，痛亦获安矣。

**刘纯** 字宗厚，关中人。博学群书，尤精医道。父叔渊，得丹溪之业，公继之，纂《伤寒治例》《医经小学》《玉机微义》等书。

**王纶** 字汝言，号节斋，浙江慈溪人。弘治时，官至广东布政。因父病精医。著《明医杂著》，发丹溪所未发，后世甚尊信之。方古庵重刻于《心法》之后，名曰《丹溪附余》。又著《本草集要》，尽皆大行于世。兄经，举进士第，亦知医。

## 明　医

医极其明者也。

**扁鹊** 姓秦，名越人[1]，号扁鹊，秦[2]之卢国渤海郡郑人。得仙客长桑君之传，知俞跗之术。发明《素问》《灵枢》之旨，设为问答，作《八十一难经》，以释疑义。不待切脉、望色、听声、写形，言病之所在。闻病之阳，论得其阴；闻病之阴，论得其阳。不出千里，决者至众。虢太子尸厥已死，而治之复生。齐桓侯未病，而知其后五日不起。名闻天下。过邯郸，闻贵妇人，则为带下医；过洛阳，闻周人爱老人，即为耳目痹医；入咸阳，闻秦人爱小儿，即为小儿医。尝曰：病有六不治：骄恣不论于理，一不治也；轻身重财，二不治也；衣食不能适，三不治也；阴阳脏气不定，四不治也；形羸不能服药，五不治也；信巫不信医，六不治也。后世脉理由此而起，为医之祖，后学当祀之，而配以张、刘、李、朱。

**淳于意** 临淄人。西汉文帝时为太仓长，笃信扁鹊，精医道及导引法。司马迁备志之。封赠仓公。

---

① 人：原脱，据《史记·扁鹊仓公列传》补。
② 秦：据《史记·扁鹊仓公列传》，当作"齐"。

**郭玉** 广汉洛人。和帝时，为太医丞。帝奇之，试令嬖臣美手腕者与女子杂处帷中，使玉各诊一手，问所疾苦。玉曰：左阴右阳，脉有男女，状若异人，臣疑其故。帝叹息称善。

**医缓** 春秋时秦人也。姓高，名缓。晋景公疾，求缓治之。未至时，梦二竖子，相谓曰：我居肓之上，汝居膏之下。缓至，曰：疾在膏肓，药不可为。

**医和** 春秋时秦人也，未详其姓。晋平公疾，医和视之。知其近女室，内热蛊疾，不可为也。

**文挚** 战国时宋之良医也。洞明医道，亦兼异术，观人之背，而能知人之心窍也。

**华佗**① 字元化，汉末沛国谯人。举辟不就，通五经，养性术，精方脉，善导引。尝体中不快，起作五禽戏，微汗而愈。年百岁有壮容，人以为仙。其疗病，合汤不过数种，心解分剂，不复称量，煮熟便饮，语其节度，舍去辄愈。若当灸，不过一两处，每处七八壮，病亦应除。若当针，亦不过一两处，下针言：当引某许，若至，语人。病者言已过②，即便拔针，病亦行瘥。若病结积在内，针药所不能及，当须刳割者，便饮其麻沸散，须臾便如醉死，无所知，因破取。病若在肠中，便破肠洗浣，缝腹摩膏，四五日瘥，不痛，人亦不自寤，一月间即平复矣。《魏志》曰：甘陵夫人有孕六个月，腹痛不安，召公诊。曰：胎已死矣。使人手摸所在，在右则女，在左则男。其人曰：在左。于是为汤下之，果男形而愈。又治一郡守笃疾，以为盛怒则瘥，乃多受其货，无何弃去，留书骂之。郡守嗔恚，吐黑血数斗③而愈。治一人腹中攻痛十有余年，鬓发皆堕。公诊之曰：是脾之半腐，可刳腹治之。使病者服药稳卧，以刀破腹，不觉痛，既视脾果半腐。以刀割去恶肉，然后以膏敷之，更以药，缝之数日即愈。魏太祖闻而异之，召公常在

---

① 佗：原作"陀"，据下文改。
② 过：《三国志》《医学入门·历代医学姓氏》均作"到"。
③ 斗：《三国志》《医学入门·历代医学姓氏》均作"升"。

左右。太祖一日苦头风，每发作，心乱目眩，针其膈，其疾应针而愈。后召不至，竟为所害。汉魏以来，名医益众，张机、华佗辈始因古学，附以新说，编药品三百六十五种，谓之《神农本经》《华佗内照》。门人吴普撰《寒温五味本草》一卷，李当之修《神农本经》。

**纪朋** 观人颜色谈笑，知病浅深，不待诊脉。玄宗闻之，召于掖廷①中。看一宫人，每日昃则笑歌啼号，若狂疾，而足不能履地。朋视之曰：此必因食饱而大促力，顿仆于地而然。乃饮以云母汤，令熟寐，觉②而③失所苦。问之，乃言因太华公主载诞，宫中大陈歌吹，某乃主讴④，惧其声不能清且长，吃独⑤蹄⑥羹，饱而当筵歌大曲，曲罢觉胸中甚热，戏于砌台上，高而坠下，久而方苏，病狂，足不能步也。

**范九思** 业医善针。昔人母患喉生蛾，只肯服药不许针，无可奈何。九思曰：我有一药，但用新笔点之，暗藏铍针在笔头内，刺之蛾破血出即愈。医者贵乎有机也，学者知之。

**于法开** 善医。治产难，令食羊肉十余脔而针之，须臾胎从羊膋⑦裹下。

**任度** 不知何许人，老医也。有患者尝饥，吞食则下至胸便即吐出，医作噎疾、膈气治之，无验。任视之曰：非此疾，盖因食蛇肉不消而致斯病，但揣心腹上有蛇形也。病者曰：素有大风，尝求蛇肉食，风稍愈，复患此疾矣。遂用硝、黄合而治之，微利则愈。医皆记其验，而知蛇瘕也。

**莫君锡** 大业中为医丞。炀帝好色，服丹发燥，进剂治之。又置冰盘于前，俾朝夕观望，亦治烦燥之一术也。

---

① 掖廷：即掖庭，宫中旁舍，妃嫔居住的地方。
② 觉：睡醒。
③ 而：原作"面"，据《医学入门·历代医学姓氏》改。
④ 主讴：指领歌者。讴，齐声歌唱。
⑤ 独（tún 屯）：猪。
⑥ 蹄：原作"啼"，据《医学入门·历代医学姓氏》改。
⑦ 膋（liáo 辽）：脂肪。

**张苗**　不知何郡人。雅好医术，烧地铺叶，出汗，其法也。

**唐慎微**　字审元①，蜀之华阳人也。貌陋言讷，中极明敏，治病百不失一。著《备用本草》及《经史证②类》。

**王叔和**　西晋高平人，为太医令。性度沉静，博通经史，精研医道，洞彻修养，纂岐伯、华佗等书，为《脉经》《脉诀》，次《仲景伤寒方论》，遂使其本书不行于世，后人不免有遗议焉。

**马嗣明**　南齐河内野王人。善诊脉，知一年前死生，针灸孔穴与明堂不同，艺术精妙，一时明医皆为所轻。治背痈肿，炼石涂之便瘥。其法以粗黄色石如鹅鸭卵者，猛火烧令赤，入醇醋中，自有石屑落醋里，频烧至石尽，取石屑晒干为末，醋调涂肿上，无不效。

**姚僧垣**　字法卫，后周吴兴武康人。仕梁，为太医正，历魏、周，隋，进爵北绛郡公。年八十五乃卒，赠本官加荆湖三州刺史。先生医术高妙，诸蕃外域，咸请托之。著《集验方》十二卷，撰《行记》三卷。其长子察，《南史》有传。

**姚最**　字士会，僧垣次子。博通经史，官学士。天子敕习家业，十余年中，略尽其妙，效验尤多。

**李修**　字思祖，本阳平馆陶人。得沙门姚僧垣针灸术，撰《药方》百卷。官太医令，赠青州刺史。

**巢元方**　隋人，大业中为太医令。撰《病源》五十卷，不为无见，但言风寒二气，而不及湿热之文，后人不免遗议。治风逆坐起不得，用半年羔羊，杀而取腔，以和药末，药未尽而病愈。

**韦讯**　号慈藏，唐人。医中之圣，人皆仰之。今医家多图其像以祀之。

**元珠**　先生，王冰之师，洞明《素问》。

**王冰**　号启玄子，唐宝应中为太仆令。注《素问》，作《玄珠密语》，其大要皆论五运六气，《皇极经世》注亦载其语。

---

①　元：原作"光"，据《医学入门·历代医学姓氏》改。
②　证：原作"症"，据《医学入门·历代医学姓氏》改。

**张鼎** 补孟诜《食疗本草》。

**张文仲** 唐之洛州洛阳人。少与李虔、韦讯并以医知名。则天时为侍御医，特进苏良嗣，方朝疾作，仆廷中，公诊曰：忧愤而成，若胁痛者，殆未可救。顷告胁痛。又曰：及心则殆。俄心痛而死。公论风与气尤精，风状百二十四，气状八十，治不以时，则死及之。惟头风与足气，药可当①御。病风之人，春秋末月可使洞利，乃不困剧，自余须发，则治以时消息。乃著《四时轻重术》凡十八②种，《随身备急方》三卷。

**萧炳** 唐之兰陵处士。撰《四声本草》。

**杨损之** 唐开元后人，润州医博士，兼节度随军。撰《删繁本草》。

**陈士良** 为唐陪戎副尉，剑南医学助教。取诸家本草有关于饮食者类之，附以调养脏腑之术，名《食性本草》。

**于志宁** 字仲谧，京兆人。唐永徽间迁太傅，与李勣修定本草并图，合五十四篇，其书大行。

**甘伯宗** 撰历代明医姓氏，自伏羲至唐，凡一百二十人，出《辍耕录》。

**孙兆** 宋时官殿中丞，尚医奉御太医令用和之子。父子皆以医知名。治平中间，有显官坐堂，忽耳鸣，公诊曰：心脉太盛，肾脉不能归耳。以药凉心，则肾脉复归，耳鸣立愈。

**王纂** 宋海陵人。少习经方，尤精针石。治一女子，每夜被獭精假作其夫迷惑，鬼穴一针，獭从被出。

**庞时** 字安常，宋靳③水人，世医。不足父所授《脉诀》，独取《素》《难》，通其说，时出新意。注《难经》，辨数万言；作《本草补遗》，补仲景论。尝言华佗术非人所能及，乃史氏之妄乎！

---

① 当：《医学入门·历代医学姓氏》作"常"。

② 凡十八：原作"八十八"，据《医学入门·历代医学姓氏》改。《旧唐书·张文仲传》："于是撰四时常服及轻重大小方十八首，表上之。"

③ 靳：《医学入门·历代医学姓氏》作"蕲"。

治难产，以手隔腹扪儿手所在，针其虎口，既痛即缩手产下。治富家子走仆刑尸，大惊发狂，时取绞囚绳烧灰，酒调服而愈。

**朱肱** 号无求子，宋吴兴人。深于伤寒，著《活人书》，道君①朝诣阙②投进，授奉议郎医学博士。在南阳时，太守疾作，用小柴胡为散，连进三服，胸满。公曰：小柴胡汤煎清汁服之，能入经络，攻病取快，今乃为散，滞在膈上，宜乎作满。因煮二剂与之，顿安。

**吴廷绍** 为太医令。烈祖③食饴，喉中噎，医莫能疗，公进楮实汤而愈。或叩之，答曰：噎因甘起，故以楮实汤治之。

**许希** 开封人，以药④为业。宋景祐元年，仁宗不豫⑤，公为针心包络之间而愈，命为翰林医官。著《神应针经要诀》。

**赵自化** 宋德州平原人。高祖尝⑥，为景州刺史，后举家陷于契丹。父知嵓脱身南归，寓居洛阳。习经方名药之术⑦，官翰林医学。撰《四时养颐录》及《名医显帙⑧传》三卷。

**陈文中** 字文秀，宋宿州人。为安和郎，判太医局兼翰林良医。明大小方脉，于小儿疹痘，尤精其妙。淳祐中，与保安翰林医正郑惠卿同编《幼幼新书》，又著《小儿病源方论》一卷。

**宋道方** 字毅叔，宋南京人。以医名天下，不肯赴请，病者相携以就求脉。政和中，有太守母病在膏肓，能以良药缓其旬日乃死。

---

① 道君：指宋徽宗。《宣和遗事》前集："道君好道宠灵素，天下伽蓝尽灭形。"

② 诣阙：谓赴朝堂。

③ 烈祖：开基创业的帝王。此指南唐烈祖李昪。

④ 药：《医学入门·历代医学姓氏》作"医"。

⑤ 不豫："患病"的委婉说法。

⑥ 尝：《医学入门·历代医学姓氏》同，《宋史·列传第二百二十·方技上》作"常"。

⑦ 之术：其后《宋史·列传第二百二十·方技上》："又以授二子自正、自化。周显德中，偕来京师，悉以医术称。知嵓卒，自正试方技，补翰林医学。"

⑧ 帙：《医学入门·历代医学姓氏》同，《宋史·列传第二百二十·方技上》作"秩"。

**僧智缘**　随州人。善《太素脉》，诊父而能道其子之吉凶。王安石信之，曰：昔医和诊晋侯，而知其良臣将①死，觇父知子，何足怪哉？

**皇甫垣**　蜀之夹江人。以善医目疾，高宗、孝宗皆称皇甫先生而不名。对高宗言：心无为则身安，人主无为则天下治。又言：长生之术，先禁诸欲，勿令放逸，丹经万卷，不如守一。

**王克明**　字彦昭，饶州乐平人。初生时，母乏乳，饵粥得脾疾，长益甚，医以为不治。乃读《素》《难》，刻意处药乃愈。针灸尤精。有难疗者，必沉思得其要乃与药。病虽数症，只用一药以除本。亦有不药，期某日自安者。任内翰医官。

**张锐**　字子刚，宋郑州人。官成州团练使，以医知名。政和中，治伤寒已死一昼夜而面赤者，即用药灌之，次早遗屎尿而苏。更进平胃散一帖，遂安。治一产妇，大泄喉闭，用附子理中丸裹以紫雪，一服两疾皆愈。

**郝允**　宋博陵人。授异人医术，世称神医。有一妇，夜间口噤而死。公曰：血脉滞也，不用药，闻鸡鸣自愈。一行磋踔②辄踣③，公曰：脉厥也，当治筋。以药熨之，自快。一孕妇极壮健，公诊曰：母气已死，壮健者恃儿气耳。如期子生母死。

**王貺**　字子亨，本土人，乃宋道方之婿，尽传其术。后以医得幸，宣和中为朝请大夫。著《全生指迷论》。有盐商失惊，吐舌不能入，经旬不食，尪羸日甚。公为针舌之底，抽针之际，其人若委顿状，顷刻舌缩如故。

**杨介**　字吉老，泗州人。以医闻四方，著有《存真图》。徽庙④因食冰，尝苦脾疾，诸医用理中汤不效。公以冰煎与服，立

---

①　将：原作"特"，据《医学入门·历代医学姓氏》改。《左传·昭公元年》："良臣将死，天命不佑。"

②　磋踔（zhēn chuō 真戳）：跳跃。原作"湛砗"，据《医学入门·历代医学姓氏》改。

③　踣：向前扑倒。

④　徽庙：指宋徽宗。

愈。治广州府判杨立之，喉间生痈，脓血流注，寝食俱废。公以生姜一片，试尝甘香，服至半斤，痛处已宽，一斤始觉辛辣，脓血顿尽，饮食无滞。盖因其居南方，多食鹧鸪、竹鸡，此二禽好啖半夏，久而毒发，故以姜制之。

**孙琳**　路钤，本殿前司健儿，善医。宋宁宗为郡王，病淋，日夜凡三百起，遂以淡豆豉、大蒜、蒸饼三物研烂为丸，温水下三十丸，日进三服，三日而愈。或问其说，公曰：小儿何缘有淋？只是水道不通利，蒜、豉皆通利，无他巧也。

**刘元宾**　号通真子，宋人。著《脉诀》。

**程约**　字孟博，宋婺源人。世工医，精针法，著《医方图说》。

**张济**　无为军人。善用针。治孕妇，因仆地而腹偏左，针右手指而正。脱肛，针顶心而上。伤寒，反胃、呕逆，累日不食，针眼眦立能食。凡草木金石，悉辨酸、咸、淡、甘、辛等味。

**唐与正**　不知何许人。治因饮热酒顶高数寸，用葛花倍服自愈。治因服黑锡丹，卧则小便微通，立则不能涓滴，服诸通利药不效。公诊曰：乃结砂时铅不使①硫黄飞去，铅入膀胱，卧则偏重，犹可溲，立则正塞水道，故不能通。用金液丹三百丸，分为十服，煎瞿麦汤下。盖膀胱得硫黄，积铅成灰，从水道下，累累如细砂，其病即愈。

**潘璟**　字温叟，名医也。治一妇孕五岁，一妇孕十有四月，俱未育。公视曰：疾也。作大剂饮之。孕五岁者，堕肉块百余枚，有眉目状。孕十四月者，堕大蛇而愈。

**刘从周**　韶州曲江人。医有自得之见，著书十篇。论痢疾以手足和暖为热，厥冷为寒。如盛夏发热，有进退者为冒暑，一向热不止者为伤寒，至当之言也。

**僧奉真**　四明人，良医也。天章阁侍制许元，为江淮发运使，

---

①　使：原作"死"，据《医学入门·历代医学姓氏》改。

奏课①于京师，方欲入对，而子病亟不治，元强公延寿数日。公曰：诸脏皆衰，惟肝脏独过脾，为肝所胜，急泻肝补脾，可缓二日，过此无术也。

**周顺** 鄱阳人，医有十全之功。治士人得脚弱病，积药如山，悉令屏去。用杉木为桶濯足，及令排樟脑于两股间，以布系②定，月余脚健如故。

**赵峦** 晋阳山人，善诊候。治一病因边水行次③，有大蛤蟆跃高数尺，蓦作一声，忽惊叫，便觉右胁牵痛，胁下作声，尚似蛤蟆声，声声相接，以手按之则可。其脉右关伏结。公用利药，取下青涎类蛤蟆之衣，遂愈。

**石藏用** 蜀人。一士人因承檐溜洗手，觉为物触入手爪中，初若丝发，至数日稍长如线，伸缩不能如常，始悟其为龙藏伏也，乃求公治之。公曰：方书所不载，当以意去之，归可末蟰蟷涂指，庶不深入胸膈，他日免震厄④之患。士人如其言，后因迅雷见火光遍身，士人惧怕，急以针穴其指，果见一物自针穴跃出，遂不为害。

**赵卿** 不知何许人，良医也，有机警。一少年眼中尝见一小镜子，诸医不效。公视之，与少年期，来晨以鱼鲙奉候。少年及期赴之，延于内，且令从容，俟客退方接。俄设台，施一瓯芥醋，更无他味，公亦未入。迨日中，久候不至，少年饥甚，且闻醋香，不免轻啜之，逡巡⑤又啜之，觉胸中豁然，眼花不见，因竭瓯啜之。公方突入，少年以啜醋惭谢。曰：郎君先因食鲙大多，芥醋不快，又有鱼鳞在胸中，所以眼花，适所备芥醋，欲郎君因饥以啜之。鲙会，诈权也。

---

① 奏课：原作"奉课"，据《梦溪笔谈·技艺》改。奏课：把计簿、户籍按规定时间报送朝廷。

② 系：原作"素"，据《医学入门·历代医学姓氏》改。

③ 边水行次：指在水边排便。

④ 震厄：雷击之灾。

⑤ 逡巡：顷刻，极短时间。

**杜任** 汶阳人。善医，尤精于幼科。多先温胃，令进饮食，而后攻治他疾。

**窦太师** 讳汉卿，金朝合肥人。善针术，撰有《标由论》①。

**成无己** 金之聊摄人。家世儒医，注《伤寒论》十卷、《明理论》三卷、《论方》一卷。

**张从政** 字子和，金之睢州考城人。精《素》《难》，法宗刘河间，著六门三法。

**罗天益**② 字谦甫，东垣先生之高弟，元朝真定人。著《卫生宝鉴》《药误》《永鉴》《药类法象》。

**吴恕** 号蒙③斋，元之仁和人。著《伤寒指掌图》。

**直鲁古** 吐谷浑人。初元太祖破吐谷得之，淳钦皇后收养。长能针灸，官太医。撰《脉诀》《针灸书》。

**危亦林** 号达斋。元时其鼻祖自抚迁于南丰，高祖云仙，游学东京，遇董奉二十五世方脉，至公五叶④，而学益备，技益工，所活者益众。官本州医学教授，刻苦几十稔，编成《世医得效方》十有九卷。

**徐文中** 字用和，宣州人。始为县吏，复为安陆府吏，授绍兴路知事，善针灸。

**王仲光** 吴郡人，志不愿仕，自坏其面貌，终身独居无妻子，鬏髻⑤布袍游行市中，卖药自给。郡守求见，逾屋逸出，他日却仪，独候门下，始接焉。据坐受拜，以道诲之，若师弟子也。姚少师广孝既贵，归亦来访，弗肯见之。

---

① 标由论：即《标幽赋》。

② 益：原作"盖"，据《医学入门·历代医学姓氏》改。

③ 蒙：原作"明"，据《医学入门·历代医学姓氏》改。

④ 高祖……五叶：《世医得效方·序》："高祖云仙，游学东京，遇董奉廿五世孙京，授以大方脉，还家而医道日行。伯祖子美，复传妇人、正骨、金镞等科。大父碧崖，得小方科于周氏。伯熙再进学眼科及疗瘵疾。至仆，再参究疮肿、咽喉口齿等科，及诸积古方，并近代名医诸方。由高祖至仆，凡五世矣。"五叶：五世。

⑤ 鬏髻（zhuā jì 抓际）：梳在头顶两旁或脑后的发髻。

**葛应雷** 字震父，吴人。攻医，官医学提举，著《医学①会同》二十卷。

**项昕** 字彦昌，号抱一翁，元之东教人。世医，年未成童，暗诵岐扁《素》《难》、叔和《脉经》。稍长，学《易》。因母误药，励志医术。拜越江大儒韩明善，又往浙见葛可久，论刘、张之学，授太医院使。善按摩。作《脾胃论》，以补东垣未备。治一病胁痛，众以为痛，投诸香、姜、桂之类，益甚，阳脉弦，阴脉微涩。公曰：弦者痛也，涩者肾邪有余也。肾上薄于胁不能下，且肾恶燥，今服燥药过多，非得利不愈。先用神保丸，下黑溲，痛止，更服神芎丸。或疑其太过，公曰：向用神保丸者，以肾邪透膜，非全蝎不能引导，然巴豆性热，非得硝、黄荡涤后遇热必再作，乃大泄数次病愈。经曰：痛随利减②，是也。治一妇腹胀如鼓，四体骨立，医以为孕、为蛊、为瘵。公诊曰：此气搏血室耳。服血药多而失于顺气，经曰：气血同出而异名。故治血必先顺气，俾经遂得通，而后血可行。乃以苏合香丸投之，三日而腰痛作。曰：血欲行矣。急以硝、黄峻逐之，下瘀血如瓜者十余枚而愈。所以知其病者，以其大脉弦滑而数。弦者气结，滑者血聚，实邪也，故气行而大下之。又一女子病同而诊异，公曰：不治，法当数月死。向者女子脉滑为实邪，今脉虚为元气夺矣。又一女子病亦同而六脉独弦，公曰：真脏脉见，法当逾月死。后皆如其言。治一人夏月病甚，众以为瘵。公诊其脉，细数而实。细数者，暑也。暑伤气宜虚，今不虚而反实，乃热伤血气为之也。与白虎汤，饮之立瘥。治一人胸膈壅满甚笃，昏不知人。公诊其脉，阳脉浮滑，阴脉不足。浮为风，滑为血聚，始为风伤肺，阴脉不足，乃过于宣逐也。诸气奔肺，肺气治则出入易，菀陈除，故行其肺气而病当自已。初以杏仁、薏苡之剂灌之，立苏；继以升麻、黄芪、桔梗消其脓，服之逾月而愈。

---

① 学：原脱，据《医学入门·历代医学姓氏》补。

② 减：原作"咸"，据《医学入门·历代医学姓氏》改。

**赵良**① 字以德，号云居，元之浦江人。从丹溪先生，著《医学宗旨》《金匮方衍义》。

**王履** 字安道，国朝昆山人。学医于丹溪先生，尽得其术，博学能诗。著《溯洄集》《百病钩玄》《医韵统》②。

**周汉卿** 国朝松阳人，善针灸。治一女子生瘰疬，环颈及腋，凡③十九窍，窍破白沈④出，右手拘挛不可动，身体火热。公为剔窍母长二寸，其余以火次第烙之，数日成痂而愈。治一人背苦曲，杖而行，人以风治之。公曰：非风也，血涩不行也。为针两足昆仑穴，顷之投杖而去。

**张颐** 字养正，国朝吴下明医。中年以瞽废，而气岸⑤峭直⑥不衰。周文襄公巡抚吴中，宾礼之，议论侃侃不屈。其医大概以保护元气为主，处剂多用参、术，而每著奇效。能预刻年、月、日时，决人生死，往往奇中。尝叹世言东垣、丹溪医中王道，信然。以其效迟也，然善用，故著奇效。

**钱瑛** 字良玉，世传颅囟医。宣德中入太医院。宁阳侯孙生九月，惊悸、频啼而汗，百方莫效。公命坐儿于地，使掬水为戏，惊啼顿止。人问之，曰：时当季春，儿丰衣帷处不离怀抱，其热郁安所泄？使之近水，则火邪杀，得土气则脏平，故不药而愈。吴下小儿医善钱氏云。

**刘遵道** 国朝草窗先生⑦族弟。有渔人误吞钓钩，公令溶蜡为丸，以线灌下，钩锐入蜡，即曳而出。

**吴杰** 字士奇，国朝武进人，自号旸谷。谷者，谷神也。世

① 赵良：据《苏州府志》当作"赵良仁"。
② 医韵统：原作"医韵韵统"，据《明史·王履传》改。
③ 凡：原作"九"，据《明史·周汉卿传》改。
④ 白沈：白汁。沈，汁。
⑤ 气岸：气概。
⑥ 峭直：严峻刚正。
⑦ 草窗先生：指前文所言刘溥。窗，原作"卤"，据《医学入门·历代医学姓氏》改。

首卷
四七

医，荐入御药房，与唐荆川相善。

**殷傅** 字朝相，号壶仙，国朝瓜州人。治伤寒误服热药将死，舌黑不硬，两颊肿而咽尚通。公曰：舌不硬，咽尚通，太阴、少阴经尚未绝。乃与火剂，一饮汗出，二饮热去，三饮病已。治淋沥忽变口噤厥逆，他医以为风。公诊尺脉沉大，知①病属下②焦，投以八正散而愈。

**汗沈**③ 字益敬，号孚庵，国朝歙人。因体弱与母病习医，著《折肱录》。

**倪维德** 字仲贤，号敕山，国朝三吴明医。宋和州防御使昌嗣之后，其家世业坟典丘索④，著《医说》及《原机启微》。公尤以急济为务。治小儿八岁，忽得昏瘛疾，数日方苏。族⑤戆⑥如木偶人，寒暑饥饱皆不知，尝食土炭至口，不得出音，用疏风助脾之剂，数服而愈。盖脾藏智意，挟风则不知人事矣。

**吕复** 国朝四明人，深于医道。有因大醉甚大吐，熟睡至次早，眼中视物皆倒植。诊其脉，左关浮促，复用藜芦、瓜蒂，平旦吐之，视物如常。盖伤酒吐时，上焦反覆，致倒其胆腑，故视物皆倒。法当复吐，以正其胆。

**胡重礼** 真州人，国朝初以医名世。

**沈绛** 字诚庄，吴郡人，好学笃行。洪武中，肃王嗜乳酪获疾，饮浓茶数碗，荡涤膈中而愈。王神之，奏授本府良医。

**何彦征** 讳渊，字以行，镇江丹徒人。家世医。永乐中以名医征，隶太医院院使。

**黄瑞** 字梦祥，号熙春，存礼之子。业儒精医。正统初，征为

---

① 知：原作"治"，据《医学入门·历代医学姓氏》改。
② 下：原作"一"，据《医学入门·历代医学姓氏》改。
③ 沈：《医学入门·历代医学姓氏》作"枕"。
④ 坟典丘索：古代典籍的通称。坟典：三坟、五典的并称。丘索：古代典籍《八索》《九丘》的并称。
⑤ 族：《医学入门·历代医学姓氏》作"呆"。
⑥ 戆（gàng杠）：愚，傻。

太医院太医，其术愈精。

**陆彦功**　国朝歙人。世医，至公尤精。征太医，不拜。晚年编《伤寒类症便览》十卷。

**陶华**　字尚文，号节庵，余杭名医。幼读儒书，旁通百氏，著《伤寒琐言》，大行于世。正统间被征，引疾归，时论高之。

**邹福**　字鲁济，国朝瓯宁人。善察脉，著《经验良方》。仲子逊亦传其业，有司荐为医官，不就。

**熊宗立**　号道轩，国朝建阳人。从刘剡学，兼通阴阳医卜之术。注解《难经》《脉诀》，撰《药性赋补遗》，集《妇人良方》。

**王时勉**　善观色察脉，能预言人病。

**张至和**　精医。二人俱国朝吴郡人。

**刘毓**　字德美，号益斋，国朝金陵人。徙苏之长州，业儒既成，不忍违养，乃学医，荐为太医。善学丹溪者也。

**汪渭**　字以望，号古朴，国朝祁门临清之朴墅人，出唐越国公之后。世医，至先生益精。尝曰：东垣主于升阳补气，丹溪主于滋阴降火，若阴虚阳亢，当合东垣、丹溪两法治之。

**刘全备**　字克用，国朝柯城人。编注《病机》，编注《药性》。

**虞搏**　字天民，号恒德老人，正德花溪人。著《医学正传》《医学权舆》《医学集成》。

**方广**　字约之，号古菴，嘉靖休宁人。读儒之暇，留意医经，为名医。善用丹溪法，著《丹溪心法附余》《药性书》《伤寒书》。

**薛己**　字新甫，号立斋，吴郡人。家世明医，至公尽会诸家之法。嘉靖时官南京太医院院使。著《外科枢要》。

**程伊**　字宗衡，新安人，国朝淮府良医。纂《医林史传》《外传》《拾遗》。

## 世　医

以医为业，世代相承者也。

**楼护**　字君卿，西汉人。少随父为医，游五侯家，咸得其欢心，后以经学①为京兆令。

**徐秋夫**　南宋徐熙之子，为射阳令。医术尤精，曾针鬼腰。

**徐道度**　秋夫长子，以医官兰陵太守。

**徐叔向**　秋夫次子，亦精医。

**徐謇**　字成伯，道度次子，后魏丹阳人。家本东莞，善医药，以医官至光禄大夫，赠东将军、齐州刺史。谥曰靖。

**徐践**　字景升，袭爵建兴太守，亦精医。

**徐雄**　德医徐文伯之子，传父术尤精。

**徐之范**　儒医徐之才之弟，以医官太常寺卿。

**徐敏齐**　之范之子，工医，博览多艺，隋赠朝散大夫。

**褚该**　字孝通，褚澄之弟。善医术，仕梁，归周，与姚僧垣同时进授车骑大将军。其子则亦传其家业。

**许智藏**　隋高阳②人。因母疾览医，历仕梁、陈、隋，皆为员外散骑侍郎。炀帝即位时，致仕。年八十卒于家。

**许澄**　智藏宗人，以医术与姚僧垣齐名，拜上仪，同三司。

**甄权**　唐许州扶沟人。以母病，究集方书，遂为高医。仕隋，为秘书省正字，称疾免。鲁州刺史库狄嵚风痹不得挽弓，公使彀矢响堋③，立针其肩髃一穴，进曰：可以射矣。果如言。贞观中，公已百岁，太宗幸其舍，视饮食，访其术，擢朝散大夫，赐几杖衣服，寻卒，年百三岁。撰《脉经》《针方》《明堂》等图。

**甄立言**　权之弟，为太常丞。撰《本草音义》七卷、《古今录验方》五十卷。治一道人，心腹烦满，弥二岁，公诊曰：腹有蛊，误食发而然。令饵雄黄一剂，少选，吐一蛇，如拇④无目，烧之有发气乃愈。

---

① 经学：原作"医学"，据《医学入门·历代医学姓氏》改。《汉书·游侠传》："由是辞其父，学经传，为京兆吏数年，甚得名誉。"

② 阳：原作"隋"，据《医学入门·历代医学姓氏》改。

③ 彀（gòu 购）矢响堋（péng 朋）：对准箭靶射箭。彀，张弓射箭。响，同"向"。堋，箭靶。

④ 拇：原作"姆"，据《医学入门·历代医学姓氏》改。

**江矗** 字明远，宋婺源人，以医名家十五世。公盖①通儒书，务以其术活人，则大所居为施药室，抗层楼②，扁③以登云。远近病者群集，一剂辄瘥。理宗召④至赐坐，屡官之，不愿，赐宅一区。其子世良，为供检郎。其孙矗，举进士。

**刘翰** 宋沧州临津人，世习医业，为翰林医官。著《经用方书》三十卷、《论候》十卷。

**张扩** 字子充，宋歙县人。受业于庞时及王朴之脉⑤，善《太素》，与弟张挥同著《医说》。

**张挥** 字子发，就学于兄，尽究其术，以医名家。亦精于《太素》。

**徐枢** 字叔拱，国朝南桥人。其先世遇异人，授《扁鹊神镜经》，公传其术，召为太医院院使。

**徐彪** 字文蔚，徐枢之子，亦以医知名，官至御医院判。

**程明助** 字良辅，国朝儒医程明祐之弟，世居新安岩镇。少婴⑥寒疾，医误投附子，几殆，遂成热病，鼻赤如火，药之弗效。乃发愤学医，博极古先禁方。以世承平⑦，早婚、厚味、重茵⑧，故多痰火、阴虚之病，法遵河间、丹溪。

**殷榘** 字度卿，号方山，国朝仪真人。家世名医，读轩岐书，暗解默诵，诊脉用药，以意消息，不尚奇怪。

**蒋武⑨** 字用文，国朝杨之仪真人。世业儒医，祖孟雷，杨州

---

① 盖：《医学入门·历代医学姓氏》作"益"。

② 抗层楼：建立高楼。抗，原作"抗"，据《医学入门·历代医学姓氏》改。

③ 扁：在门户上题字。

④ 召：原作"名"，据《医学入门·历代医学姓氏》改。

⑤ 王朴之脉：据《歙县志》："后闻蜀有王朴，善脉，又能以《太素》知人贵贱祸福，从之期年，得衣领中所藏素书，尽其诀，乃辞去。"

⑥ 婴：遭受。

⑦ 承平：太平。

⑧ 重茵：指双层的坐卧垫褥。

⑨ 蒋武：据《医部全录·医术名流列传》当作"蒋武生"。

医学教授，父伯雠，举进士。公少有颖悟，过目成诵，肆力经籍，得圣人深意，善诗文，乃习医业，郡县交辟①不就。父母没，始荐入太医院，寻②升院判，为戴原礼所重，赠奉议大夫、太医院使。特谥恭靖官。其长子主善为院判。

**祝仲宁** 号橘泉，四明人。世为医家，至公益精。永乐初被召。治小儿八岁，哮喘不得卧，喉中声如拽锯，用泻火清气之剂而愈。或云：小儿无火。公曰：人有老稚，诸气贲郁，肺火之气③则同。治坠马不省人事，他医用理伤断续之药，不效；公与降火消痰，立愈。治周身百节痛，及胸腹胀满、目闭肢厥、爪甲青黑，医以伤寒治之，七日昏沉弗效。公曰：此得之怒火与痰相搏，与四逆汤加芩、连，泻三焦火而愈。

**顾俊** 字时雍，国朝长洲人。世业医，早以孝友闻，不专④祖上世，一以丹溪为主。

**许国祯** 字进之，世医，征至瀚海留守，掌医药。

# 德 医

乃明医、世医中之有德者。

**徐文伯** 字德秀，南宋道度之子，有学行，虽精医术，不以为业。治患腰痛牵心，每至辄气欲绝，众以为肉癥。公曰：此发癥。以油投之，即吐物如发，稍引之，长三尺，头已成蛇，能动，挂门上，滴尽一发而已。治孕妇，欲去其胎，泻足太阴、补手阳明，胎便应针而下。

**徐嗣伯** 字叔绍，南宋叔向之子，有孝行，善清言，位正员郎、诸府佐。治服玉石剂⑤患冷，夏月常复衣⑥。公诊曰：伏热，须水发，非冬月不可。至十一月冰雪大盛之时，令二人夹捉病者，

---

① 交辟：交相征聘。

② 寻：随即，不久。

③ 气：《医学入门·历代医学姓氏》作"发"。

④ 专：《医学入门·历代医学姓氏》作"转"。

⑤ 玉石剂：诸本同。疑为"五石剂"。

⑥ 复衣：穿厚衣服。此为名词动用。复衣，夹衣，内可装入棉絮。

解衣坐石，以冷水从头浇之，尽二三斗，病人口噤气绝，家人啼哭请止。公遣人执仗，敢有谏者挝①之。又尽水百斗，病人始觉能动，而见背上彭彭有气，俄而起坐，曰：热不可忍。乞冷饮，公与水饮之，一饮一升，病愈。后冬月犹单衣，体更肥壮。治一妪体痛，而处处有黬②黑无数。公曰：此疔疽也，二日后必死。乃与十余汤服之，服后痛势愈甚，跳投床者无数，须臾黑处拔出疔，长寸许，以膏涂之，三日而愈。治一病，积滞久年不愈，公曰：尸注也。一病腹胀而黄，公曰：石蛔也。一病眼痛，多见鬼物，公曰：邪气入肝也。三病不同，皆用死人枕煎汤，服之而瘥。盖尸注者，鬼气伏而未起，故令沉滞。得死人枕促之，魂气飞越，不得复附体，故尸注可瘥。石蛔者，久蛔也。医疗既瘥，蛔虫转坚，世间药不能遣，须鬼物祛之，然后可散。邪气入肝，使眼痛而见鬼物，须邪物以钩之，气因枕散，复埋于冢间也。

**钱乙** 字仲阳，宋之钱塘人。父颢，善针医，然嗜酒，一旦匿姓名，游东海不归。公时三岁③，随母嫁医吕氏④，稍长，从吕君问医。母将没，告以家世。公号泣，请往迹父。三十余年往返六次，迎父以归。后身患周痹，杜门阅书史，非独医可称也。得仲景之阃奥⑤，建为五脏之方，各随所宜。谓肝有相火，则有泻而无补；肾为真水，则有补而无泻。皆启《内经》之秘。厥后张元素、刘守真、张从政，尽皆取法。今人但知其为婴儿医也。著《伤寒指微论》五卷、《婴儿》百篇。治一乳妇，因大恐，目张不能瞑，公煮郁李酒饮之，使醉则愈。所以然者，目系内连肝胆，恐则气结，胆衡不下，惟郁李去结，随酒入胆，结去胆下，则目

---

① 挝（zhuā 抓）：击打。

② 黬（gǎn 敢）：黑斑。

③ 三岁：原作"一岁"，据《医学入门·历代医学姓氏》及《宋史·钱乙传》改。

④ 随母嫁医吕氏：《宋史·钱乙传》作："乙方三岁，母前死，姑嫁吕氏，哀而收养之。"

⑤ 阃（kǔn 捆）奥：深邃的内室。比喻学问或事理的精微深奥所在。

能瞑矣。

**杨士瀛**　字登父，号仁斋，宋三山名医，以济人利物为心，著《仁斋直指》。

**刘润芳**　字仲阳①，宋之饶州鄱阳人，以医为隐。治贫家疾，辄怀金置席下，别时令其家人自得之，病者一喜，而疾已解半。其子孙繁盛，世传家业。

**吴源**　字德信，休宁人，号神医。任翰林医官，晚弃官隐于儒。尝曰：五世活人，功已积，一经教子，意难忘。乾道癸巳冬，自诊无春脉，至期果摄衣而逝。

**陆蒙**　不知何许人，号东园散人。博学经史，精篆隶。遇异人，得子午按摩法，疗疾不施针灸，对坐谈笑，顷疾即脱。未尝须人直②。或劝其仕，则嘿不应。

**王珪**　字均章，号中阳老人，吴郡人。元盛③时，制行④高，见道⑤明，壮岁慕丹术，尤邃于医。屏世累，隐吴之虞山，居环堵二十年，目瞳炯然，身不践廛间⑥。著《泰定养生主论》，制滚痰丸。

**李仲南**　字乃季，号碧山，元之天池人。平生无世俗嗜好，欲寿双亲。与孙允贤著《永类钤方》。

**戴原礼**　号复菴，国朝浦江人。生儒家，习诗礼之训，倦倦有志于泽物，乃从医丹溪先生。先生见其颖悟倍常，倾心授之。公自是识日广，学日笃，出而治疾，往往奇效。永乐初，召为太医院使，著《证治要诀》。尝谓：医道本于《内经》，一坏于开元，再坏于大观，习俗相仍，惟执《局方》，恶事《内经》，惟钱、刘、李、朱出，而后发明《内经》之学。治一人，六月患大热，谵语

---

① 仲阳：原脱，据《医学入门·历代医学姓氏》补。

② 直：报酬。

③ 元盛：始盛。指青年时期。

④ 制行：德行。

⑤ 见道：洞彻真理，明白道理。

⑥ 廛（chán 缠）间：民间。廛，古代平民一家在城邑中所占的房地。

发斑，六脉浮虚无力，用附子理中汤冷饮，大汗而愈。治疟疾多汗，因怒遂昏厥若死，灌以苏合香丸而苏。后闻人步、鸡犬声亦发厥，乃汗多亡阳也。以参、芪日补之，其惊渐减，浃旬而安。治一妇人免乳①后，病惊，身翩翩然，如升浮云上，举目则室亦旋转，持身弗定。医以补虚治惊，弗效。公曰：左脉虽芤涩，神色不动，是因惊致心包络积瘀血耳，法宜下之。下积血如漆者一斗，即愈。

**徐鏊** 不知何许人，太医院医士。正德时谏南巡，下狱，戍边忠臣也。

**沙金** 字廷玺，号杏轩，国朝仪真人。以医济人，不责其报，贫甚或反资给。其子稷登第，赠工部主事。

**沈鹤** 字寿祥，国朝扬之昭阳人。家世医，通轩岐及仲景、河间术，恫瘝②切身，勤于活人，名齿公卿。年未四旬，丧偶不娶，有司扁③其门曰义夫。

**胡宗仁** 字彦德，国朝晋陵人。父祯，善医术，常州路医学录。母徐氏，亦知医，学录④早丧，守节四十余年，尝药济人。至公医业尤精。其配李氏有妇德，亦知医。

**陆仲远** 国朝九华山人，挟仓公、扁鹊之技。常曰：医家之书近于仁，医家之事近于利。不志于利，仁者心也。

**陈立兴** 国朝姑苏蠡口人。家贫笃孝，因母病，遇异人授以药瓢，方药济人如神。及卒，乡人立祠祀之。

**沈以潜** 明医沈绎之侄，以医名家。太医蒋武病革⑤，荐以自代，遂拜御医。长于诗律，杜门不妄与人交接。谣言骑驴教学张公瑾，闭户行医沈以潜。

---

① 免乳：分娩。乳，分娩。
② 恫瘝（tōng guān 通关）：病痛，疾苦。
③ 扁：挂匾额。
④ 学录：其父为常州路医学录，故以"学录"代称其父。
⑤ 病革：病势危急。革，通"亟"，危急。《礼记·檀弓上》："夫子之病革矣，不可以变。"郑玄注："革，急也。"

**黄孝子** 国朝余姚人。生两岁，其母不乳，鞠①于祖母冯居常成人。父继娶厉氏，生三子。父为后母所惑，孝子泣不忍号于门，往复不纳，乃勉力医经，以给衣食。当道荐入春官，直尚医事。父母没，庐墓三年，奏旌其门，曰孝子。

## 仙禅道术

**长桑君** 姓长桑，名过，扁鹊师也，以禁方传之。

**凤纲** 汉阳人。常采百草花水渍之，瓮盛封泥，自正月始至九月末，又取瓮埋之百日，煎膏为丸。有卒死者，以此药纳口中，水下之皆生。

**玄俗** 西汉河间人。饵巴豆，卖药都市，七丸一钱，治百病。河间王病瘕，买药服之，下蛇十余头。问药意，俗云：王病，乃六世余殃下堕，非王所招也。王尝放乳鹿麟母也，仁心感天，故遭俗耳。王家老舍人，自言父世见俗，俗有形无影，王乃呼俗，日看实无影。王欲女配之，俗夜亡去，后人见于常山下。

**董奉** 字君异，吴之侯官人。居庐山，有道术，为人治病，愈者令种杏五株，轻者一株，数年杏已成林，号台仙杏林。杏熟，易谷以赈贫乏。

**幸灵者** 西晋豫章建昌人。父母乡人初以为痴，后有灵术，济人不取报谢，长不娶妻。及受货赂，娶妻，蓄车马奴婢，其术稍衰。

**葛洪** 字稚②川，号抱朴子，丹阳句容人。少贫穷，自伐薪以贸纸笔，抄书诵习，以儒学知名。性寡欲，无所爱玩。闭门却扫，不妄交游，惟寻书问义，不远千里，期于必得。遂究典籍博文，深浩江左绝伦。仕晋，为勾漏令，善为政治。后隐于罗浮山，尤好神仙导引之法。著《金匮药方》《肘后救卒方》《备急方》。

**单道开** 东晋敦煌③人，有禅学。疗目疾颇验，赞曰马明

---

① 鞠：养育，抚养。
② 稚：原作"雉"，据《医学入门·历代医学姓氏》改。
③ 敦煌：原作"煌燉"，据《医学入门·历代医学姓氏》改。

龙树。

**陶弘景** 字通明，丹阳秣陵人。十岁得葛洪《神仙传》，昼夜研寻，便有养生之志。既长，辞相禄，挂冠神武门，隐于茅山中。梁武帝即位，书问不绝，谓山中宰相。年逾八十而有壮容，注《本草效验方》《肘后百一方》。

**陆法和** 梁时辞刺史，隐于江陵百里洲。信道术，采药疗人。

**李筌** 号少室山达观子，唐人。于嵩山虎口岩石壁得《黄帝素问》《阴符经》。本题云：魏道士寇谦之传，诸名山至骊山老姥传其说。

**马湘** 字自然，唐之杭州盐官县人。世为县吏，湘独好经史，攻文学，善诗，有神术，治病以竹杖打之，应手便愈。

**卖药翁** 唐人，不知姓名。有自童稚见之，迨于暮齿，复见其颜状不改。常提一葫芦卖药，人告疾求医，得钱不得钱悉与之。或无疾，戏而求药，得必失之。尝骂人曰：有钱不买药吃，尽作土馒头去。人莫晓其意，益笑之。后于长安卖药，抖擞葫芦已空，内只有一丸出，极大，有光明，安在掌中，无人肯买，遂自吃，腾空而去。

**日华子** 宋开宝中明人，不著姓氏，但云日华子。撰《诸家本草》。

**王怀隐** 宋州雎阳人。初为道士，善医，为翰林医官。宋太宗时，吴越遣子惟浚入朝，被疾，诏公视之得愈。与陈承、裴宗元、陈师文同著《太平圣惠方》。

**许逊** 字敬之，为旌阳令。郡中大疫，乃以所授神方拯治之，沉疴之病，亦无不痊者。

**施岑** 字太玉，沛郡人，旌阳弟子，善治疗之术。

**萨守坚** 蜀西河人。少学医，误用药杀人，遂弃医，学虚静张天师及建昌王拱宸、福州林灵素三人道法，有咒枣之术，治病如神，称曰真人。

**李诃** 字孟言，国朝钱塘人，号樗散生。善为诗，卖药金陵市，咸称其为知道者。

**韩懋** 号飞霞道人，国朝蜀之泸州人。本将家子，弘治成化时，少为诸生，因不第，褫①缝掖往峨眉山中访医。升庵杨太史称之曰：真隐世传道人也。《医通》二卷，特其土苴②云耳。

## 原道统说③篆《绀珠经》

大哉医乎！其来远矣！粤自混沌既判，洪荒始分，阳之轻清者，以气而上浮为天；阴之重浊者，以形而下凝为地。天隆然④而位乎上，地隤然⑤而位乎下。于是阳之精者为日，东升而西坠；阴之精者为月，夜见而昼隐。两仪立矣，二曜行焉。于是玄气凝空，水始生也；赤气炫空，火始生也；苍气浮空，木始生也；素气横空，金始生也；黅⑥气际空，土始生也。五行备，万物生，三才之道著矣。是以惟人之生，得天地之正气，头圆象天，足方象地。天有阴阳，人有气血；天有五行，人有五脏。

盖葛天氏⑦之民，巢居穴处，茹毛饮血，动作以避其寒，阴居以避其暑，大朴⑧未开，何病之有？迨夫伏羲氏，占天望气而画卦，后世有《天元玉册》，目为伏羲之书者，乃鬼臾区十世口诵而传之也。神农氏尝百草，一日而七十毒，厥后本草兴焉。黄帝垂衣裳而天下治，与岐伯天师更相问难，上推天文，下穷地理，中极民瘼⑨，《内经》自此而作矣。此经既作，民之有疾，必假砭针以治其外，汤液以疗其内。厥后大朴散而风化开，民务繁而欲心

① 褫（chǐ 尺）：脱离。
② 土苴（jū 拘）：犹土芥。比喻微贱的东西。
③ 原道统说：元代医家李汤卿所著《心印绀珠经》中的一篇。
④ 隆然：突起的样子。
⑤ 隤（tuí 颓）然：下坠的样子。
⑥ 黅（jīn 金）：黄色。
⑦ 葛天氏：传说中的远古帝名。
⑧ 大（tài 太）朴：谓原始质朴的大道。
⑨ 瘼（mò 末）：病痛。

纵，灾沴①多端，非大毒小毒、常毒无毒之药，弗能蠲②矣。

医之大原，《素问》一书而已矣，二十四卷，八十一篇。其间推原运气之加临，阐明经络之标本，论病必归其要，处治各得其宜，井然而有条，粲然而不紊。若《天元纪大论》《六元正纪大论》《五常政大论》《气交变大论》《至真要大论》数篇，乃至精至微之妙道，诚万世释缚脱难、全真导气、拯黎元于仁寿、济羸劣以获安者之大典也。轩岐以下，代不乏人：扁鹊得其一二，演而述《难经》；皇甫士安次而为《甲乙》；杨上善纂而为《太素》。如全元起之解，启玄子之注，所谓源洁则流清，表端则形正。

历代之明医也，独有汉长沙太守张仲景者，揣本求源，探微赜隐，取其大、小、奇、偶之制，定君、臣、佐、使之法，而作医方。表、里、虚、实，真千载不传之秘，乃大贤亚圣之资，有继往开来之功也。汉唐以下学者，岂不欲涉其渊微之旨？矧③《内经》之理幽深，无径可入。如巢元方之作《病源》书，孙思邈之作《千金方》，辞益繁而理愈昧，方弥广而法失真，《内经》之书，施用者鲜矣。及朱奉议宗长沙太守之论，编《南阳活人》之书，仲景训阴阳为表里，奉议解阴阳为寒热，差之毫厘，谬以千里。其活人也固多，其死人也不寡矣。幸而守真刘子《要旨论》《原病式》二书既作，则《内经》之理，昭如日月之明；《直格书》《宣明论》二书既作，则长沙之法，约如枢机之要。如改桂枝麻黄各半汤为双解散，变十枣汤为三花神佑丸，其有功于圣门也不浅矣！

同时有张子和者出，明《内经》之大道，续河间④之正源，与麻知几讲学，而作《儒门事亲》之书，乃曰：吐中有汗，泻中有补，圣人止有三法，无第四法。乃不易之确论，至精之格言，

首卷——五九

---

① 灾沴（lì立）：灾害。沴，旧谓天地四时之气不和而生的灾害。
② 蠲（juān娟）：消除。
③ 矧（shěn沈）：何况。
④ 间：原作"涧"，据《医学入门·原道统说》《心印绀珠经·原道统说》改。

于是有刘、张之派矣。若东垣老人，明《素问》之理，宗仲景之法，作《济生①拔萃》《十书②》以传于世。明脉取权衡规矩，用药体升降浮沉，是以有王道、霸③道譬焉。至于丹溪朱氏，伤寒、内伤、杂病无不精研，痰火奥义，尤其独得。宋太史濂谓其集医家之大成，诚哉是言也！迨及我朝，修《大观本草》，制《铜人腧穴针灸经》《御赐医方》等书，设太医以辅圣躬，立良医以佐王府，惠民药局以济民间天扎，其仁天下之心，宛与轩岐一揆④，而远迈汉唐，是以明医迭出：如陶节庵之伤寒，发仲景之所未发；薛己之外科，补东垣之未备；葛可久之内伤，钱瑛之小儿，亦无忝⑤于丹溪。

昭代作人之功，其盛矣乎！后学知道统之自，则门径不差，而医道亦可近矣。故曰：知其要者，一言而终！

# 阴 骘

《永类钤方》《体仁汇编》等书皆载阴骘⑥方论，何也？盖自古得医道之传者，皆以好生为心，不务声名，不计货利，不忌人识能，不论人恭慢，惟知救人之命，愈人之病而已。有此心胸，然后医可明可行。至于病久不痊，尤当恐惧修省，以自重其生。如虚损、痨瘵、痈疽、耳目废坏等症，皆天刑也，可不知所务乎？是以恪遵圣制，为说于后。

恒言医通仙道，半积阴功，然阴功可半积而已乎？我朝为善

---

① 生：原脱，据书名补。

② 十书：指《东垣十书》。

③ 霸：原作"伯"，据《医学入门·原道统说》改。

④ 一揆：谓同一道理，同一个模样。典出《孟子·离娄下》："地之相去也，千有余里；世之相后也，千有余岁。得志行乎中国，若合符节，先圣后圣，其揆一也。"原谓古代圣人舜和后代圣人文王的所作所为是完全相同的。后因以"一揆"谓同一道理，同一个模样。

⑤ 无忝（tiǎn腆）：不玷辱，不羞愧。

⑥ 阴骘：原指默默地使安定，引申指默默行善的阴德。

阴骘录者，阴功之大用也。富或效其平粜①焚券，归妾葬友，嫁孤保孤，施药施棺，举丧助葬，赈贫赈饥，代偿代纳，还金还产。贵或效其雪冤理枉②，活降出罪，洁狱禁溺，救灾兴利。贱则效其补敝屦，检漏屋。贫则效其习医救疾，娶瞽娶哑，放鹤放鱼，渡蚁疗鹊，倾囊活命。孝顺事实录者，阴功之大本也。生则效其养口养志，死则效其善继善述，常则效其问安视膳，变则效其格奸论③道。幼如陆绩怀橘，老如莱子戏斑，留继母如闵损，单衣事祖母如李密陈情。贫如子路负米，微如庾衮躬耕。保身如子春伤足，受责如伯俞泣杖。他如代命代死，求母寻母，刻木庐墓，感盗感兽，息火退水，召祥致瑞，访药梦药，吮痈尝粪，不能枚举，历历可考，当置一册座右。二书相为表里，本立用行。然后因微以显其著，虽一事一物之小，亦足以动天地、达鬼神，而福泽向④应。其所以教天下后世之心，至精至仁，宛与《周书》《洪范》，先后一揆。盖孝顺事实，即《书》之惟天阴骘、彝伦攸叙⑤也；为善阴骘，即《书》之曰食曰货，利用厚生也；感应之速，身致显荣，庆流后裔，即《书》之曰富曰寿曰康宁，向用五福也。治教休美，明白如此，宜乎家家谕而户户晓矣。奈何愚民泥于报应，而有意为善，每以汗血之财，而供无益之费，甚则身心受累，而亏名节者有之。高明厚于大伦，而轻忽细务，每逞意气之偏，而为自便之图，甚则妨物害众，而招咒诅者有之，皆非所以善体乎圣制也。

圣断明言，上自卿相，下至乞丐，皆可行之。但以利人为念，则日用间无非利人之事。如人渴，则与之杯水；一物不正，碍人足，则为正之，皆方便事也。又曰，奖劝诱掖，使人为善，乃阴骘之至大者，何必专一分财与人为惠哉！至于祸福感应，一毫不可先萌于心，乃气机自然而然之妙也。盖吾身未受中气以生之前，

---

① 平粜（tiào 跳）：官府在荒年缺粮时，将仓库所存粮食平价出售。

② 理枉：理正枉屈。

③ 论：《医学入门·阴骘》作"谕"。

④ 向：通"响"。《庄子·在宥》："若形之于影，声之于向。"《医学入门·阴骘》作"响"。

⑤ 彝伦攸叙：治国的常道因此定了下来。

则心在于天，而为五行之运用；吾身既受中气以生之后，则天在吾心，而为五事之主宰。一念之善，则不必其事之遂而后为吉也，即此与天相似，吉莫大焉，况积之久而休征以类应乎！一念之恶，则不必其迹之著而后为凶也，即此与天隔绝，凶莫甚矣，况积之久而咎征以类应乎！或曰：今之善者未必得福，恶者未必得祸，其亦气数使然欤？殊不知数起于一，一即心之一念也。义之所当为而弗为者，非数之所能知也；义之所不当为而为者，亦非数之所能知也。故曰：《皇极》不言数，非数之所能尽也。善而未必得福，必其偶合于善，而不足以格乎天也；恶而未必得祸，必其偶陷于恶，而未至于通乎天也。否则福善祸淫万古，此天道也，何独于今而疑之？惟其不屑屑然以显露，而后有玩天理而不勇于为善者矣；惟其恒恢恢乎而不漏，而后有畏天威而不终于为恶者矣；惟其循环而无穷，变化而莫测，而后有乐善君子，虽处拂逆之境，而无怨尤之作。盖深信夫天意之有在，而人事之所以当修也。吁！人不知之善为大善，人不知之恶为大恶，人不知而己独知，天乎？人乎？故曰：祸福无不自己求之者。医学所系甚重，必寄妻子，托死生，而后可以语此。养生者亦必有此志操，故敢述所闻，以质诸同侪①，相与共守乎圣制，非敢好为言论也。

## 保　养

医家既知修德，又当爱惜自己精神，医之难者，难于此也。倘精神昏耗，察识必不能精，方药必不能当②，虽有济人之心，而势不能及也。若夫病有服药、针灸不效者，必其不知保养之方。古云：与其病后善服药，莫若病前善自防。是录《天真论》于前者，保养之原也；录《茹淡》《阴火论》于中者，保养不过节食与色而已；更为说于后者，黜邪崇正法颐之贞也。

---

① 侪（chái 柴）：辈。
② 当：《医学入门·保养》作"尝"。

## 《天真》节解 《素问》首篇

黄帝曰：余闻上古春秋皆度百岁，而动作不衰，今年半百而动作皆衰者，时势异邪？人将失之耶？岐伯对曰：上古之人，其知道者，一阴一阳之谓道。法于阴阳，阴阳者，万物之终始，死生之本①，逆之则灾害生，从之则苛疾不起。和于术数，术者，阴阳所发；数者，阴阳节限也。和术数，即法阴阳也。饮食起居，随时安分，而不纵欲是也。饮食有节，起居有常，不妄作劳，人身欲得小劳，则气血不滞，过则伤人。故能形与神俱，而尽终其天年，度百岁乃去。今时之人不然也，以酒为浆，以妄作劳为常，醉以入房，以欲竭其精，以耗散其真，不知持满，不时御神，不知爱惜此身，如持盈满之器，惟恐其倾也；不能时时制御心神，如朽索之御六马。务快其心之所欲，逆于养生真乐，起居无节，房劳亦起居内事。故半百而形神衰也。夫上古圣人之教下也，皆谓之虚邪贼风，避之有时，恬澹虚无，真气从之，精神内守，病安从来？是以志闲而少欲，心安而不惧，形劳而不倦，气血相②从以顺行，各从其欲，皆得所愿。志不贪，故所欲皆顺；心易足，故所愿必从；以不异求，故无难得也。故美其食，顺精粗也。任其服，随美恶也。乐其俗，去倾慕也。高下不相慕，其民故曰朴。至无求也，是所谓心足也。是以嗜欲不能劳其目，淫邪不能惑其心，愚智贤不肖，不惧于物，不惧为外物所夺。故合于道，所以能年皆度百岁，而动作不衰者，以其德全不危也。不纵情恣欲，涉于危险之地。帝曰：人年老而无子者，材力尽耶？将天数然也？岐伯曰：女子七岁肾气盛，齿更发长。老阳之数极于九，少阳之数极于七。女子为少阴之气，故以少阳数偶之。明阴阳气和，乃能生成其形体。二七而天癸至，任脉通，太冲脉盛，月事以时下，故有子。癸谓壬癸，北方水，干名也。肾气全盛，冲任流通，天真气降，应时而下，故曰天癸。冲为血海，任主胞络③，月事调

---

① 本：此后原衍"末"，据《医学入门·保养》删。
② 相：原作"粗"，据《医学入门·保养》改。
③ 络：《医学入门·保养》作"胎"。

匀，故能有子。三七肾气平均，故真牙生而长极。真牙，牙之最后生者。牙齿为骨之余。四七筋骨坚，发长极，身体壮盛。五七阳明脉衰，面始焦，发始堕。阳明之脉气荣于面，故其衰也，面焦发堕。六七三阳脉衰于上，面皆焦，发始白。三阳之脉，尽于上头，故三阳衰则面皆焦，发始白。所以衰者，以其经月数泄脱之故。七七任脉虚，太冲脉衰少，天癸竭，地①道不通，经水绝，是为地道不通矣。故形坏而无子也。血气不荣其自身形容，而况可生人乎。丈夫八岁，肾气实，发长齿更。老阴之数极于十，少阴之数次于八，男子为少阳之气，故以少阴数配之。二八肾气盛，天癸至，精气溢泻，阴阳和，故能有子。男子有阴阳之质不同，天癸则精血之形亦异，阴静海满而去血，阳动应血而泄精，二者通和，故能有子。《易》曰：男女构精，万物化生。此之谓也。三八肾气平均，筋骨劲强，故真牙生而长极。四八筋骨隆盛，肌肉满壮。五八肾气衰，发堕齿槁。精无所养，故令发堕齿枯。六八阳气衰竭于上，面焦发鬓颁白。阳气，阳明之气也。七八肝气衰，筋不能动，天癸竭，精少肾衰，形体皆极。八八齿发去。肾者主水，受五脏六腑之精而藏之，故五脏盛乃能泻。五脏各有精，随用而灌注于肾，此乃肾为都会关司之所，非肾一脏而独有精，故曰五脏盛乃能泻也。今五脏皆衰，筋骨解惰，天癸尽矣，故发鬓白，身体重，行步不正，而无子耳。帝曰：有其年已老而有子者，何也？岐伯曰：此天寿过度，气脉常通，而肾气有余也。此虽有子，男不过尽八八，女不过尽七七，而天地之精气已竭矣。虽老而生子，子寿亦不能过天癸之寿。帝曰：夫道者，年皆百岁，而②有子乎？岐伯曰：夫道者，能却老而全形，身年虽寿，能生子也。

## 茹淡论

或问：《内经》谓：精不足者，补之以味。又曰：地食人以五

---

① 地：原作"水"，据《医学入门·保养》改。
② 而：《医学入门·保养》作"能"。

味。古者年五十食肉，子今年迈七十矣，尽却盐醯①，岂中道乎？何子之神茂而色泽也？曰：味有出于天赋者，有成于人为者。天之所赋者，若谷菽菜果，皆冲和之味，有食人补阴之功，此《内经》所谓味也；人之所为者，皆烹饪调和偏厚之味，有致病发疾之毒，此吾子所拟味也。今盐醯之却，非真②茹淡者，大麦与粟之咸，粳米、山药之甘，葱、韭之辛之类，皆味也，子以为淡乎？予安于冲和之味者，心之收、火之降也。以偏厚之味为安者，欲之纵、火之胜也。何疑之有？《内经》又曰：阴之所生，本在五味。非天赋之味乎？阴之五宫，伤在五味。非人为之味乎？圣人防民之具，于是为备。凡人饥必食，彼粳米之甘而淡者，土之德也，物之属阴，而最补者也。惟可与菜同进，经以菜为充者，恐于饥时顿食，或思虑过多，因致胃损，故以菜助其充足，取其疏通而易化。此天地生物之仁也。《论语》曰：肉虽多，不使胜食气。传曰：宾主终日百拜，而酒三行，以避酒祸。此圣人施教之意也。盖谷与肥鲜同进，厚味得谷为助，其积之也久，宁不助阴火而致毒乎？故服食家在却谷者则可，不却谷而服食③，未有不被其毒而横夭者也。彼安于厚味者，未之思耳。或又问：精不足者，补之以味，何不言补气？曰：味，阴也；气，阳也。补精以阴，求其本也，故补之以味。若甘草、白术、地黄、泽泻、五味子、麦门冬之类，皆味之厚者也。经曰虚者补之，正此意也。上文形不足者，温之以气，温存以养，使气自充，气充则形完矣，故言温不言补。经曰劳者温之，正此意也。彼以热药、温药佐辅补药，名曰温补，非徒无益而害之矣。吁，《局方》之不能求经旨也，如此哉！

---

① 醯（xī 西）：醋。

② 真：原作"贞，据《医学入门·保养》改。

③ 故服食家在却谷者则可，不却谷而服食：原作"故服食家在却谷者，则不可却谷而服食"，据《医学入门·保养》《格致余论·茹淡论》改。

# 阴火论

　　人受天地之气以生，天之阳气为气，地之阴气为血，故气常有余，血常不足。何以言之？天地为万物父母，天大也为阳，而运于地之外；地居天之中为阴，天之大气举之。日，实也，亦属阳，而运于月之外；月，缺也，属阴，禀日之光以为明者也。人身之阴气，其消长视月之盈缺。故人之生也，男子十六岁而精通，女子十四岁而经行，是有形之后，犹有待于乳哺水谷以养，阴气始成，而可与阳气为配，以能成人，而为人之父母。古人必近三十、二十而后嫁娶，可见阴气之难于成，而古人之善于摄养也。《礼记》注曰：惟五十然后养阴者有以加。《内经》曰：年至四十，阴气自半，而起居衰矣。又曰：男子六十四岁而精绝，女子四十九岁而经断。夫以阴阳之成，止供给得三十年之视听言动已先亏矣，人之情欲无涯，此难成易亏之阴气，若之何而可以纵欲也？经曰：阳者，天气也，主外；阴者，地气也，主内。故阳道实，阴道虚。非吾之过论也。或曰：仰观俯察乎天地日月，既若是之不同，何寒暑温凉之见于四时者，又如此之相等而无降杀也？曰：动极复静，静极复动，犹人之嘘吸也。寒者吸之极，气之沉也；热者嘘之极，气之浮也；温者嘘之微，气之升也；凉者吸之微，气之降也。一嘘一吸，所乘之机有以使之，宜其相等而无降杀，此以流行之用而言。前以大小虚实言者，盖其对待之体也。或曰：远取诸天地日月，近取诸男女之身，曰有余，曰不足，吾知之矣。人在气交之中，今欲顺阴阳之理，而为摄养之法，如之何则可？曰：主闭藏者肾也，司疏泄者肝也，二脏皆有相火，而其系上属于心。心，君火也，为物所感则易于动，心动则相火翕然而随，虽不交会，亦暗流而渗漏矣。所以圣贤只是教人收心养性，其旨深矣。天地以五行更迭衰旺而成四时，人之五脏六腑亦应之而衰旺。四月属巳，五月属午，为火大旺；火为肺金之夫，火旺则金衰。六月属未，为土大旺；土为水之夫，土旺则水衰。况肾水常借肺金为母，以补助其不足，故《内经》谆谆然滋其化源也。古人以夏月必独宿而淡味，兢兢业业于爱谨，保养金水二脏，正嫌火土之旺尔。《内经》又曰：藏精者，春不病温。十月属亥，十一月属子，正大气潜伏闭藏，以养其本然之真，而为来春升动发生之本。若于此时，不恣欲以自戕，至春升之际，根本壮实，气不轻浮，焉有温热之病？夫夏月火土之旺，冬月大气之伏，此论一年之虚耳；若上弦前、下弦后，月廓空，亦为一月之虚；大风大雾，虹霓飞雹，暴寒暑热，日月薄蚀，忧愁忿怒，惊恐悲哀，醉饱劳倦，谋虑勤动，又皆为一日之虚；若病患初退，疮痍正作，尤不止于一日之虚。今人多有春末夏初患头痛脚软，食少体热，仲景论春夏剧、秋冬瘥，而脉弦大者，正世俗谓注夏病也。若犯此四者之虚，似难免此。夫当壮年，便有老态，仰事俯育，一切隳坏，兴言至此，深可惊惧。古人谓不见可欲，使心不乱。夫以温柔之感于体，声音之感于耳，颜色之感于目，馨香之感于鼻，谁是铁心汉不为动？善养生者，于此五个月，出居于外，苟值一月之虚，一日之虚，亦宜暂远帷幕，久自珍重，保全天和，庶可以滋助化源，水得所养，阴无亏损，与阳齐平。然后阳得所附，而无飞越之尤①，遂成天地交之泰，何病之可言？愿相与共遵守，期毋负敬身之教，幸甚！

上丹溪格言二篇，病者当时目之，或者议其茹淡之偏，殊不知其本意为痰火阴虚之人作也。人至中年，肾气自衰，加之佚②欲，便成虚损。兴阳补剂服之，则潮③热不胜；专服滋降之药，虽暂得清爽，久则中气愈虚，血无生化。所以只得于饮食上调节，戒一切煎炒炙煿、酒醋糟酱④，燥热之物，恐燥血也；戒一切生冷时果时菜，恐伤脾也。能甘淡薄，则五味之本自足，以补五脏，养老慈幼皆然。其酒肉补阳助火，内伤劳倦、元气虚者，虽病所

① 尤：过错。
② 佚：安逸，安乐。
③ 潮：原作"朝"，据《医学入门·保养》改。
④ 酒醋糟酱：《医学入门·保养》作"酒醋糖酱"。

禁忌之物，亦可暂食养胃，东垣有是言也。但节饮食极难，非惟酒食①必以礼义樽节②而不可过，虽饭粥亦不可过，恒言：吃得三碗，只吃两碗。《论语》：肉虽多，不使胜食气。小注云：肉气胜，滞谷气；谷气胜，滞元气。元气流行者寿，元气滞者夭。惟酒无量不及乱，在圣人则可，常人当不自有其量，而后可不乱也。节色非惟眼招口挑，纵欲宣淫，乱匹配之常经，反交感之正理，得罪天地鬼神，虽自己妻妾，亦不可以妄合。大风大雨、大热大寒、朔望本生之期，切宜禁忌。惟静中养见端倪，自然变易其心，一切秽亵之事且厌之矣，况肯贪恋以丧家珍哉！古云：上士异房，中士异床，下士异被。知命者慎之！

## 保养说

或问：保养、修养何以异？曰：无大异也。但修养涉于方外玄远，而非恒言恒道；保养不外日用食息，而为人所易知易行。然则修养非欤？曰：据方书，神农起医药之方，黄帝创导引之术，后世传之失其真耳。《素问》曰：饮食有节，起居有常，不妄作劳，精神内守，病安从来？故能尽其天年，度百岁乃去。此保养之正宗也。盖有节有常而不劳，则气血从轨，而无俟于搬运之烦，如今之动工也；内动运任、督者，久则生痹；运脾土者，久则腹胀；运丹田者，久则尿血；运顶门③者，久则脑泄。内动固不然矣。至于六字气虽能发散外邪，而中虚有汗者忌。八段锦虽能流动气血，而中虚有火者忌。惟《医林集要》所载古导引法，间有一二明显可行者，附录于后。究而言之，亦不过吾儒舞蹈意也。精神内守，则身心凝定，而无俟于制伏之强，如今之静工也。丹书朱砂、铅汞④、龙虎等说，俱是借喻身心。惟心息相依之

---

① 酒食：《医学入门·阴火论》作"酒肉"。
② 樽节：节制。樽，通"撙"，抑止。《淮南子·要略训》："樽流遁之观，节养性之和。"高诱注："樽，止也。"
③ 顶门：原作"项门"，据《医学入门·保养》改。
④ 汞：原作"未"，据《医学入门·保养》改。

说，最为直截明显。心主乎息，息依乎心，心息相依①，则精气神满而病却矣。尽天年，度百岁乃去，则自古有生必有死，惟不自速其死耳。乌有如今之所谓飞升超脱住世之说耶？或曰：保养既若是之易且显，何今之夭者多而寿者少耶？曰：饮食起居动作之间，安能一一由心所主，而无所诖误②哉？香醪美味陈于前，虽病所忌也而弗顾；情况意兴动于中，虽病且危也而难遏；贪名竞利之心急，过于劳伤而不觉。此古今之寿相远者，非气禀之异也，实今人之不如古人重其身耳。曰：吾知精神内守，而后饮食起居得其宜，则今之内动外动，皆不足取，而静工收敛精神，不亦得其正乎？曰：若不识尽天年，度百岁乃去，机括虽终日闭目，只是一团私意，静亦动也。若识透天年，百岁之有分限节度，则事事循理，自然不贪、不躁、不妄，斯可以却未病而尽天年矣。盖主于气，则死生念重，而昏昧错杂，愈求静而不静；主于理，则人欲消亡，而心清神悦，不求静而自静。此俗之所谓静，恐亦异乎古之所谓静也。曰：若然，则吾儒一敬尽之矣。曰：圣学至大，非某能知。但黄帝亦上圣人也，今不信古圣名言，而信盲人诡异邪说，甚则丧家殒身，见亦谬哉！此吾所以只言保养也。曰：保养可勿药乎？曰：避风寒以保其皮肤六腑，则麻黄、桂枝、理中、四逆之剂不必服矣；节劳逸以保其筋骨五脏，则补中益气、劫劳、健步之剂不必服矣；戒色欲以养精，正思虑以养神，则滋阴降火、养荣、凝神等汤又何用哉？薄滋味以养血，寡言语以养气，则四物、四君、十全、三和等汤又何用哉？要之，血由气生，气由神全，神乎心乎！养心，莫善于寡欲，吾闻是语矣，窃有志而未能，敢述之以告我疲癃残疾而不知学者，相与共守乎禁戒，以重此身为万物之本。

## 附导引法

保养中一事也。盖人之精神极欲静，气血极欲动。但后世方

---

① 依：原作"住"，据《医学入门·保养》改。
② 诖（guà 挂）误：贻误，连累。

士，亦以此惑人为仙术。所以王褒①颂曰：何必偃仰屈身如彭祖，吹嘘呼吸如乔松，眇然绝俗离世哉！认真只是舞蹈以养血脉，意其法虽粗，有益闭关守病之士。盖终日屹屹端坐，最是生病，人徒知久立久行之伤人，而不知久卧久坐之尤伤人也。故录一二最要者，以备养生者择焉。详《医林集要》及古导引书。

### 虚损

导引，为虚损气血不周而设也。有火者开目，无火者闭目。无汗者，闭气至极；有汗者，不必闭气。欲气上行，以治耳目口齿之病，则屈身为之；欲气下行，以通大小二便及健足胫，则偃身为之；欲气达于四肢，侧身为之。欲引头病者，仰头；欲引腰足病者，仰足十指；欲引胸中病者，挽足十指；欲引臂病者，挽②臂；欲去腹中寒热积聚诸痛，及中寒身热，皆闭气满腹，偃卧亦可③为之。但病在头中胸中者，枕高七寸；病在心下者，枕高四寸；病在脐下者，去枕。

### 开关法

先以左手胛骨并肩，向前圆转九数；次以右手胛骨并肩，向前圆转九数；复以左右胛骨并左右肩，向前圆转九次。加至二九④、三九亦好，但要从容和缓为之，或先缓后急亦可为之。此方疏通膏肓，降心包络火，与张紫丘治瘵开关药方意同，善治少瘵背痛胸紧。

### 起脾法

先静坐存中气，后挺身以两手相叉，极力扒左、扒右各七次。扒左则头向右，扒右则头向左。如此者三五次，静坐良久。善和脾胃、进饮食，兼治臂腰拘挛。与开关法相续行之亦可。

---

① 王褒：汉朝著名文人，善于写诗，工于作赋，是中国历史上著名的辞赋家。

② 挽：原作"掩"，据《医学入门·保养》改。

③ 可：原作"向"，据《医学入门·保养》改。

④ 二九：原作"一九"，据文义改。

## 开郁法

其法以两手旋舞向前向后，两足作白鹭①行步状，不拘数。良久，复以左手搭右肩、右足搭左膝腕委中而行；而以右手搭左肩、左足搭右膝腕委②中而行。良久，复以左手向前泊腹，右足搭左膝盖而行；右手向侧叉腰，左足搭右膝盖而行。良久，以两手极力托天，两足极力踏地，后以两手向后向下，两足十指挽起，仰面偃腹，使气下行，良久蹲倒，以两手极力攀起脚后跟，足十指点起，极力低首至膝下，良久立起，以两手相交，掩两臂于胸前胛上，极力摇动数次。善治名利不遂，郁气为病，心腹胀满，夜睡不宁等症，无病者亦可行之。如外感风寒，须行至汗出为度。此法比之华氏五禽戏法，更易简正，大可行。

## 治腰痛

屈伸导法。正东坐，收手抱心，一人前蹑其两膝，一人后捧其头，徐牵令偃卧，三起三倒，久久行之效。

## 治积聚

一切痰饮瘀血，结为积块痞气，静坐闭息满腹，外摩积聚所在，徐徐放气，久久自消。

## 治遗精泄泻

以手兜托外肾，一手摩擦脐轮，左右轮换，久久擦之，不惟可以止精愈泻，且可以暖中寒、补下元、退虚潮。无是病者，每早临起，亦可行之，更擦肾俞、胸前、胁下、中脘、涌泉，但心窝忌擦。

## 治痰壅

其法两手向后，合手拓腰向上，急势振摇臂肘，来去七数，两手不移，直上向下，尽势来去二七，治心肺痰气壅闷。

## 运气

张子和云：不诵十二经络，开口动手便错；不通五运六气，检尽方书何济？经络明，认得标；运气明，认得本。求得标只取

---

① 鹭：原作"露"，据《医学入门·保养》改。
② 腕委：原作"委腕"，据《医学入门·保养》乙正。

本，治千人无一损。兹纂《素问》《灵枢》及《绀珠经》等书，以便初学识其概耳。

# 运 气

太极肇分而有阴阳。夫阴阳者，天地之道也，万物之纲纪，变化之父母，生杀之本始，神明之府也。纲纪，谓生长化成收藏之纲纪也。父母，谓万物形之先也。本始，谓生杀皆因而有之也。夫有形禀气而不为五运阴阳之所摄者，未之有也。所以造化太极①，能为万物生化之原始者，何也？以其是神明之育故也。合散不测，生化无穷，非神明无能也。

故物生谓之化，物极谓之变，阴阳不测谓之神。然天地者，万物之上下也；左右者，阴阳之道路也；水火者，阴阳之征兆也；水寒火热。金木者，生成之始终也。金杀木生。阴阳五行，流为十干五化之运；寒、暑、燥、湿、风、火之气，周流天地间，而为万物之原；人则禀其精，而囿于两间，所以具五脏六腑，以应五运六气之数也。

五运者，金、木、水、火、土也。木言阳气触地而生；火言毁然盛而变化万物；金言阴气禁止万物而揪敛；水言润养万物；土言含吐万物，将生者出，将死者归。

六气者，风、火、暑、湿、燥、寒也。六气皆有一化也：木化风，主于春，阳气鼓舞，为天号令；君火化热，主于春末夏初，行暄淑之令而不行炎暑，君德也；相火化暑，主于夏，炎暑大行；金化清燥，清凉乃行，金为丙妇，带火之气，故燥也；水化寒，严凛乃行；土化湿，与土润溽，暑湿化行也。盖湿则土生，干则土死，泉出于地中，湿化信矣。

圣人仰观五天云色。黔天之气，经于中央，临甲己之位，立为土运；素天之气，经于西方，临乙庚之位，立为金运；玄天之气，经于北方，临丙辛之位，立为水运；苍天之气，经于东方，临②丁壬之位，立为木运；丹天之气，经于南方，临戊癸之位，立为火运：此五气之色，上经二十八宿，下应

① 太极：原作"不极"，据《医学入门·运气》改。
② 临：原脱，据上下文例及《医学入门·运气》补。

十二分位。所以古人占天望气，则知①气之灾疫，应在于何方，了然预知之矣。凡占当于正月初一日，若太过之纪寅初看，不及之纪寅末看，平治之纪寅正看。如苍气为风，丹为热，黅为湿，素为燥，黑为寒。其气之色，有兼见者，又当分其微甚而推之。

天干取运，地支取气。天干有十，配合则为五运；地支十二，对冲则为六气。

所以然者，天有阴阳，地亦有阴阳。天有阴，故能降；地有阳，故能升。

天以阳生阴长，地以阳杀阴藏。生长者，天之道；藏杀者，地之道。天阳主生，故以阳生阴长；地阴主杀，故以阳杀阴藏。

阳中有阴，阴中有阳。人在气交之中，身半以上，天之分也，天气主之；身半以下，地之分也，地气主之。其生五，其气三。三而成天，三而成地，三而成人。三而三之则为九，九九制会，故生九窍、九脏而应之也。天有三百六十五日，人有三百六十五骨节。天有五行御五位，以生寒、暑、燥、湿、风；人有五脏化五气，以生喜、怒、忧、思、恐。在天为玄，玄生神；在人为道，道生智；在地为化，化生五味。神在天为风，在地为木，在人为怒；神在天为热，在地为火，在人为喜；神在天为湿，在地为土，在人为思；神在天为燥，在地为金，在人为忧；神在天为寒，在地为水，在人为恐。寒暑五气更立，各有所先，非其位则邪，当其位，阴阳之神不可得而见也，支干之迹可得而求之也。天地阴阳以象不以数推，惟凭支干则可测焉。

天气始于甲，地气始于子，天地相合则为甲子。故甲子者，干支之始也。天气终于癸，地气终于亥，天地相合则为癸亥。故癸亥者，干支之末也。阴阳相间，刚柔相须。是以甲子之后，乙丑继之；壬戌之后，癸亥继之。三十年为一纪，六十年为一周。有主运焉，有客运焉，有主气焉，有客气焉。主运主气，万载而不易；客运客气，每岁而迭迁。

---

① 知：原作"和"，据《医学入门·运气》改。

自天干、兄弟次序言之，甲乙，东方木也。甲者，草木始甲而出；乙者，阳尚屈乙。丙丁，南方火也。丙乃万物炳然著见而强，丁适阳强与阴气相丁。戊己，中央土也。戊，阳土也，万物生而出之，万物伐①而入之；己，阴土也，无所为而得己者也。庚辛，西方金也。庚乃阳更而续，辛乃阳极于此而更辛也。壬癸，北方水也。壬乃阳气生之，任②壬而为胎，与子同意；癸乃万物闭藏，怀孕于其下，揆然萌芽，天之道也。

故木为初之运，火为第二运，土为第三运，金为第四运，水为第五运：此主运也。诗曰：大寒木运始行初，清明前三火运居，芒种后三土运是，立秋后六金运推，立冬后九水运伏，周而复始万年如。或问：木、火、土、金、水，天道左旋，自然之序也。然君火生土，土复能生相火，火复生金，其义何在？盖相火非土不成，未见虚空能聚火。金在矿，非火不能煅出，所以河图火七居西，金九居南，互显其成能也。认真五行六气，总一气也。故木焚则为火，绞则为水；石击则为火，熔则为水。洲潭之内，江海竞注，大海之中，火光常起，皆情之本有也，又何疑土中火、火中金乎？

自其夫妇配合言之，甲与己合而化土，乙与庚合而化金，丙与辛合而化水，丁与壬合而化木，戊与癸合而化火。故甲己之岁，土运统之；乙庚之岁，金运统之；丙辛之岁，水运统之；丁壬之岁，木运统之；戊癸之岁，火运统之：此客运也。诗曰：甲己化土乙庚金，丁壬木位尽成林，丙辛便是长流水，戊癸离宫号曰心。甲己之岁，正月建丙寅，丙火生土，故为土运。乙庚之岁，正月建戊寅，戊土生金，故为金运。丙辛之岁，正月建庚寅，庚金生水，故为水运。丁壬之岁，正月建壬寅，壬水生木，故为木运。戊癸之岁，正月建甲寅，甲木生火，故为火运。

假如甲己年，甲为土运，初之运即土也；土生金，二之运即金也；金生水，三之运即水也；水生木，四之运即木也；木生火，五之运即火也。每一运各主七十二日零五刻。此天干在上为阳，所以主乎运也。

又以地支循环次序言之，寅卯，属春木也。寅者，演也。正

① 伐：原作"代"，据《医学入门·运气》改。
② 任：《医学入门·运气》作"在"。

七四

月阳上阴下，律管飞灰以候之，可以述事之始也。卯者，茂也。二月阳气盛而孳茂也。**巳午，属夏火也。**巳者，起也。四月正阳无阴，物毕尽而起。午者，长也。五月阳尚未屈，阴始生而为主，物皆长大矣。**辰戌①丑未，属四季土也。**辰者，震也。三月阳已过半，万物尽震而长。戌者，灭也。九月万物皆衰灭矣。丑者，纽也。阴尚执而纽之，十二月始终之际也。未者，味也。六月物成而有味也。**申酉，属秋金也。**申者，身也。七月物体皆成也。酉者，缩也。八月万物皆缩缩收敛。**亥子，属冬水也。**亥者，劾也。十月阴气劾杀万物，此地之道也。子者，北方寒水阴位，一阳肇生之始，故阴极则阳生，壬而为胎，十一月辰也。

　　**故风为初之气，火为二之气，暑为三之气，湿为四之气，燥为五之气，寒为终之气：此主气也。**诗曰：大寒厥阴气之初，春分君火二之隅，少满少阳分三气，大暑太阴四相呼，秋分阳明五位是，小雪太阳六之余。

　　**自其对冲定位言之，子对午而为少阴君火，丑对未而为太阴湿土，寅对申而为少阳相火，卯对酉而为阳明燥金，辰对戌而为太阳寒水，巳对亥而为厥阴风木。**君火司午，火本热，而其气当午位，阴生之初，故标寒而属少阴。水居北方子位，水本寒，而其气当阴生之初，故标热而属太阳也。土应长夏未之位②，未乃午之次，故曰太阴。相火司于寅，寅乃丑之次，故曰少阳。木主东方震，在人主于肝，处膈下阴位，木必待阴而后生，故属厥阴。金居西方兑，在人主于肺，居膈上阳位，金必待阳而后发，故属阳明也。

　　**故子午之岁，君火主之；丑未之岁，湿土主之；寅申③之岁，相火主之；卯酉之岁，燥金主之；辰戌之岁，寒水主之；巳亥之岁，风木主之：此客气也。**诗曰：子午少阴君火天，阳明燥金应在泉，丑未太阴湿土上，太阳寒水雨连绵。寅申少阳相火旺，厥阴风木地中联，卯酉却与子午反，辰戌巳亥到皆然。如卯酉年司天，即子午年在泉；卯酉年在泉，即子午年司天。辰戌年与丑未年到，巳亥年与寅申年到。

　　**假令子午少阴君火司天，**午位。**阳明燥金司地，**子位。**上者右**

---

① 戌：原作"戍"，据下文注释及《医学入门·运气》改。

② 位：原作"初"，据《医学入门·运气》改。

③ 之岁……寒水主之：此22字原脱，据下文注释及《医学入门·运气》补。

行，太阴湿土为天之左间，厥阴风木为天之右间，所以面南而命其位也。下者左行，太阳寒水为地之左间，少阳相火为地之右间，所以面北而命其位也。

一气在上，司一岁之天，又主上半年。一气在下，司一岁之地，又主下半年。二气在左，二气在右。司人与万物。地之左间为初之气，要诀：每年退二，便是客乡。如子司天，后二支戌，太阳寒水为初之气，亥为二气，子为三气，丑为四气，寅为五气，卯为六气。又逐年年辰，逐日日辰，皆名司天。天之右间为二之气，司天为三之气，天之左间为四之气，地之右间为五之气，司地为终之气。每一气主旺六十日八十七刻半有奇。卯酉年，阳明司天，少阴①在泉，初气太阴，二气少阳，三气阳明，四气太阳，五气厥阴，六气少阴。辰戌年，太阳司天，太阴在泉，初气少阳，二气阳明，三气太阳，四气厥阴，五气少阴，六气太阴。丑未年，太阴司天，太阳在泉，初气厥阴，二气少阴，三气太阴，四气少阳，五气阳明，六气太阳。寅申年，少阳司天，厥阴在泉，初气少阴，二气太阴，三气少阳，四气阳明，五气太阳，六气厥阴。巳亥年，厥阴司天，少阳在泉，初气阳明，二气太阳，三气厥阴，四气少阴，五气太阴，六气少阳。

此地支在下为阴，所以主乎气也。然客运之流行也，有太过焉，有不及焉。太过之年，甲、丙、戊、庚、壬，五阳干也；不及之年，乙、丁、己、辛、癸，五阴干也。太过，其至先，大寒前十三日交，名曰先天；不及，其至后，大寒后十三日交，名曰后天。平气之年，正大寒日交，不先不后，名曰齐天。申子辰年，大寒日寅初一②刻，交初之气；春分日子时末，交二之气；小满日亥时末，交三之气；大暑日戌时末，交四之气；秋分日酉时末，交五之气；小雪日申时末，交终之气；所谓一六天也。巳酉丑年，大寒日巳初一刻，交初之气；春分日卯时末，交二之气；小满日寅时末，交三之气；大暑日丑时末，交四之气；秋分日子时末，交五之气；小雪日亥时末，交终之气；所谓二六天也。寅午戌年，大寒日申初一刻，交初之气；春分日午时末，交二之气；小满日巳时末，交三之气；大暑日辰时末，交四之气；秋分日卯时末，交五之气；小雪

---

① 少阴：原作"大阴"，据《医学入门·运气》改。
② 一：原作"二"，据《医学入门·运气》改。

日寅时末，交终之气；所谓三六天也。亥卯未年，大寒日亥初一刻，交初之气；春分日酉时末，交二之气；小满日申时末，交三之气；大暑日未时末，交四之气；秋分日午时末，交五之气；小雪日巳时末，交终之气；所谓四六天也。

客气之升降也，有正化焉，有对化焉。正化之岁，谓午、未、寅、酉、辰、亥之年也；对化之岁，谓子、丑、申、卯、戌、巳之年也。正化者，令之实，从本，其数生；对化者，令之虚，从标，其数成。水一、火二、木三、金四、土五，皆以阴阳而配。若考其深义，则水生于一，天地未分，万物未成之初，莫不先见于水，故草木子实、人虫胎卵未就，皆水也。及水聚而形质成，阴阳备，而后成物。故物之小而味苦者，火之兆也。物熟则甘，土之味也。甘极则淡，反本也。人禀阴阳，先生二肾。草木子实，大小虽异，其中皆有两以相合，与人肾同。是以万物非阴阳合体则不能化生，故火曰次二。既阴阳合体，然后有春生而秋成，故次三曰木，次四曰金。水火木金，莫不因土而成，故次五曰土。三阴三阳，正化者从本，生数；对化者从标，成数。

假令甲子年，甲为土运，统主一年；子为君火，专司一岁。一期三百六十五日零二十五刻，正合乎周天三百六十五度四分度之一也。周天者，天周地位，非周天之六气也。天体至圆，周围三百六十五度四分度之一。天行健，一日一夜周三百六十五度四分度之一，又进过一度。日行速健，次于天，一日一夜周三百六十五度四分度之一恰好。然天多进一度，则日为退一度；二日天进二度，则日为退二度。积至三百六十五日四分日之一，则天所进过之度，又恰周得本数，而日所退之度，亦恰退尽本数，遂与天会而成一年，是谓一年一周天。月行迟，一日一夜行三百六十五度四分度之一，行不尽，比天为退了十三度有奇，至二十九日半强恰与天相值在恰好处，是谓一月一周天。五日一候，三候成一气，即十五日也。三气成一节，节谓立春、春分、立夏、夏至、立秋、秋分、立冬、冬至，此八节也。三八二十四气而分四时，一岁成矣。春秋言分者，阴阳中分，其气异也。冬夏言至者，阴阳至此而极，其气同也。天亦无候，以风雨霜露草木之类应期可验而测之，故曰候。言一候之日，亦五运之气相生而值之，即五日也。《书①》曰：期三百六旬有六日，以闰月定四时成岁。即其义也。

一期之中，主运以位而相次于下，客运以气而周流于上，客

---

① 书：指《尚书》。

气加于主运之上，主气临于客气之下，天时所以不齐，民病所由生也。辰戌年，初之客气，少阳相火加主气厥阴风木；二之客气，阳明燥金加主气少阴君火；三之客气，太阳寒水加主气少阳相火；四之客气，厥阴风木加主气太阴湿土；五之客气，少阴君火加主气阳明燥金；终之客气，太阴湿土加主气太阳寒水。已上皆客气加于主运之上，举此二年为例。抑论，主气春温、夏暑、秋凉、冬寒，风以动之，火以温之，暑以蒸之，湿以润之，燥以干之，寒以坚之，皆天地正气之运行。惟客加于主，乃有逆从淫胜。然后春有凄风，夏有伏阴，秋有苦雨，冬有愆阳。风胜则地动，火胜则地固，暑胜则地热，湿胜则地泥，燥胜则地干，寒胜则地裂，气候不齐，厉疾时降。

六甲年，土运太过，则雨湿流行，湿病乃生，肾水受邪，治当除湿以补肾。六己年，土运不及，则木气乘旺，反见风化，风病乃行，治当益脾以平木。六丙年，水运太过，则寒气大行，寒病乃生，心火受邪，治当逐寒以补心。六辛年，水运不及，则土气乘旺，反见湿化，湿病乃行，治当补肾以除湿。六戊年，火运太过，则热气大行，热病乃生，肺金受邪，治当降火以补肺。六癸年，火运不及，则水气乘旺，反见寒化，寒病乃行，治当补心以逐寒。六庚年，金运太过，则燥气流行，燥病乃生，肝木受邪，治当清燥以补肝。六乙年，金运不及，则火气乘旺，反见热化，热病乃行，治当清肺以降火。六壬年，水运太过，则风气大行，风病乃生，脾土受邪，治当平木以补脾。六丁年，木运不及，则金气乘旺，反见燥化，燥病乃行，治当补肝以清燥。此客运之治法也。太阳寒水，治宜辛热；阳明燥金，治宜苦温；少阳相火，治宜咸寒；太阴湿土，治宜苦热；少阴君火，治宜咸寒；厥阴风木，治宜辛凉，此六气之治法也。然运气之所以有变者，气相得则和，不相得则病。又有相得而病者，以下临上，不当位也。五行相生者为相得，相克者为不相得，上临下为顺，下临上为逆。假令土临火，火临木，木临水，水临金，金临土，皆为以下临上，不当位也。父子之义，子为下，父为上，以子临父，不亦逆乎。

司天克运则顺，运克司天则逆；气克运则顺，运克气则逆；运气相同曰天符。戊子、戊午、戊寅、戊申年，运气皆火；丙辰、丙戌年，运气皆水；己丑、己未年，运气皆土；乙卯、乙酉年，运气皆金；丁巳、丁亥年，运气皆木。六十年中，有此十二年天符也。又戊子日，戊为火运，子为少阴君火司天，运与司天同火，是为天符。此日得病速而危困也。更遇当年太岁亦是天符，或是岁会，其病尤困。

天气生运曰顺化。甲子、甲午、甲寅、甲申年，火下生土也；壬辰、壬戌年，水下生木也；乙丑、乙未年，土下生金也；辛卯、辛酉年，金下生水也；癸巳、癸亥年，木下生火也。六十年中，有此十二年顺化也。

天气克运曰天刑。庚子、庚午、庚寅、庚申年，火下克金也；戊辰、戊戌年，水下克火也；辛丑、辛未年，土下克水也；丁卯、丁酉年，金下克木也；己巳、己亥年，木下克土也。六十年中，有此十二年天刑也。

运生天气曰小逆。壬子、壬午、壬寅、壬申年，木上生火也；庚辰、庚戌年，金上生水也；癸丑、癸未年，火上生土也；己卯、己酉年，土上生金也；辛巳、辛亥年，水上生木也。子临父位，于理未当。六十年中，有此十二年小逆也。

运克天气曰不和。丙子、丙午、丙寅、丙申年，水上克火也；甲辰、甲戌年，土上克水也；辛丑、辛未年，水上克火也；癸卯、癸酉年，火上克金也；己巳、己亥年，金上克木也。六十年中，有此十二年不和也。

运临本气之位曰岁会。子，水位也，丙子年，水运临之；午，火位也，戊午年，火运临之；卯，木位也，丁卯年，木运临之；酉，金位也，乙酉年，金运临之；辰、戌、丑、未，土位也，甲辰、甲戌、己丑、己未年，土运临之。六十年中有此八年岁会也。又丙子日，丙为水运，子为水支，是运与支同水，乃名岁会。年月日时同，如遇此日得病，不死，但执持而徐缓，更会年月日时合天符岁会，其病尤盛。

天符岁会相合，曰太乙天符。戊午、乙酉、己未、己丑，六十年中有此四年太乙天符也。又戊午日，戊是火运，午是少阴君火司天，又是火支，乃名太乙天符。此日得病，主死。

运与四孟月相同，曰支德符。寅属木，春孟月也，壬寅年，木运临之；巳属火，夏孟月也，癸巳年，火运临之；申属金，秋孟月也，庚申年，金运临之；亥属水，冬孟月也，辛亥年，水运临之。六十年中，有此四年①支德符也。

---

① 年：原作"德"，据《医学入门·运气》改。

运与交司日相合，曰干德符。<sub></sub>甲与己合，乙与庚合，丙与辛合，丁与壬合，戊与癸合，一年遇此二干，天地德合，亦为平气之岁也。

太过之运加地气，曰同天符。<sub></sub>庚子、庚午年，运同司地燥金；壬寅、壬申年，运同司地风木；甲辰、甲戌年，运同司地湿土。六十年中，有此四①年同天符。

不及之运加地气，曰同岁会。<sub></sub>辛丑、辛未年，运临司地寒水；癸卯、癸酉年，运临司地君火；癸巳、癸亥年，运临司地相火。六十年中，有此六年同岁会也。

大要：阳年先天时化，则己强而以气胜实<sub>主胜客也</sub>，故不胜者受邪；阴年后天时化，则己弱而以气休衰<sub>客胜主也</sub>，故胜己者来克。被克之后，必待时而复也。行复于所胜，则己不可前。故待得时，则子当旺，然后子为母复仇也。又云：阳年太过，则传所不胜而乘所胜；阴年不及，则所胜妄行而所生受病。假令肝木有余，则时己气盛，反薄②肺金而乘其脾土；肝木不及，则土无所畏，遂自妄行，乃凌其肾水。此五行生克之理，盖胜至则复，复已而胜，故无常气而不息。若复而不胜，则是生意已伤，而有穷尽矣。

经曰：亢则害，承乃制，制生则化③，外列盛衰，害则败乱，生化大病。<sub></sub>亢者，过极而不退也。当退不退，始则灾害及物，终则灾害及己。承，犹随也。以下奉上，有防之之义。制，克胜之也。制生则化者，言有所制，则六气不至于亢而为平，平则万物生而变化无穷矣。生者自无而有，化者自有而无。外列盛衰者，六气分布主治，迭为盛衰，害而无所制，则败坏乖乱之政行，为灾为变，生化几乎息，而为万物之大病。大病，即灾变也。万物皆病，天地其能位乎？此亢害承制皆莫或使然，而自不能不然者也。以天时言之，春时冬冷④不退，即水亢极而害所承之木。然火为木之子，由是乘土而制水，则木得化生之令，而敷荣列秀于外。但草木虫育自有各年盛衰不同，苟无制而木被其害，则冬入于春，生化几乎息，而为天地间之大灾变也，岂非政令败乱之极乎？以人身言之，心火亢甚，口干、发燥、身热，则脾土失养，肺金受害。由是水乘而起，以复金母之仇，而制平心火，汗出发润、

---

① 四：《医学入门·运气》作"大"。据文义，疑作"六"。
② 薄：搏击。
③ 制生则化：《素问·六微旨大论》作"制则生化"。下同。
④ 冷：《医学入门·运气》作"令"。

口津身凉而平矣。苟肾水愈微而不能上制，心火愈盛而不能下退，则神去气孤，而灾害不可解矣。

又曰：有余而往，不足随之；不足而往，有余从之。知迎知随，气可与期。言六甲有余，己则不足；不足，己则有余。若余己复余，少己复少，则天地之道变矣。又曰：出入废则神机化<sup>①</sup>灭，升降息则气立孤危。故非出入，则无以生长壮老已；非升降，则无以生长化收藏。是以升降出入，无器不有。四者当守，反之则灾害至矣。出入者，天地之呼吸也；升降者，天地之化气也。毛羽裸鳞介及飞走蚑<sup>②</sup>行者，皆生气根于身中，以神为动静之主，故曰神机；金珠玉土石草木，皆生气根于外，假气以成立，故曰气立。根于中者，生源系天，其所动浮皆神气为机发之主，故其所为也，物莫之知，是以神舍去则气息；根于外者，生源系地，故其生长、化成、收藏，皆造化之气所成立，故其所出也，物亦莫知，是以气止息则造化之道绝矣。凡<sup>③</sup>窍横者，皆有出入去来之气；窍<sup>④</sup>竖者，皆有阴阳升降之气往复于中。壁窗户牖，皆承来气冲击于人。阳升则井寒，阴升则井暖。以物投井及叶坠空中，翻翻不疾，皆阴气所凝也。虚管溉满，捻上悬之，水固不出，为无升气而不能降也；空瓶小口，顿溉不入，为气不出而不能入也。由是观之，升无所不降，降无所不升，无出则不入，无入则不出，群品之中，升降出入，生气之常也。若有出无入，有入无出，有升无降，有降无升，则反生化之常道，而神去气孤，非灾害如何？

虽然逆顺灾眚，尽皆天之气运所为也。地在人之下，大气举之也。天六动而不息，地五静而有守。天以六气临地，地以五位承天。然天气不加君火，以六加五，则五岁而余一气，乃君火不立岁气，但以名奉天耳。故曰：君火以名，相火以位。言相火代君火而用事，故五岁而右迁。若地以五承六，则当六岁乃备尽天元之气，故六期而循环，周而复始。五岁一周，则五行之气遍；六期一备，则六气之位周。五六相合，故三十年一纪

① 化：原脱，诸本同。据《素问·六微旨大论》补。
② 蚑（qí 齐）：形容虫行的样子。
③ 凡：《医学入门·运气》作"九"。
④ 窍：《医学入门·运气》前有"九"字。

之，则六十年矣。推之历日，依节交气，常为每岁之主气，又曰地气。若司天、在泉、左右两间轮行而居主气之上者，曰天气、客气也。客气乃行岁中天命，主气只奉客气之天而已。客胜主则从，主胜客则逆，二者有胜而无复矣。主胜则泻主补客，客胜则泻客补主。经曰：先立其年，以明其气。每年先立运气，审其太过不及，然后以地之主气为本，天之客气加临于上为标，以求六化之变。如气之胜也，微者随之，甚者制之；气之复也，和者平之，暴者夺之。皆随胜气，安其屈伏，以平为期。抑考褚氏有曰：大挠作甲子，隶首作数，志岁月日时远近。故以当年为甲子岁，冬至为甲子月，朔为甲子日，夜半为甲子时，积一十百千万，亦有条而不紊，皆人所为也。人婴异气，疾难预拟。吾未见其是也。吁！此一偏之见也。不知天时非凡夫可度，人身资大化有生。《明堂》诗曰：甲胆乙肝丙小肠，丁心戊胃己脾乡，庚属大肠辛属肺，壬属膀胱癸肾脏，三焦亦向壬宫寄，胞络同归入癸方。诗言：人秉天地壬之气而生膀胱命门，秉癸之气而生肾，秉甲之气而生胆，秉乙之气而生肝，秉丙之气而生小肠，秉丁之气而生心，秉戊之气而生胃，秉己之气而生脾，秉庚之气而生大肠，秉辛之气而生肺，此天干也。地支亦然。

又云：肺寅大卯胃辰经，脾巳心午小未中，申膀酉肾心包戌，亥三子胆丑肝通。观此二诗，则天地人身，无时不相流通。经曰：天气通于肺，地气通于嗌，风气通于肝，雷气通于心，谷气通于脾，雨气通于肾。六经为川，肠胃为海，九窍为水，注之气也。故一气不合，不能生化，天有六气，人以三阴阳而上奉之。以六经言之，三阴三阳；以十二支分之，则有六阴六阳。阴从上降，生于午而极于亥，谓之六阴；阳从下起，生于子而极于巳，谓之六阳。地有五行，人以五脏腑而下应之。脏为阴，而其数奇，以应五运，盖五行质具于地，而气则行于天也；腑为阳，而其数偶，以应六气，盖六淫虽降于天，而势必充于地也。子、午为天地之中正，君火位焉，手少阴心午、足少阴肾子居之。辰、戌为七政之魁罡，寒水位焉。太阳寒水有子位而居于辰、戌者，水伏于土，由水由地中行，故戌为六戊天门，辰为六己地户。手太阳小肠戌、足太阳膀胱辰居之，然火从水化，水随肾至，故少阴为脏，位与太阳隔，而气相合为腑也。丑、未为归脏之标本，湿土位焉，足太阴脾未、手太阴肺丑居之。卯、酉为日月之道路，燥金位焉，足阳明胃酉、手阳明大肠卯居之，然子随母居，土旺金盛，故太阴为脏，位与阳明隔而气相合为腑也。巳、亥为天地之门户①，风木位焉。卯虽木之正分，为阳明燥金所居，然木生在亥，故居于亥，而对化于巳也。足厥阴肝亥、手厥阴心包络巳居之。寅、申握生化之始终，相火位焉。少阳相火佐脾，虽有午位，君火居之，故居寅，火生于寅也。足少阳胆寅、手少阳三焦申居之。然相火寄于肝肾，胆者，肝之腑，心包络者，肾之配，故厥阴为脏，位与少阳隔，而气相合为腑也。三阴三阳，名异而体则一也。阴阳气微则谓之少，阴阳气盛则谓之太。寅为少阳，卯为阳明，辰为太阳，午为少阴，未为太阴，亥为厥阴。**南政，三阴司天，则皆寸不应；三阴在泉，则皆尺不应。北政，三阴司天，则皆尺不应；三阴在泉，则皆寸不应。不应者，皆为沉脉也。**此言六气以君火为尊，五运以湿土为重，故甲己土运为南政。盖土以成数，贯金木水火之运，位土居中央。君尊南面而行令，余四运以臣事之，北面而受令，所以有别也。然此论其常也，若天行时病，则有不必拘者。经曰：天地之气，胜复之作，不形于诊也。天地以气不以位，故不当以脉诊，但以形症察之。

由此观之，经络、脏腑、脉病、药治，无非运气之所为也。非只一岁也，虽一时一刻之短，而五行之气莫不存；非特一物也，虽一毫一芒之细，而五行之化莫不载。上达于天，则有五星倍减之应；下推于地，则有草木虫育之验。奈何俗医不知医之源者，全然不识运气为何物；不知医之变者，又泥时日执钤方以害人。要之，有在天之运气，有在人之运气。天时胜，则舍人之病而从天之时；人病胜，则舍天之时而从人之病。张子和曰：病如不是当年气，看与何年运气同，只向某年求活方②，方知都在至真中。扁鹊曰③：阴淫寒疾，即太阳寒水之令太过。阳淫热疾，相火之令太过。

---

① 户：原作"九"，据《医学入门·运气》改。
② 方：《医学入门·运气》作"法"。
③ 扁鹊曰：本段出自《左传·成公十年》，非扁鹊语。

风淫末疾，木令太过。雨淫腹疾，湿令太过。晦淫惑疾，燥令太过，久晴不雨，当为疫疠风疾①。明淫心疾。君火之令太过。经曰：必先岁气，勿伐天和。又曰：不知年之所加、气之盛衰，不可以为工。学者合而观之，更精于脉症，乃自得之。噫！儒之道，博约而已矣；医之道，运气而已矣。学者可不由此入门而求其蕴奥邪？

## 观形察色

以治未病。凡脏腑未竭、气血未乱、精神未散者全愈，病已成者半愈，病势已过者危。

第一看他神气色，润枯肥瘦起和眠。肥白人多湿痰，黑瘦人多火热。或形肥色黑，或形瘦色白，临时参症，或从形，或从色，不可泥也。活润死枯肥是实，瘦为虚弱古今传。谦体即知腰内苦，攒眉头痛与头眩。手不举兮肩背痛，步行艰苦脚跟②疼。叉手按胸胸内痛，按中脐腹痛相连。但起不眠痰结热，贪眠虚冷使之然。面壁身蜷多是冷，仰身舒挺热相煎。身面目黄脾湿热，唇青面黑冷同前。

## 听声审音

五音以应五脏，金声响，土声浊，木声长，水声清，火声燥。如声清，肺气条畅。声如从室中言，中湿也。言而微，终日乃复言，夺气也。先轻后重，高厉有力，为外感；先重后轻，沉困无力，为内伤。

第二听声清与浊，鉴他真语及狂言。声浊即知痰壅滞，声清寒内是其源。言语真诚非实热，狂言号叫热深坚。称神说鬼逾墙屋，胸膈停痰症号癫。更有病因循日久，音声遽失命归泉。

---

① 疾：《医学入门·运气》作"痹"。
② 跟：《医学入门·观形察色问证》作"间"。

# 问 症

试问头身痛不痛，寒热无歇外感明。掌热口不知食味，内伤饮食劳倦形。五心烦热兼有咳，人瘦阴虚火动情。除此三件见杂症，如疟如痢必有名。从头至足须详问，症候参差仔细听。

头痛否？痛无间歇为外感，痛有间歇为内伤。

目红肿否？或暴红肿，或素疼痛。

耳鸣耳聋否？或左或右。久聋者，不可纯用补涩之剂，须兼开关行气之药。

鼻有涕否？或无涕而燥，或鼻塞，或素流涕不止，或鼻痔，或酒齄。

口知味否？或不食亦能知味，为外感风寒；或食亦不知味，为内伤饮食。

口渴否？渴饮冷水者为热，渴饮热水者为虚，夏月大渴好饮者为暑。

舌有胎否？或白，或黄，或黑，或红而裂。

齿痛否？或上眶，或下眶，或有牙宣。

项强否？暴强则为风寒，久强则为痰火。

咽痛否？暴痛多痰热，素惯痛多下虚。

手掌心热否？手背热为外感，手心热为内伤，手背、手心俱热为内伤兼外感。

手指稍冷否？冷则为感寒，不冷则为伤风，素清冷则为体虚。

手足瘫痪否？左手足臂膊不举或痛者，属血虚有火；右手足臂膊不举或痛者，属气虚有痰。

肩背痛否？暴痛为外感，久痛为虚损挟郁。

腰脊痛否？暴痛亦为外感，久痛为肾虚挟滞。

尻骨痛否？暴痛为太阳经邪，久痛为太阳经火。

胸膈满否？已下为结胸；未下为邪入少阳经分，非结胸也；素惯胸满者，多郁、多痰火、下虚。

胁痛否？或左，或右，或两胁俱痛，或一点空痛。

腹胀否？或大腹作胀，或小腹作胀。

腹痛否？或大腹痛，或脐中痛，或小腹痛，或痛按之即止，或痛按之不止。

　　**腹有痞块否？** 或脐上有痞块，或脐下有痞块，或脐左有痞块，或脐右有痞块，或脐中有痞块，不可妄用汗、吐、下及动气凝滞之药，宜兼消导行气之剂。

　　**心痛否？** 暴痛属寒，久痛属火、属虚。

　　**心烦否？** 或只烦躁不宁，或欲吐不吐，谓之嘈杂；或多惊恐，谓之怔忡。

　　**呕吐否？** 或湿呕，或干呕，或食罢即呕，或食久乃呕。

　　**大便泄否？** 或溏泄，或水泄，或晨泄，或食后即泄，或黄昏时泄，一日共泄几行。

　　**大便秘否？** 秘而作渴、作胀者，为热秘；而不渴、不胀者，为虚。

　　**小便清利否？** 清利为邪在表，赤涩为邪在里，频数窘急为下虚挟火，久病及老人得之危。

　　**小便淋闭否？** 渴者为热，不渴为虚。

　　**阴强否？** 阴强为有火，阴痿为无火。

　　**素有疝气否？** 有疝气，宜兼疏利肝气药，不可妄用升提及动气之剂。

　　**素有便血否，有痔疮否？** 有便血痔疮，不敢过用燥药烁阴伤脏。

　　**有疮疥否？** 有疮疥忌发汗，宜兼清热养血祛风。

　　**素有梦遗白浊否？** 有遗浊则为精虚，不敢轻易下汗①。

　　**有房室否？** 男子犯房，则气血暴虚，虽有外邪，戒用猛剂；或先补而后攻，可也。

　　**膝酸软否？** 暴酸软则为脚气，或胃弱；久病则为肾虚。

　　**脚肿痛否？** 肿而痛者多风湿，不肿胫枯细而痛者为血虚、为湿热下注。

　　**脚掌心热否？** 热则下虚火动。脚跟痛者，亦肾虚有热；脚指及掌心冷者，为寒。

　　**有寒热否，寒热有间否？** 无间为外感，有间为内伤；午寒夜热，则为阴虚火动。

　　**饮食喜冷否？** 喜冷则为中热，喜热则为中寒。

---

　　①　下汗：《医学入门·观形察色问证》作"汗下"。

饮食运化否？能食不能化者，为脾寒胃热。

饮食多少否？能饮食者易治，不①食者难治，惟伤寒不食无害。

素饮酒及食煎炒否？酒客多痰热，煎炒多犯上焦，或流入大肠而为湿热之症。

有汗否？外感有汗则为伤风，无汗则为伤寒；杂症有汗则为阳虚。

有盗汗否？睡中出汗，外感则为半表里邪，内伤则为阴虚有火。

浑身骨节疼痛否？外感则为邪居表分，内伤则为气血不周②，身重痛者为挟湿气。

夜重否？或昼轻夜重为血病，或夜轻昼重为气病。

年纪多少？壮年病多可耐；老年病杂则元气难当。妇人生产少者，气血犹盛；生产多，年又多，宜补不宜攻。

病经几时？或几日，或几旬，或几③年。

所处顺否？所处顺，则情性和而气血易调；所处逆，则气血怫④郁，须于所服药中，量加开郁行气之剂。

曾误服药否？误药则气血乱而经络杂，急病随为调解，缓病久病停一二日后药之，可也。

妇人经调否？或参前为血热，或参后为血虚。或当经行时有外感，经尽则散，不可妄药，以致有犯血海。

经闭否？或有潮热，或有咳泄，或有失血，或有白带否？能饮食否？能食，则血易调而诸症自除；食减渐瘦者，危。

有癥瘕否？有腹痛潮热，而一块结实者，为癥瘕。

有孕能动否？腹中有一块结，实能动，而无腹痛潮热等症者，为有孕；腹虚大胀满，按之无一块结实者，为气病，其经水亦时渗下。

产后有寒热否？有腹痛否？有汗否？有咳喘否？寒热多为外感；腹痛多为瘀血，或食积停滞；有汗单潮为气血大虚；咳喘为瘀血入肺，难治。

凡初症题目未定，最宜详审，病者不可讳疾忌医，医者必须

---

① 不：《医学入门·观形察色问证》前有"全"字。
② 周：《医学入门·观形察色问证》作"用"。
③ 几：《医学入门·观形察色问证》作"经"。
④ 怫：原作"拂"，据《医学入门·观形察色问证》改。

委曲请问，决无一诊而能悉知其病情也。初学宜另抄问法一纸，常出以问病。若题目已定，或外感，或内伤，或杂病，自当遵守古法，不可概施发散剂也。

## 医学或问凡五十三条

或问：医学源流，自轩岐以来，以医术鸣世，与夫著书立言，俾后人之可法者，几何人哉？请明以告我。曰：予尝阅古学士宋公景濂之文而得其说矣，请陈如下。夫《黄帝内经》虽疑先秦之士依仿而作之，其言深而要，其旨邃而弘，其考辩信而有征，是当为医家之宗。下此则秦越人、和、缓。和、缓无书可传，越人所著《八十一难经》，则皆举《内经》之要而推明者也。又下此则淳于意、华佗。佗之熊经鸱顾，固亦导引家之一术。至于刳腹背、湔肠胃而去疾，则涉于神怪矣。意之医状，司马迁备志之。其所谓迴风、沓风者，今人绝不知为何病也，况复求其治疗之深旨乎？又下此则张机之《金匮玉函经》及伤寒诸论，诚千古不刊①之妙典，第详于六气所伤，而于嗜欲饮食罢②劳之所致者略而不议。兼之文字错简，亦未易以序次求之也。又下此则王叔和。叔和纂岐伯、华佗等书为《脉经》，叙阴阳内外，辨三部九候，分人迎气口，条陈十二经络，洎③夫三焦五脏六腑之病，最为著明。惜乎为妄男子④括以肤陋之脉歌，遂使其本书不盛行于世也。又下此则巢元方。其《病源候⑤》编，似不为无所见者，但言风寒二气而不著湿热之文，乃其失也。又下此则王冰。冰推五运六气之变，撰

---

① 不刊：谓不容更动和改变。古代文书书于竹简，有误，即削除，谓之刊。

② 罢：通"疲"。疲劳，疲乏。《孙子兵法·军争》："劲者先，罢者后。"

③ 洎（jì记）：到，至。

④ 妄男子：《医学正传·医学或问》作"高阳生"。

⑤ 候：原作"后"，据《医学正传·医学或问》改。

为《天元玉策》①，周详切密，亦人之所难，苟泥之，则局滞而不通矣。又下此则王焘、孙思邈。思邈以绝人之识，操慈仁恻隐之心，其叙《千金方》《翼》，及粗工害人之祸，至为愤切，后人稍闯其藩垣，亦足以其术鸣，但不制伤寒之书，或不能无遗憾也。焘虽阐明《外台秘要》，所言方症符禁灼灸②之详，颇有所祖述，然谓"针能杀生人，而不能起死人"者，则一偏之见也。又下此则钱乙、庞安时、许叔微。叔微在准绳尺寸之中，而无所发明。安时虽能出奇③应变，而终未离于范围。二人皆得张机之粗者也。惟乙深造机之阃奥，而撷其精华，建为五脏之方，各随所宜。谓肝有相火，则有泻而无补；肾为真水，则有补而无泻。皆启《内经》之秘，尤知者之所取法也。世概以婴孺医目之，何其知乙之浅哉！其遗书散亡，出于阎孝忠所集者，多孝忠之意，初非乙之本真也。又下此则上谷张元素、河间刘完素、睢水张从正。元素之与完素，虽设为奇梦异人以神其授受，实闻乙之风而兴起者焉。若从正，则又宗乎完素者也。元素以古方今病决不能相值，治病一切不以方，故其书亦不传，其有存于今者，皆后来之所附会，其学则东垣、李杲深得之。杲推明内外二伤，而多注意于补脾土之说④，盖以土为一身之主，土平则诸脏平矣。从政以吐、汗、下三法，风、寒、暑、湿、燥、火六门为医之关键，其治多攻利，不善学者杀人。完素论风火之病，以《内经》病机气宜一十九条著为《原病式》，阃奥粹微，有非大观官局诸医所可仿佛。究其设施，则亦不越攻补二者之间也。近代名医若吴中罗益、沧州吕复，皆承东垣之余绪；武林罗知悌、丹溪朱彦修，各挹⑤完素之流风。又若台之朱⑥佐，越之滑寿，咸有著述，未易枚举。嗟乎！自有

首 卷 八九

---

① 天元玉策：五运六气学专著，通作《天元玉册》。
② 灸：原作"炙"，据《医学正传·医学或问》改。
③ 出奇：此后原衍"出奇"2字，据《医学正传·医学或问》删。
④ 说：原作"设"，据《医学正传·医学或问》改。
⑤ 挹（yì 义）：吸取。
⑥ 朱：原作"诸"，据《医学正传·医学或问》改。

《内经》以来，医书之藏有司者，凡一百七十九家二百有九部，一千二百五十九卷，亦不为不多矣。若夫历代名医出处，已详具于姓氏类，斯特举其要者言之。

或问：医学①授受之原，既得闻命矣，未审吾子之学，何所适从？传曰：医不三世，不服其药。或谓祖父相承，谓之三世。或谓善读三世之书，则为三世之医。子读三世之书欤？为祖父相承之家学欤？请明言其故可乎？曰：草莽之学，其可云乎？然医不止于三世，而其书又奚止于三代哉？当取其可法者言之耳。予同邑丹溪朱彦修先生，上承刘、张、李三家之学，而得罗太无为之依归，以医道大鸣于当世，遐迩咸取法焉。予故曾叔祖诚斋府君，幸与丹溪生同世，居同乡，于是获沾亲炙之化，亦以其术鸣世，故予祖父相承家传之学有所自来。予惟愧夫才疏质钝，而不能奉扬箕裘之业②为憾耳，奚足道哉！

或问："亢则害，承乃制"之义何如？曰：王安道论之详矣，其间犹有未悉之旨，请陈其略如下。黄帝曰：愿闻地理③之应六节气位何如？岐伯曰：显明之右，君火之位也。君火之右，退行一步，相火治之；复得一步，土气治之；复行一步，金气治之；复行一步，水气治之；复行一步，木气治之；复行一步，君火治之。相火之下，水气承之；水位之下，土气承之；土位之下，风气承之；风位之下，金气承之；金位之下，火气承之；君火之下，阴精承之。亢则害，承乃制也。制则生化，外列盛衰；害则败乱，生化大病。夫五行之木、土、金、水各一，惟火有二，曰君火，

---

① 学：原作"举"，据《医学正传·医学或问》改。

② 箕裘之业：祖上的事业。《礼记·学记》："良冶之子，必学为裘，良弓之子，必学为箕。"孔颖达疏："积世善冶之家，其子弟见其父兄世业钩铸金铁，使之柔合以补治破器，皆令全好，故此子弟仍能学为袍裘，补续兽皮，片片相合，以至完全也……善为弓之家，使干角挠屈调和成其弓，故其子弟亦睹其父兄世业，仍学取柳和软挠之成箕也。"意谓子弟由于耳濡目染，往往继承父兄之业。后因以"箕裘"比喻祖上的事业。

③ 理：原作"里"，据《医学正传·医学或问》改。

曰相火，在地理分布六方，在岁时分为六气。初气自丑至卯，始于大寒而终于春分，厥阴风木主之；二气自卯至巳，始于春分而终于小满，少阴君火主之；三气自巳至未，始于小满而终于大暑，少阳相火主之；四气自未至酉，始于大暑而终于秋分，太阴湿土主之；五气自酉至亥，始于秋分而终于小雪，阳明燥金主之；终气自亥至丑，始于小雪而终于大寒，太阳寒水主之。夫所谓显明者，指方位而言，日出于卯之地也，少阴君火始于此而右迁，故曰显明之右。盖天地左旋，六气右旋，故曰退行。六气之下，各有己所不胜者承之于下。王氏曰：承犹随也，而又有妨之之义，以下奉上故曰承。其五行之道，不亢则随之而已，一有所亢，则起而克胜之也。或曰：制者，制何事也？害者，害何物也？制者，制其气之太过也；害者，害承者之元气也。夫所谓元气者，总而言之，谓之一元；分而言之，谓之六元。一元者，天一生水，水生木，木生火，火生土，土生金，金复生水，循环无端，生生不息。六元者，水为木之化元，木为火之化元，火为土之化元，土为金之化元，金为水之化元，亦运化而无穷也。假如火不亢，则所承之水，随之而已；一有亢极，则其水起以平之。盖恐害吾金元之气，子来救母之意也，六气皆然。此五行胜复之理，不期然而然者矣。制则生化者，言有制之常，如亢则制，而生化不息，何害之有？外列盛衰者，言所承者力衰，而所亢者极盛，制之不尽耳，在天地则为六淫，在人身则为六疾①。害则败乱者，言无制②之变也，所承者衰甚而无气，故所亢者其势纵横而不可遏也，在天地则大气③绝灭，在人身则病真而死矣。大略如斯，未尽详也，学者宜参考安道之论斯备矣。

或问：丹溪先生《格致余论》云：阳常有余，阴常不足；气常有余，血常不足。然先生所著诸方，每云有气虚，有血虚，有

---

首卷

九一

① 疾：原作"来"，据《医学正传·医学或问》改。
② 制：原作"则"，据《医学正传·医学或问》改。
③ 气：《医学正传·医学或问》作"块"。

阳虚，有阴虚，其所以自相矛盾有如是者，其义何欤？曰：其所谓阴阳气血之虚实，而以天地日月对待之优劣论之，其理蕴奥难明，非贤者莫能悟其旨也，请陈其大略如下。夫阳常有余，阴常不足者，在天地则该乎万物而言，在人身则该乎一体而论，非直指气为阳而血为阴也。经曰：阳中有阴，阴中亦有阳。正所谓独阳不生，独阴不长是也。姑以治法兼证论之。曰气虚者，气中之阴虚也，治法用四君子汤以补气中之阴；曰血虚者，血中之阴虚也，治法用四物汤以补血中之阴；曰阳虚者，心经之元阳虚也，其病多恶寒，责其无火，治法以补气药中加乌、附等药，甚者三建汤、正阳散之类；曰阴虚者，肾经之真阴虚也，其病多壮热，责其无水，治法以补血药中加知母、黄柏等药，或大补阴丸、滋阴大补丸之类。经曰：诸寒之而热者取之阴，热之而寒者取之阳，所谓求其属也。王注曰：此言益火之源，以消阴翳；壮水之主，以制阳光也。夫真水衰极之候，切不可服乌、附等补阳之剂，恐反助火邪而烁真阴；元阳虚甚之躯，亦不可投芎、芩等辛散淡渗之剂，恐反开腠理而泄真气。昧者谓气虚即阳虚，止可用四君子，断不可用芎、辛之属；血虚即阴虚，止可用四物，决不可用参、芪之类。殊不知东垣有曰：阳旺则能生阴血此"阴阳"二字，直指气血言。又曰：血脱益气，古圣人之法也；血虚者须以参、芪补之，阳生阴长之理也。惟真阴虚者，将为劳极，参、芪固不可用，恐其不能抵挡而反益其病耳，非血虚者之所忌也。如王汝言[1]之通达，亦未明此理。其所著《明医杂著》谓：近世治病，但见虚证，便用参、芪，属气血者固宜，若是血虚，岂不助气而反耗阴血邪？是谓血病治气，则血愈虚耗。又曰：血虚误服参、芪等甘温之药，则病日增，服之过多，则死不治。盖甘温助气属阳，阳旺则阴愈消。又曰：妇人产后阴血虚，阳无所依而浮散于外，故多发热，止可用四物汤补阴血，而以

---

① 王汝言：即王纶，明代医学家，字汝言，号节斋，慈溪（今属浙江）人，著有《明医杂著》。王，原作"黄"，据《医学正传·医学或问》改。

炙干姜之苦温从治，而收其浮散，使归依于阴，亦戒勿用参、芪也。丹溪曰：产后当以大补气血为主。既曰阳无所依而浮散于外，非参、芪之剂，何以收救其散失之气乎？噫！汝言之论，何其与东垣、丹溪俱不合耶？世之胶柱鼓瑟者比比皆是，余不容不辩也。

或问：古有四诊之法，何谓也？曰：形、声、色、脉四者而已。今人惟效脉法，但知其一而遗其三焉，请陈其理如下。夫形诊者，观其形以知其病也。经曰：形气不足，病气有余，是邪胜也，当泻不当补；形气有余，病气不足，当补不当泻；形气不足，病气不足，此阴阳皆不足也，急当补之，不当刺，刺之重不足，重不足则阴阳俱竭、血气皆尽，五脏空虚，筋骨髓枯，老者绝灭，壮者不复矣；形气有余，病气有余，此阴阳皆有余也，急泻其邪，调其虚实。故曰：有余者泻之，不足者补之，此之谓也。又曰：形肉既脱，九候虽调者死。又曰：头者，精明之府，头倾视深，精神将脱①矣；背者，胸中之府，背曲肩垂，腑将坏矣；腰者，肾之府，转摇不能，肾将惫矣；骨者，髓之府，不能久立，行则振掉，骨将惫矣。凡此之类，皆形诊之谓也。夫声诊者，听其声以验其病也。经曰：声如从室中言，是中气之湿也。言而微，终日乃复言者，此夺气也。衣被不敛，言语善恶，不避亲疏者，此神明之乱也。叔和云：久病声嘶者死，小儿病忽作鸦声者死。东垣曰：言语先轻后重，高厉有力，是为外感有余之证；言语先重后轻，沉困无力，是为内伤不足之症。凡此之类，皆声诊之谓也。色诊者，视其面之五色，以察其病也。经曰：赤欲如帛裹朱，不欲如赭；白欲如鹅羽，不欲如盐；青欲如苍璧之泽，不欲如蓝；黄欲如罗裹雄黄，不欲如黄土；黑欲如重漆色，不欲如地苍。又曰：青如草兹②者死，黄如枳实者死，黑如炲者死，赤如衃血者死，白如枯骨者死：此五色之见死也。青如翠羽者生，黄如蟹腹者生，赤如鸡冠者生，白如豕膏者生，黑如乌羽者生：此五色之

---

① 脱：《医学正传·医学或问》作"夺"。
② 兹：原作"苗"，据《素问·五脏生成》改。

见生也。生于心，如缟裹朱；生于肺，如缟裹红；生于肝，如缟裹绀；生于脾，如缟裹栝蒌实；生于肾，如缟裹紫；此五脏所生之外荣也。欲观五脏之五邪，当辨四时之令色。经曰：从前来者为实邪，子能令母实也；从后来者为虚邪，母能令子虚也；从所胜来者为微邪，妻乘夫位也；从所①不胜来者为贼邪，鬼贼为②害也；自病者为正邪，本经自伤也。假如春令木旺，病者其色青如③带赤，是为实邪，其④病易治，法曰实者泻其子；其色青如带黑，是为虚邪，病亦易治，法曰虚者补其母；其色青如带黄，是为微邪，尤为易治，法曰微者逆之，谓正治也；其色青如带白，是为贼邪，难治，故多死，法曰甚者从之，谓反治也；若但青如苍璧之泽，乃是正邪，本经自病，勿药而愈。四时皆仿此而推。又四时皆带红黄为吉，青黑为凶。若此之类，皆色诊之谓也。四诊之诀，学者其可忽乎！

或问：伤寒之邪中人，固无定体，然手足各有六经，何故只传足之六经，而不及于手之六经乎？刘草窗谓：足六经属水土木，盖水得寒则冰，土得寒则坼，木得寒则叶落枝枯。手之六经惟属金与火，盖火胜水而能敌寒，金得寒而愈坚。其理甚明，将何以议之乎？曰：言似近理，而实不然者也，请陈一得如下：盖人之有身，顶天履地，身半已上，天气主之，身半已下，地气主之，是以上体多蒙风热，下体多感寒湿。其为六节之气，前三气时值春夏，其气升浮，万物生长，故人之身半已上应之；后三气时值秋冬，其气降沉，故人之身半已下应之。自十月小雪之后，为六气之终，太阳寒水用事，房室辛苦之人，其⑤太阳寒水之气，乘虚而客入于足太阳膀胱之经，同气相求故也。又曰：热先于首，而寒先于足，其义亦通。寒邪郁积既久，次第而传阳明、少阳，以

---

① 所：原脱，据《医学正传·医学或问》补。

② 为：此后原衍"自"，据《医学正传·医学或问》删。

③ 如：连词，用同"而"。《医学正传·医学或问》作"而"。以下三处"如"同。

④ 其：《医学正传·医学或问》作"虽"。

⑤ 其：原作"共"，据《医学正传·医学或问》改。

及三阴之经，皆从足经传始，而渐及于手之六经而已矣。此人身配合天地之理，不期然而然也，何疑之有哉？

或问：三焦为腑，有以心包络为脏者，有以命门为脏者。《脉诀》云：三焦无脏①空有名。或谓三焦与心包络，皆有名无实之腑脏，而其位俱在胸膈之中。或谓心包络乃胸中之脂膜，又或谓之裹心之肉。凡此议论不一，其孰非而孰是欤？请明以告我。曰：其理蕴奥，甚矣难言！虽然，若夫天人之理不明，其可谓之医乎？请略陈其梗概如下：凡万物之有形质著乎地者，必有象以应乎天也。且以五行之理论之，如在地有木、火、土、金、水之五行②，在天则有风、热、湿、燥、寒、火之六气。盖人肖天地，其五脏六腑之具于身者，与天地造化生成之理若合符节。是故在天为风，在地为木，在人脏腑为肝、为胆；在天为热，在地为火，在人脏腑为心、为小肠；在天为湿，在地为土，在人脏腑为脾、为胃；在天为燥，在地为金，在人脏腑为肺、为大肠；在天为寒，在地为水，在人脏腑为肾、为膀胱。五者之外，又有相③火游行于天地上下气交之中，故合为五运六气。人身④之相火，亦游行于腔子之内，上下肓膜之间，命名三焦，亦合于五脏六腑。丹溪曰：天非此火，不能生物；人非此火，不能有生。夫《内经》以心包络为脏，配合三焦，而为六脏六腑，总为十二经也。其两肾本为一脏，初无左右之分，越人始分之，亦未尝言其为相火之脏。王叔和始立说，以三焦合命门为表里，亦有深意寓焉。盖命门虽属水脏，实为相火所寓之地，其意盖谓左属阴⑤、右属阳⑥，左属血、右属

---

① 脏：《医学正传·医学或问》作"状"。当从。
② 行：原作"形"，据《医学正传·医学或问》改。
③ 相：原作"水"，据《医学正传·医学或问》改。
④ 身：原作"为"，据《医学正传·医学或问》改。
⑤ 阴：原作"阳"，据下文"左属血""左属水"改。《医学正传·医学或问》作"阴"。
⑥ 阳：原作"阴"，据下文"右属气""右属火"改。《医学正传·医学或问》作"阳"。

气，左属水、右属火，静守常而主乎水，动处变而化为火者也。然而相火固无定体，在上则寄于肝胆包络之间，发则如龙火飞跃于霄汉而为雷霆也；在下则寓于两肾之内，发则如龙火鼓舞于湖海而为波涛也。或曰：尝闻人身之有腑者，若府库然，能盛贮诸物之名也。若大小肠、胃、膀胱、胆五腑，皆有攸受而盛之者，未审三焦为腑，何所盛乎？曰：三焦者，指腔子而言，包涵乎肠胃之总司也。胸中肓膜之上，曰上焦；肓膜之下，脐之上，曰中焦；脐之下，曰下焦。故名曰三焦，其可谓之无攸受乎？其体有脂膜在腔子之内，包罗乎六脏五腑之外也。其心包络实乃裹心之膜，包于心外，故曰心包络，其系①与三焦之系连属。故指相火之脏腑皆寄于胸中，此知始而未知终也。其余诸说，皆展转传讹之语耳。管见如斯，颙②俟知者再论。

或问：东垣用药，多以升阳③益胃目之，而悉以升麻、柴胡之类佐之，何欤？曰：夫天地四时之令，春夏之气，温而升浮，则万物发生；秋冬之气，寒而降沉，则万物肃杀。人肖天地，常欲使胃气温而升浮，而行春夏生发之令；不欲使胃气寒而降沉，而行秋冬肃杀之令耳。又升麻能令清气从右而上达，柴胡能使清气从左而上达。经曰：清气在下，则生飧泄；浊气在上，则生膜胀。是以清气一升，则浊气随降，而无已上等证。又参、芪等补剂，皆味厚而气滞者，若不以升、柴等药提之，何以得行于经络肌表而滋补哉？或曰：东垣生于北方，天倾西北，阳气下陷，此法固宜，恐东南方土不宜也。曰：地不满东南，土气下陷，故脾胃之气不升。脾胃之气不升，则上脘不通，谷气不行，而内伤之病作矣。是以此方④尤利于东南方也，学者不可不知此意。

或问：内伤发热之症，其为有痰、有食、胸中迷闷者，固不

---

① 系：原作"丝"，据《医学正传·医学或问》改。下一"系"同。

② 颙（yóng）：恭敬。

③ 阳：原作"麻"，据《医学正传·医学或问》改。

④ 方：《医学正传·医学或问》作"法"。

敢骤用补气之剂。其有察脉审证，明白知是虚损内伤之候，而投以东垣补中益气等汤，遂致胸中满闷难当，医者技穷。若此者，又将何法以治之乎？曰：此盖浊气在上，而清气不能上升，故浊气与药气相拒故耳。宜以升、柴①二物用酒制炒，更加附子一片，以行参、芪之气，及引升、柴直抵下焦，引清气上升而浊气下降，而服参、芪等补药不致满闷矣。学者其可不知此乎？

或问：六淫之邪，当从《内经》六气之太过为是也。昔医和对晋平公之文，不曰风、寒、暑、湿、燥、火，而曰阴、阳、风、雨、晦、明，何也？曰：辞虽异而理实同。彼②谓阴淫寒疾者，即太阳寒水之令太过而为寒疾也；阳淫热疾者，即少阳相火之令太过而为热疾也；风淫末疾者，即厥阴风木之令太过而为末疾也；雨淫腹疾者，即太阴湿土之令太过而为腹疾也；晦淫惑疾者，即阳明燥金之令太过而为疫疾也；明淫心疾者，即少阴君火之令太过而为心疾也。或曰：阴、阳、风、雨即为寒、热、风、湿之疾，彼此固吻合矣。所谓晦淫惑疾与明淫心疾二者似不相符，请明以告我。曰：岁金太过，燥令大行，久晴不雨，黄埃蔽空，日月冒明，当为疫疠之疾，山③岚障气④是也。惑当作疫，传写之误耳。君火太过，热令早行，火为离明之象，故曰明淫，如《内经》所谓天明则日月不明是也。少阴君火司令，故曰心疾，春分至小满时太热也。有释明为昼明，晦为夜晦，惑为鼓惑心志，皆非。夫昼明夜晦，天地自然之理，何淫之有？其鼓惑心志者，本非天地之淫邪也。学者宜再思之。

或问：饮食同入于胃，而水谷二者何如而分乎？且如膀胱止有下口而无上口，其水固可出，不知从何而入乎？又何其如是之清乎？曰：经云：饮食入胃，游溢精气，上输于脾，脾气散精，

---

① 柴：原作"麻"，据《医学正传·医学或问》改。下"柴"同。

② 彼：此前原衍"为"，据《医学正传·医学或问》删。

③ 山：原作"出"，据《医学正传·医学或问》改。

④ 障气：即瘴气。障，通"瘴"。《淮南子·墬形训》："障气多喑，风气多聋。

上归于肺，通调水道，下输膀胱。水精四布，五经并行，合于四时五行阴阳，揆度以为常也。夫胃为仓廪之官，无物不受，全借脾土转输而运化焉。盖水谷入胃，其浊者为粗滓，下出幽门，达大小肠而为粪，以出于谷道；其清者倏焉而化为气，依脾气而上升于肺；其至清而至精者，由肺而灌溉乎四体，而为汗液津唾，助血脉，益气力，而为生生不息之运用也；其清中之浊者，下入膀胱而为溺，以出乎小便耳。其未入而在膀胱之外者，尚为浊气；既入而在膀胱之内者，即化为水。是故东垣有曰：饮者无形之气。正谓此也。盖肺属金而覆乎脾胃之上，即如天之覆于地之上也。经曰：清阳为天，浊阴为地。地气上而为云，天气下而为雨。水入于胃，辄化气而上升，亦犹天降霖雨于地，倏焉化气上腾而为云，又复化为霖雨而下降也。或曰：老人与壮年者，饮水无异多寡，壮年小便甚少，而老者小便甚多，何也？曰：壮者如春夏之气，升者多而降者少；老人如秋冬之气，降者多而升者少耳。或曰：降多即小便多，升者多未见其为何物而出于上窍焉。曰：经曰清阳出上窍，浊阴出下窍；清阳发腠理，浊阴走五脏；清阳实四肢，浊阴归六腑。各从其化也。夫大块之为器，不可论其涵容之量，人之气化亦犹是也。贤者宜再思之。

或问：人之寿夭不齐，何欤？曰：元气盛衰不同耳。夫人有生之初，先生二肾，号曰命门，元气之所司，性命之所系焉。是故肾元盛则寿延，肾元衰则寿夭，此一定之理也。或曰：今见肥白之人多寿夭，元气反衰乎？瘦黑之人多寿延，元气反盛乎？曰：丹溪谓白者肺气弱，黑者肾气足。又曰肥不如瘦，白不如黑。或曰：四方之人皆同乎？曰：不同也。《内经·五常政大论》云：阴精所奉其人寿，阳精所降其人夭。又曰：东南方阳也，阳者其精降于下，故右热而左温；西北方阴也，阴者其精奉于上，故左寒而右凉。王注曰：阴精所奉，高之地也；阳精所降，下之地也。阴方之地，阳不妄泄，寒气外持，邪不数中而正气坚守，故寿延；

阳方之地，阳气耗散，发泄无度，风湿数中，真气倾竭①，故夭折。或曰：尝闻天人之理，同一揆也。今见于天地之四方者，既得闻命矣，而具于人之五脏者，未之闻也，请申明其说可乎？曰：西北二方，在人为肾水、肺金所居之地，二脏常恐其不足；东南二方，在人为肝木、心火所处之地，二脏常恐其有余。《难经》曰东方实、西方虚、泻南方、补北方等语，即此之谓也。夫肾水既实，则阴精时上奉于心肺，故东方之木气不实，而西方之金气不虚，此子能令母实，使金得以平木也。是故水日以盛而火日以亏，此阴精所奉于上而令人寿延也。若夫肾水一虚，则无以制南方之心火，故东方实而西方虚，其命门与胞络之相火，皆挟心火之势而来，侮所不胜之水，使水日亏而火日盛，此阳精所降于下，故令人夭折也。大抵王冰主天地之四方言，越人主人身之五脏论，皆不失《内经》之旨，同归于一理也，学者详之。

或问：经谓清②气在下，则生飧泄；浊气③在上，则生䐜胀。夫病在上者，法当用木香、槟榔等药以降之；病在下者，法当用升麻、柴胡等药以提之，理宜然也。其或脱肛、泄痢后重、大孔痛不可忍，是为气下陷也，法当举之，以升麻、柴胡，和之以木香、槟榔，若夫四药同剂，不无升降混淆，奚有归一治病之功邪？曰：天生药石，治病各逞其能。如张仲景制大柴胡汤，用柴胡、大黄同剂，以治伤寒表里俱见之证。然柴胡升而散外邪，大黄降而泄内实，使病者热退气和而愈。今用升麻、柴胡自能升清气而上行，木香、槟榔自能逐邪气而下降，故使脱肛举而后重除，故可同剂而成功矣，何疑之有哉？欲用药者，宜仿此而扩充之可也。

或问：人身之两肾，犹车之有两轮，其形同，色亦无异，不知王叔和何所见而独谓左肾属水而右肾属火，又指右肾为命门以配三焦之经？尝闻有生之初，胚胎未成之际，先生二肾，即造化

---

① 真气倾竭：原作"其气烦渴"，据《医学正传·医学或问》改。
② 清：原作"精"，据《医学正传·医学或问》改。
③ 气：原作"其"，据《医学正传·医学或问》改。

天一生水之义，今以水火歧之，冰炭相反何欤？曰：予尝私淑丹溪而得其说矣。按《内经》以心包络为三焦相火之配而并行于经也，其两肾本为一脏，初未尝有左右之分。而越人始分之，亦不言其为相火之脏。叔和立说，以三焦合命门为表里，亦有深意存焉。盖谓肾属阴而本主乎静，静则阳孕于其中，阳既孕矣，其能纯乎静而无生气之动欤？若经所谓静属水，受五脏六腑之精而藏之，是阳归之阴而成孕者也。又谓肾为作强之官，伎巧出焉，阳出之阴而化生者也，是故肾为一脏配五行而言者，则属之水矣。以其两肾之形有二象而言者，亦得以左右分阴阳刚柔而命为五脏之根元也。以左为阴、右为阳，阴为水、阳为火，水为血、火为气，于是左肾之阴水生肝木，肝木生心火，右肾之阳火生脾土，脾土生肺金，其四脏之于肾，犹枝叶之出于根也。虽然，但不可独指右肾为命门耳。经曰：太冲之地，名曰少阴；少阴之上①，名曰太阳，太阳根起于至阴，结于命门。按王注《灵枢经》云：命门者，目也。抑考《明堂》《铜人》等经，命门一穴在脊中行第十四椎下陷中，两肾之间。夫两肾固为真元之根本，性命之所关，虽为水脏，而实有相火寓乎其中，象水中之龙火，因其动而发也。愚意当以两肾总号为命门，其命门穴正象门中之枨闑②，司③开阖之象也。惟其静而阖，涵养乎一阴之真水④；动而开，鼓舞乎龙雷之相火。夫水者常也，火者变也，若独指乎右肾为相火，以为三焦之配，尚恐立言之未精也，未知识者以为何如？

或问：《内经》所谓壮火之气衰，少火之气壮；壮火食气，气食少火；壮火散气，少火生气；何谓也？曰：王太仆已有注文，但未甚详耳，请陈一得如下：夫壮火之气衰、少火之气壮者，言造化胜复之理，少而壮，壮而衰，衰而复生，循环无端，生生不

---

① 上：原作"地"，据《医学正传·医学或问》改。

② 枨闑（chéng niè 成聂）：枨，古代门两旁的长木；闑，在两扇门中间竖立的短木。

③ 司：原作"可"，据《医学正传·医学或问》改。

④ 一阴之真水：原作"一真之阴水"，据《医学正传·医学或问》改。

息。经虽不言衰而复生，其理实在其中矣。壮火食气者，言元气见食于壮火也；气食少火者，言元气见助于少火①也。壮火散气，谓耗散元气；少火生气，谓滋生元气。此二句申明上文二句之言耳。盖火不可无，亦可少而不可壮也。少则滋助乎真阴，壮则销烁乎元气。阴阳造化之理，无往不复。夫火壮而亢极，则兼水化以制之。经曰：亢则害，承乃制也。又曰：制则生化。故壮火衰而少火复生，是以阴阳调和，万物生旺，四时生长变②化收藏之道，即此理也。以人论之，胚胎未成之初，先生二肾以涵养真阴，是故名为元气，天一生水之义焉；然后肝、心、脾、肺以及五腑相继而生，五脏五腑之外，又有包络相火，游行于三焦之间，故以三焦为配，二者皆有名无实之腑脏，盖相火无定位故也。抑考先哲有曰：天非此火，不能生物；人非此火，不能有生。言其不可无也，此非少火生气之意乎？又曰：火与元气不两立，一胜则一负。言其不可亢也，又非壮火散气之谓乎？管见如斯，未知是否？

或问：越人《难经》第一难中，所谓十二经皆有动脉，独取寸口以决五脏六腑死生吉凶之法。又曰：寸口者，脉之大会，手太阴之脉动也。夫寸口一脉，何以能决脏腑死生吉凶乎？鳌峰熊氏③注为右寸，谓右寸之属肺也。四明张氏④注为两寸，谓脉会太渊⑤穴也。二说不同，其孰非而孰是与？请明以告我。曰：古圣立法，以三部九候决人生死，以六脏六腑分配于六部之中，故可以验人脏腑之吉凶也。殊不知《内经》言寸口者颇多，悉兼关尺而

① 火：原作"阴"，据《医学正传·医学或问》改。
② 变：《医学正传·医学或问》无，疑衍。
③ 鳌峰熊氏：指明代医家熊宗立。一名均，字道宗，号道轩，自号勿听子，明建阳（今福建建阳县）人。其先祖建鳌峰书院，熊宗立自称"鳌峰后人"，故称"鳌峰熊氏"。著有《勿听子俗解八十一难经》。
④ 四明张氏：指明代医家张世贤。字天成，号静斋，四明（今浙江宁波）人。著有《图注八十一难经》。
⑤ 太渊：原作"大开"，据《医学正传·医学或问》改。

言也，大概古人以寸口为六脉之总名耳。不然，《内经》何以言寸口之脉中手短者曰头痛，寸口脉中手长者曰足胫痛，寸口脉中手促上击者曰肩背痛，若此之类，莫能尽述。先哲注谓中手为医者之中指也，然非病者之关脉乎？夫越人之《难经》，因《内经》而作，故有是语。今之注者，皆以己意妄释，故与经旨不合。学者其再思之。

或问：《难经》第八难曰：寸口脉平而死者，何谓也？然。诸十二经脉者，皆系于生气之源。所谓生气之源者，十二经之根本也，谓肾间动气也。此五脏六腑之本，十二经之根，呼吸之门，三焦之源，一名守邪之神。故气者，人之根本也，根绝则茎叶枯矣。寸口脉平而死者，生气独绝于内也。夫所谓肾间动气者，释者皆指为两尺。两尺既绝，何谓寸口脉平？何不言尺中肾脉而言肾间动气？请明辨以释吾疑，幸甚。曰：此言寸口脉平而死者，亦兼关尺而论也。肾间动气者，脐下气海、丹田之地也。或问：脐下中行，乃任脉所属，与肾何相干哉？曰：各开寸半为第二行，皆属足少阴肾经。其脐与背后命门穴对，各开寸半，肾腧穴也。故丹田、气海与肾脉相通，为肾之根也。又若有生之初，先生二肾，胞系在脐，故气海、丹田实为生气之源，十二经之根本也。或曰：寸口既平，奚宜其死乎？曰：此为病剧形脱者论耳。《内经》曰：形肉已脱，九候虽调者死。凡见人之病剧者，人形羸瘦，肌肉已脱，虽六脉平和，尤当诊候足阳明之冲阳与足少阴之太溪。二脉或绝，更候脐下肾间之动气。其或动气未绝，犹有可生之理；动气如绝，虽三部平和，其死无疑矣。医者其可不详察乎。

或问：《内经》有曰：阳明病甚，则弃衣而走，登高而歌，或不食数日，而逾垣上屋，所上之处，皆非素所能也。素非所能，因病而不食反能登非常之处，岂有是哉？曰：《难经》有云：重阳者狂，重阴者癫。又曰：癫多喜而狂多怒。所谓重阳者，三部阴阳脉皆洪盛而牢，故病强健而有力，故名曰狂；谓重阴者，三部阴阳脉皆沉伏而细，故病罢倦而无力，故名曰癫。尝见东阳楼氏一少年病狂，一日天风大作，忽飞上于邑东之塔巅，且歌且哭，其塔上实无容步之阶①，众皆以为怪。予思龙乃纯阳之物，伏蛰于海内，其身止有鳞甲，且无羽翼，遇阳气升腾之日，则借风云之势而能飞腾，即此义也，奚足怪哉？

或问：《难经》五十三难曰：经言七传者死，间脏者生。然七传者，传其所胜也；间脏者，传其子也。何以言之？假令心病传肺，肺病传肝，肝病传脾，脾病传肾，肾病传心，一脏不再伤，故言七传者死也。间脏者，传其所生也。假令心传脾，脾传肺，肺传肾，肾传肝，肝传心，是子母相传，周而复始，如环无端，故言生也。夫经文所谓七传者，据其数止六传而已。谓一脏不再伤，按其数乃有四脏不再受伤。且其间脏之理，未闻有发明之旨，释者止是随文解义而已，请明辨以释吾疑可乎？曰：夫此条言虚劳之证也。其②所谓七传者，"心病"上必脱"肾病传心"一句；其"一脏不再伤"，当作"三脏不再伤"，皆传写之误耳。盖虚劳之证，必始于肾经，五脏从相克而逆传，已尽又复传于肾与心，则水绝灭而火大旺，故死而不复再传彼之三脏矣。其有从相生而顺传者，盖肾水欲传心火，却被肝木乘间而遂传肝木，然后传心火，次第由顺行而及于彼之三脏，而有生生不息之义，故曰间脏者生。学者其再思之。

或问：医家以水烹煮药石，本草著门类多而未详其用。曰长流水，曰急流水，曰顺流水，曰逆流水，曰千里水，曰半天河水，曰春雨水，曰秋露水，曰露③花水，曰井花水，曰新汲水，曰无根水，曰菊英水，曰潦水，曰甘澜④水，曰月窟水，夫何一水之用而有许多之名，必其能各有所长，请逐一明言其故无吝。曰：谓长流水者，即千里水也，但当取其流长而来远耳，不可泥于千里者。以其性远而通达，历科坎已多，故取其煎煮，手足四肢之病，道

①　其塔上实无容步之阶：原作"其塔上从容步之偕"，据《医学正传·医学或问》改。

②　其：原作"真"，据《医学正传·医学或问》改。

③　露：《医学正传·医学或问》作"雪"。

④　澜：原作"烂"，据《医学正传·医学或问》改。

路远之药，及通利大小便之用也。曰急流水者，湍上峻急之流水也，以其性速急而达下，故特取以煎熬通利二便及足胫以下之风药也。曰顺流水者，其性顺而下流，故亦取以治下焦腰膝之证及通利二便之用也。曰逆流水者，上①流洄澜之水也，以其性逆而倒流，故取以调和发吐痰饮之剂也。曰半天河水者，即长桑君授扁鹊饮以上池之水，乃竹篱藩头管内之积水耳。取其清洁自天而降，未受下流污浊之气，故可以为炼还丹、调仙药之用也。曰春雨水者，立春日空中以器盛接之水也。其性始得春升生发之气，故可以煮中气不足、清气不升之药也。古方谓妇人无子者，于立春日清晨以器盛空中之雨水，或此日百草晓露之水，夫妻各饮一杯还房中，当即有孕，取其资始资生发育万物之义耳。曰秋露水者，其性禀收敛肃杀之气，故可取以烹煎杀祟之药，及调敷杀癞虫、疥、癣诸虫之剂也。曰井花水②者，清晨井中第一汲者，其天一真精之气浮结于水面，故可取以烹煎补阴之剂，及修炼还丹之用。今好清之士，每日取以烹春茗，而谓清利头目最佳，其性味同于雪水也。曰菊英水者，蜀中有长寿源，其源多菊花，而流水四季皆菊花香，居人饮其水者，寿皆二三百岁。故陶靖节之流好植菊花，日采其花英③浸水烹茶，期延寿也。曰新汲水者，井中新汲未入缸瓮者，取其清洁无混杂之剂，故用以烹煮药剂也。曰甘澜水者，器盛以物扬跃，使水珠沫液盈于水面，其水与月窟水性同，取其味甘温而性柔，故可以烹伤寒阴证等药也。曰潦水者，又名无根水，山谷中无人迹去处，新土科凹④中之水也。取其性不动摇，而有土气内存，故可以煎熬调脾进食以补益中气之剂也。夫本草虽有诸水之名，而未详言其用，今故述之，以为后学之矜式云。

或问：丹溪治肿胀之症，专主乎土败木贼、湿热相乘为病。

---

① 上：《医学正传·医学或问》作"漫"。
② 水：原作"木"，据《医学正传·医学或问》改。
③ 花英：花朵。
④ 凹：原作"门"，据《医学正传·医学或问》改。

东垣又多主乎寒，言病机诸腹胀大皆属于热之语，乃言伤寒阳明经大实大满之证也。又曰：热胀少而寒胀多。二说不同，其孰非而孰是欤？曰：东垣，北方人也，其地土高燥，湿热少而寒气多，故有是论。我丹溪先生，生长于东南之地，故病此者，盖因脾虚受湿、肝木大旺，故言然也。或曰：二说不同之义，既得闻命矣。而丹溪治肿之大法曰：必须养肺以制木，使脾无贼邪之虑；滋肾以制火，使肺得清化之源；断妄想以保母气，却盐味以防助邪；以大剂人参、白术补脾，使脾气得实，自能健运①升降。此千载不易之定论，万举万全之妙法也，活人多矣。尝用此法以治黄肿之证，反加闷乱，增剧不安。改用香附、苍术、厚朴之剂，反获全功。窃思水肿与黄肿，皆是湿热伤脾所致，何治法之不同欤？曰：夫水肿之证，盖因脾土虚甚而肝木太过，故水湿妄行其中，虽有清痰留饮，实无郁积胶固，故以参、术为君，而兼以利水清金去湿热之药，此标本兼该之治，故有十全之功也。彼黄肿者，或酒疸，或谷疸，沉积顽痰，胶固郁结于其中，故或为痎癖，或为积聚，是以积于中而形于外，盖因土气外形而黄也。故宜以苍术、厚朴、香附、陈皮之类，以平其土气之敦阜②；用铁粉、青皮之类，以平其木气之有余；加以曲蘖，助脾消积。退黄之后，仍用参、术等补脾之剂，以收十全之功，此标而本之之治也。若二证之药，易而治之，祸不旋踵，学者不可不知。

或问：饥甚方食，而食反不运化，多为呕吐、吞酸等证，何也？曰：饥而即食，渴而即饮，此造化自然之理也。饥不得食，胃气已损，脾气已伤，而中气大不足矣。遇食大嚼，过饱益甚，是以大伤胃气，轻则吞酸恶心，重则恶寒发热，而为内伤等病者多矣。又或负重远行，辛苦饥甚，遇食大过，则四体倦怠矣。若

---

① 运：原作"还"，据《医学正传·医学或问》改。
② 敦阜：土气盛。《素问·五常政大论》："土曰敦阜。"王冰注："敦，厚也；阜，高也。土余，故高而厚。"

又强①力复行，适遇风雨外袭，遂成内伤挟外感之证，或为肿胀危笃之疾。养生君子，切宜防微杜渐，戒之戒之！

或问：针法有补泻迎随之理，固可以平虚实之证。其灸法不问虚实寒热，悉令灸之，其亦有补泻之功乎？曰：虚者灸之，使火气以助元阳也；实者灸之，使实邪随火气而发散也。寒者灸之，使其气之复温也；热者灸之，引郁热之气外发，火就燥之义也。其针刺虽有补泻之法，予恐但有泻而无补焉。经谓泻者迎而夺之，以针迎其经脉之来气而出之，固可以泻实也；谓补者随而济之，以针随其经脉之去气而留之，未必能补虚也。不然《内经》何以曰无刺熇熇之热，无刺浑浑之脉，无刺漉漉之汗，无刺大劳人，无刺大饥人，无刺大渴人，无刺新饱人，无刺大惊人。又曰：形气不足，病气不足，此阴阳皆不足也，不可刺；刺之重竭其气，老者绝灭，壮者不复矣。若此等语，皆有泻无补之谓也，学者不可不知。

或问：虚损之疾，世俗例用《局方》十全大补汤以补之，其方实为诸虚之关键②也，用参、芪、苓、术、甘草以补气虚，用芎、归、芍药、地黄、肉桂以补血少，君子将何以议之耶？曰：此药乃气血两虚之剂，或血虚而气尚实，或气虚而血尚充者，其可一例施乎？《内经》曰：毒药以治暴病。盖药性各有能毒，然中病者，借其能以获安；不中病者，徒惹其毒以增病耳。假如心脾二经虚损，当以茯苓补之，虚而无汗及小水短少者，服之有功；虚而小便数者，多服则令人目盲；虚而多汗者，久服损其③气，夭人天年，以其甘④淡而利窍也。又如肺气弱及元阳虚者，当以黄芪补之，然肥白人及气虚而多汗者，服之有功；若苍黑人肾气有余而未甚虚者，服之必满闷不安，以其性塞⑤而闭气也。甘草为健脾

---

① 强：原作"或"，据《医学正传·医学或问》改。
② 键：原作"锁"，据《医学正传·医学或问》改。
③ 其：《医学正传·医学或问》作"真"。
④ 甘：《医学正传·医学或问》作"味"。
⑤ 塞：原作"寒"，据《医学正传·医学或问》改。

补中及泻火除烦之良剂，然呕吐与中满及嗜酒之人，多服必敛膈不行而呕满增剧，以其气味之甘缓也。川芎为补血行血、清利头目之圣药，然骨蒸多汗及气弱人，久服则真气走散而阴虚愈甚，以其气味之辛散也。生地黄能生血脉，然胃气弱者，服之恐①损胃不食。熟地黄补血养血，然痰火盛者，恐泥膈不行。人参为润肺健脾之药，若元气虚损者，不可缺也；然久嗽、劳嗽、咯血，郁火在肺分者，服之必加嗽增喘不宁，以其气味之甘温滞气然也。白芍药为凉血益血之剂，若血虚腹痛者，岂可缺欤？然形瘦气弱、禀赋素虚寒者，服之恐伐发生之气，以其气味之酸寒也。药性能毒，未易悉举，学者宜究本草之详，不可妄施以杀人也。

或问：《脉经》谓一息四至以上为无病常人之脉，今见无病之人，或有一息五至有奇者，有一息三至无余者，何如是之异乎？曰：生成之脉，岂无缓、急、迟、数之殊欤？经曰：性急脉亦急，性缓脉亦缓。大抵脉缓而迟者多寿，脉急而数者多夭。经曰：根于中者命曰神机，神去则机息。盖气血者，人身之神也。脉急数者，气血易亏而神机易息，故多夭；脉迟缓者，气血和平而神机难损，故多寿。先哲论江海之潮，则天地之呼吸，昼夜止有二升二降而已；人之呼吸，昼夜一万三千五百息。故天地之寿，攸久而无疆；人之寿延者，亦不满百也。管见如斯，未知是否？

或问：有人寸、关、尺三部之脉，按之绝无形迹，而移于手阳明经阳溪与合谷之地动者，何欤？曰：手太阴经肺与手阳明大肠，一脏一腑，相为表里，其列缺穴乃二经之络脉，故脉从络而出于阳明之经，此为妻乘夫位，地天交泰，生成无病之脉耳，学者可不晓欤！

或问：妇人产后之症，丹溪云当可以大补气血为主治，虽有杂证，以末治之。又曰：产后中风，切不可作风治而用风药。然则产后不问诸证，悉宜大补气血乎？曰：详"主""末"二字，其

---

① 恐：原作"防"，据《医学正传·医学或问》改。

义自明。若夫气血大虚，诸症杂揉，但①虚而无他症者，合宜大补气血自愈；或因虚而感冒风寒者，补气血药带驱风之剂；或因脾虚而食伤太阴者，补气血药加清②导之剂；或因瘀血恶露未尽而恶寒发热者，必先逐去瘀血恶露，然后大补。经曰：有本而标之者，有标而本之者。又曰：急则治其标，缓则治本。丹溪"主""末"二字，即标本之意耳。临证之际，其于望闻问切之间，岂可不辨乎？若一例施之以补，岂非刻舟求剑之术耶？

或问：妊娠之妇，有按月行经而胎自长者，有三四③个月间其血大下而胎不堕者，或及期而分娩，或逾月而始生，其理何欤？曰：其按月行经而胎自长者，名曰盛胎。盖其妇血气充盛，养胎之外，其血犹有余故也。其有数月之胎而血大下，谓之漏胎。盖因事触动任脉，故血下而未伤于子宫故也。虽然，孕中失血，胎虽不堕，其气血亦亏，多致逾月不产。余曾见有十二三月或十七八月或二十四五个月生者往往有之，俱是气血不足、胚胎难长故耳。凡十月之后未产者，当服大补气血之药以培养之，庶分娩之无忧也。学者不可不知。

或问：丹溪所谓难产之妇，皆是八九个月内不能调养④，以致气血虚故也。请问其旨何欤？曰：盖妇人有娠，大不宜与丈夫同寝。今人未谙此理，至于八九个月内犹有房事。夫情欲一动，气血随耗。盖胎孕全仗气血培养，气血既亏则胎息羸弱。日月既足，子如梦觉，即欲分娩，遂能拆⑤胞求路而出，胞破之后，其胞中之浆水沛然而下流，胎息强健者即翻身随浆而下，此为易产者也。胎息倦弱者，犹如梦寐未醒，转头迟慢，不能随浆而出，胞浆既干，则污血闭塞其生路，是以子无所向，遂至横生逆产。临产之际，若见浆下而未分娩者，便当忧恐，急服催生之药，如蜀葵子之类，逐

---

① 但：原作"俱"，据《医学正传·医学或问》改。
② 清：《医学正传·医学或问》作"消"。
③ 四：《医学正传·医学或问》作"五"。
④ 调养：《医学正传·医学或问》作"谨"。
⑤ 拆：原作"折"，据《医学正传·医学或问》改。

去恶血，道路通达，庶有速产之功。学①者不可不知此意。

或问：山居野处之地，云有狸魅之患，诚有此与否欤？曰：妖祟为患，自古有之，非独老狐成精，至于人家猫犬，亦有善为妖者。大抵被其惑者，皆性淫而气血虚者也，故邪乘虚而入耳。未有正人君子血气充实者，而被其惑焉。治法必滋补其真阴，以壮其正气；安养其心神，以御其淫邪。房帏之内，罅隙不通，邪何由而入焉？若以师巫降童等邪术治之，则神愈不安，决无可瘳之理。遇斯疾者，可不谨欤？

或问：中风之候，皆半身不遂，其有迁延岁月不死者，何也？曰：如木之根本未②甚枯，而一边之枝干先萎耳。经曰：根于中者命曰神机，神去则机息。言动物也。根于外者命曰气立，气止则化绝。言植物也。夫神机未息，亦犹气化之未绝耳，故半身虽不运用，然亦未至于机息而死也。古所谓瘫痪者，亦有深意存焉。言瘫者坦也，筋脉弛纵，坦然而不举也；痪者涣也，血气散漫涣然而不用也。或曰：其为治之法，与诸痹同乎？曰：不同也。经谓风、寒、湿三气合而成痹，故曰痛痹，筋骨挛痛。曰着痹，着而不行。曰行痹，走痛不定。曰周痹，周身疼痛。皆邪气有余之候也。其瘫痪者，或血虚，或气虚，皆正气不足之症。其治法故不同也。惟痿痹属血虚，麻③痹属气虚，与瘫痪治法大同而小异焉。学者宜加详察，毋蹈乎实实虚虚之覆辙云。

或问：雀目之证，遇晚则目不见物，至晓复明，此何病使然？曰：是则肝虚之候也。或曰：肝常虑其有余，然亦有不足者乎？曰：邪气盛而实，正气夺则虚。其人素禀血虚，适遇寅、申二年，少阳相火司天，厥阴风木在泉，火炎于上，水郁于下。夫胞络相火既盛，则心血沸淖④而干涸。经曰：天明则日月不明，邪害空

---

① 学：《医学正传·医学或问》作"医"。
② 未：原作"末"，据《医学正传·医学或问》改。
③ 麻：原作"淋"，据《医学正传·医学或问》改。
④ 淖：原作"浑"，据《医学正传·医学或问》改。

窍①。盖心出血,肝纳血,心血既涸,则肝无攸受。经又曰:目得血而能视。缘肝开窍于目,肝既无血,则目眚而不明矣。或曰:目眚不明,既得闻命矣,其晚暗而晓复明者,何也?曰:木生于亥,旺于卯,而绝于申,至于酉戌之时,木气衰甚,遇亥始生,至日出于卯之地,木气稍盛而目复明矣。虽然,终不能了然如故。或曰:雀目之患,终变为黄胀而死,何也?曰:木绝于申,乃水土长生之地,木气萎和,土气敦阜。经谓气有余则制己所胜而侮所不胜,此土气有余而侮所不胜之木也。或曰:治法何如?曰:先宜地黄、芎、归等药,以补益其肾肝之不足;次用厚朴、苍术、陈皮之类,平其土气之有余。此乃略示端倪耳,医者自宜临证②斟酌而处治之,慎不可按图而索骥也。

　　或问:小儿气喘,世俗例以为犯土,谓犯其土皇也。或安碓③,或作灶,或浚井填塞、开通沟渠等事,适遇小儿气喘,遂云犯土无疑矣。信听术士退土,或书符命贴于动土之处,或咒法水焚符调服,或按家之九宫,谓土皇居于何宫,太阳落在何宫,当取太阳之土与儿饮之,能释土皇之厄而喘定,间亦有验者。夫历代医书汗牛充栋,何不该载而遗此证与④黄冠⑤之流医欤?请明以告我。曰:夫小儿发喘,多由风寒外束、腠理壅遏,而肺气不得宣通而为病耳。治法当用钱氏泻白散或三拗汤等剂,使腠理开通,肺气舒畅而喘息定矣。或因吐泻之后而中气不足,亦使短气而喘。治用钱氏益黄散、东垣补中益气汤,或用伏龙肝,汤泡放温饮之,其喘立定者有之。盖脾土大虚,必借土气以培益之。其术士窥窃此意,而巧立名色,而谓太阳之土能安土也。夫小儿之证不一,或慢惊直视而喘,或肺胀气促而喘,纵取太阳土盈盏以沃之,亦莫能救其万一。医者自宜检方按法调治,毋听末流之俗

---

① 窍:原作"察",据《医学正传·医学或问》改。
② 证:原作"岐",据《医学正传·医学或问》改。
③ 碓(duì 对):舂米的工具。
④ 与:《医学正传·医学或问》作"为"。
⑤ 黄冠:道士之冠。借指道士。

以致惑焉。

　　或问：妇人怀鬼胎者何欤？曰：昼之所思，为夜之所见。凡男女之性淫而虚者，则肝肾之相火无时不起，故劳怯之人多梦与鬼交。夫所谓鬼胎者，伪胎也，非实有鬼神交接而成胎也。古方有云：思想无穷，所愿不遂，为白淫白浊，流于子宫，结为鬼胎。乃本妇自己之血液淫精，聚结成块，而胸腹胀满，俨若胎孕耳，非伪胎而何？或曰：尝阅滑伯仁医验，谓仁孝庙庙祝杨天成一女，薄暮游庙庑，见黄衣神觉心动，是夕梦与之交，腹渐胀而若孕，邀伯仁治。诊之，曰：此鬼胎也。其母道其由，与破血坠胎之药，下如科斗鱼目者二升许，遂安，此非与①神交乎？曰：有是事而实无是理，岂有土木为形，能与人交而有精成妊娠②耶？噫！非神之惑于女，乃女之惑于神耳。意度此女，年长无夫，正所谓思想无穷，所愿不遂也。有道之士，勿信乎邪说之惑焉。

　　或问：鳌峰熊氏纂集《运气全书》，乃撰为《伤寒钤法》，以病者之所生年月日时，合得病之日期，推算五运六气，与伤寒六经证候无不吻合，谓某日当得某经，某经当用某药，而以张仲景一百一十有三方按法施治，如太阳无汗麻黄汤、有汗桂枝汤之类，使后学能推此法，不须问证察脉，但推算病在此经，即用此经之药，实为医家之捷径妙诀也，吾子可不祖述乎？曰：此马宗素无稽之术，而以世之生灵为戏玩耳。窃谓上古圣人，仰观天文，俯察地理，以十干配而为五运，以十二支合而为六气，天地六方寓之，岁以六气纪之，以天之六气，加临于岁之六节，五行胜负盈亏之理，无有不验。传曰：天之高也，星辰之远也，苟求其故，千岁之日至可坐而致也。今草莽野人，而以人之年命，合病日而为运气钤法，取仲景之方以治之，是盖士师移情而就法也，杀人多矣。知礼君子，幸勿蹈其覆辙云。

----

① 与：原作"遇"，据《医学正传·医学或问》改。
② 妊娠：《医学正传·医学或问》作"胚胎"。

或问：庞安常《伤寒总病论》所载时行瘟疫，谓春有青筋牵①证，其候颈、背、双筋牵急，先寒后热，腰强急，脚缩不伸，胸中欲折，或眼黄，项背强直；夏有赤脉攒证，其候口干、舌裂、咽塞，或战掉、惊动不定；秋有白气狸症，其候经络壅滞，皮毛坚竖发泄，体热生斑，气喘引饮；冬有黑骨瘟症，其候腰痛欲折，胸胁如刀刺切痛，心腹膨胀；四季有黄肉随证，其候颈下结核，头重项立②，或皮肉强硬而隐隐发热。尝闻医有贤愚，疾无今古，近年已来，未尝有已上诸证，何今古之不同欤？请明言其故，幸甚！曰：瘟疫之证，素无定体，或气运之变迁，或世情之不古。愧予年逾八帙③，略未见此异证，或世有之而予未之见欤？抑亦见之而予之识欤？安常禀出类拔萃之资，为一代名世之士，著述方书以为后学之矩范，岂好为异说以欺世罔俗哉？始录之以俟达者再论。

或问：庞安常《伤寒总病④论》所载圣散子方，谓出于苏子瞻尚书所传。又谓其方不知所从来，而故人巢君谷世宝之，以治瘟疫之疾，百不失一。安常赞曰：自古论病，惟伤寒至为危急，表里虚实，日数证候，应汗应下之法，差之毫厘，辄至不救，而用圣散子者，一切不问。阴阳二感，或男女相易，状至危笃者，则连饮数剂，则汗出气通，饮食⑤渐进，神宇完复，更不用诸药，连服取瘥。其余轻者，心额微汗，正尔无恙。药性少热，而阳毒发狂之类，入口即觉清凉，殆不可以常理论也。时疫流行，平旦辄煮一釜，不问老少良贱，各饮一大盏，则时气不入其门。平居无病，能空腹一服，则饮食甘美，百疾不生，真济世卫家之宝也。

---

① 牵：原作"率"，据《医学正传·医学或问》改。
② 立：《医学正传·医学或问》作"直"。
③ 帙：通"秩"。十年为一帙。《耆旧续闻》卷七："曾虽蹭蹬不第，年逾八帙，以寿终。"
④ 病：原脱，据《医学正传·医学或问》补。
⑤ 食：原脱，据《医学正传·医学或问》补。

吾子何不遵其法多合，以济世之瘟疫①，岂非积德之一事乎？曰：余阅其方，殆与医道不合。盖其药味，止是燥热助火之剂，别无祛邪除瘴之能。如黑附子、高良姜、吴茱萸、石菖蒲、麻黄、细辛、半夏、厚朴、肉豆蔻、防风、藿香，岂非辛热燥烈之剂乎？其有茯苓、苍白术、藁本、猪苓、泽泻、独活、甘草，稍温不热。虽有柴胡、芍药、枳壳三味之凉，恐一杯之水难救一车薪之火。夫热药治热病，《素问》谓之从治，又谓之反治，又谓之劫剂。然此方必当时适遇瘟疫之身热无汗，或日期已过，邪气欲去、正气将复之际，偶投一服二服，劫而散之者有之。由是众皆以为得神仙之法，争录其方以传于世，正所谓讹上传讹也。岂可以大釜煎煮令一家俱饮乎？又岂可令无病之人空腹服此热药乎？用药者若不执之以理，而谓不杀人者，予未之信也。安常为一代之名医，而载此方于伤寒论中，而谓能博施济众，亦贤者之过焉。

或问：发砂②之证，古方多不该载。世有似寒非寒，似热非热，四体懈怠，饮食不甘，俗呼为砂病。其治或先用热水蘸搭臂膊而以苎麻刮之，甚者或以针刺十指出血，或以香油灯照视身背有红点处皆烙之，已上诸法，皆能使腠理开通，血气舒畅而愈。此为何病，又何由而得之乎？曰：《内经》名为解㑊。原其所因，或伤酒，或中湿，或感冒风寒，或房事过多，或妇人经水不调，血气不和，皆能为解㑊。证与砂病相似，实非真砂病也。夫砂病者，岭南烟瘴之地多有之矣。诗云：为鬼为蜮③则不可得。注云：蜮，短狐也，江淮间多有之，能含砂以射水中人影。唐诗云：射公巧俟游人影。亦谓此也。人不见其形，若被其毒，辄为寒热而病。一曰：蜮如鳖，有三足，一名射影，病疮如疥。《埤雅》曰：有长角横在口前，如弩担，临其角端，曲如上弩，以气为矢，因

---

① 疫：原作"药"，据《医学正传·医学或问》改。

② 发砂：俗称发痧，古称中暍。以暑热环境下，出现头痛、头晕、口渴、多汗、四肢无力发酸、神昏为特征的一种病症。

③ 蜮（yù 玉）：原作"蜖"，据《医学正传·医学或问》改。下三处"蜮"同。

水势以射人，俗呼水弩，鹅能食之。本草云：溪毒、砂虱、水弩、射工、蜮、短狐、虾须之类，俱能含砂射人。被其毒者，则憎寒壮热，百体分解，若伤寒初发之状。彼土人治法，以手扪摸痛处，用芋叶或甘蔗叶卷角入肉，以口吸出其砂，外用生大蒜捣膏封贴疮口即愈。诸虫惟虾须最毒，若不早治，十死七八，其毒深入于骨，若虾须之状，其疮类乎疔肿。彼地有鸂鶒、鸂鶒等鸟，专食已上诸虫，凡遇此病，即以此鸟毛、粪烧灰服之，及笼此鸟于病者身畔吸之，其砂闻气自出而病安也。其它无此诸虫之地，实非真砂证也。管见如斯，学者更宜博访，以长见闻可也。

或问：痞与痃癖、积聚、癥瘕，病虽似而其名各不同，请逐一条陈其说，以晓后学可乎？曰：痞者否①也，如《易》所谓天地不交之否，内柔外刚，万物不通②之义也。物不可以终否，故痞久则成胀满而莫能疗焉。痃癖者，悬绝隐辟，又玄妙莫测之名也。积者迹也，挟痰血以成形迹，亦郁积至久之谓尔。聚者绪③也，依元气以为端绪，亦聚散不常之意云。癥者征也，又精也，以其有所征验，及久而成精萃也。瘕者假也，又遐也，以其假借气血成形，及历年遐远之谓也。大抵痞与痃癖乃胸膈间之候，积与聚为肚腹内之疾，其为上中二焦之病，故多见于男子。其癥与瘕独见于脐下，是为下焦之疾，故常得于妇人。大凡腹中有块，不问积聚癥瘕，俱为恶候，切勿视为寻常。预先而不求医早治，若待胀满已成，胸腹鼓急，虽仓、扁复生，亦莫能救其万一，遭斯疾者，可不惧乎！

或问：世有巫蛊魇魅之术，云可咒人致死，果有此乎？否乎？曰：有此事而实无此理也。夫蛊毒魇魅之术，皆闽广深山鄙野之俗，或因奸，或因财，及谋产、争婚等事，盖恶欲其死，一念之兴，故无所不用其极矣，多窃仇家之生命。或琢木成像，书其名，与年命而葬之；或画其像，书其名，作纸棺以埋之；或书符以焚

---

① 否（pǐ匹）：闭塞，阻隔不通。
② 通：原作"交"，据《医学正传·医学或问》改。
③ 绪：原作"缩"，据下文及《医学正传·医学或问》改。

之；或咒水以祝之：种种不同。虽有其事而实无应验之理。夫上帝好生，为此者多反受殃。或曰：既无杀人之验，律法何以该载？曰：造律之士，皆至公仁者，深嫉其恶，是盖追其心之不仁，而置之极刑于十恶之中，而常赦所不原也。或曰：今之梦寐中而常魇者，似有鬼神所附之状，何也？曰：然。梦寐间常魇者，盖火起于下而痰闭于上，心血亏欠而心神失守故尔。岂有鬼神所附之理哉？贤者愿无惑焉。

或问：古者医家有禁咒一科，今何不用？曰：禁咒科者，即《素问》魂经①科也，立教于龙树居士，为移精变气之术耳。可治小病，或男女人神庙惊惑成病，或山林溪谷冲斥恶气。其证如醉如痴，如②为邪鬼所附，一切心神惶惑之证，可以借咒语以解惑安和③而已。古有龙树咒法之书行于世，今流而为师巫，为降童，为师婆，而为搧惑④人民、哄吓取财之术。噫！邪术惟邪人用之，知理者勿用也。

或问：丹溪所谓有外感挟内伤者，有内伤挟外邪者，其证何如而见，当以何法而治？请详以语之。假如先因劳役过度，饮食失节，而其体已解㑊，又为感冒风寒而作，其证必恶寒发热，头身俱痛，右手气口及关脉则大于左手人迎及关脉二倍，而两手阳脉俱有紧盛之势，此内伤重而外感轻，谓之内伤挟外邪也。治法必以东垣补中益气汤为主，加以防风、羌活、柴胡之类。或先以秋冬之月触冒风寒，郁积已久欲发未发之间，而加之饮食劳倦触动而发，其证必大恶风寒，头身大痛而大发热，左手人迎及关中脉则大于右手气口及关脉一二倍，而两手阳脉亦各有紧盛之势，此外感重而内伤轻，谓之外感挟内伤也。治法必以仲景《伤寒论》六经见证之药为主治，少加以补中益气⑤之剂。夫外感重者，宜先

---

① 魂经：《医学正传·医学或问》作"祝由"。
② 如：原作"无"，据《医学正传·医学或问》改。
③ 和：《医学正传·医学或问》作"神"。
④ 搧惑：煽动诱惑。
⑤ 益气：《医学正传·医学或问》作"健脾"。

攻而后补<sup>攻者，汗、下之类</sup>；内伤重者，宜先补而后攻；二证俱重，宜攻补兼施。或曰：劳倦、饮食二者俱甚而为大热之证，欲补则饮食堵塞胸中恐愈增饱闷，欲消导则恐元气愈虚而病益甚，其将何法以处治乎？曰：此正王安道所论"不足中之有余证"也，必宜攻补兼施。以补中益气汤，间与丹溪导痰补脾饮，加神曲①、麦芽之属；甚者以东垣枳实导滞丸之类，与补中益气汤间而服之，食去而虚证亦除，是亦攻补兼施之法也。医者诚能斟酌权宜而处治之，无有不安之理也。

或问：人之寿夭，各有天命存焉，凡人有生必有死，自古皆然，医何益乎？曰：夫所谓天命者，天地父母之元气也，父为天，母为地，父精母血盛衰不同，故人之寿夭亦异。其有生之初，受气之两盛者，<sup>父母元气皆壮盛也，余仿此。</sup>当得上中之寿；受气之偏盛者，当得中下之寿；受气之两衰者，能保养仅得下寿，不然多夭折。虽然，又不可以常理拘泥论也。或风寒②暑湿之感于外，饥饱劳役之伤乎内，岂能一尽乎所禀之元气耶？故上古神农氏尝百草，制医药，乃欲扶植乎生民各得尽乎天年也。今时人③有不信医而信巫枉死者，皆不得尽乎正命而与岩墙桎梏死者何异焉？或曰：今之推命者，皆以所生日时之天上星辰，推算其生死安危，无不节节应验。子以父母之元气为天命，恐非至当之语。曰：天人之理，盛衰无不吻合，如河出图，洛出书，圣人取以画八卦而成《易》书。凡人之一动一静，与夫吉凶消长之理、进退存亡之道，用之以卜筮，毫发无差。虽然，圣贤谆谆教诲，必使尽人事以副天意，则凶者化吉，亡者得存，未尝令人委之于天命也。传曰：修身以俟命而已矣。是故医者可以通神明而权造化，能使夭者寿而寿者仙，医道其可废乎！

或问：先哲谓诸痛为实，诸痒为虚。丹溪亦曰诸痛不可用参、

---

① 曲：原作"面"，据《医学正传·医学或问》改。
② 寒：原作"痰"，据《医学正传·医学或问》改。
③ 时人：原作"野人"，据《医学正传·医学或问》改。

芪。盖补其气，望不通而痛愈甚。然则凡病痛者，例不可用参、芪等药乎？曰：已上所论诸痛，特指其气实者为言耳。如暴伤风寒，在表作痛；或因七情九气怫郁不得宣通而作痛者，固不可用补气药也。若夫劳役伤形，致身体解㑊而作痛者；或大便后及大泻痢后气血虚弱，身体疼痛及四肢麻痹而痛；或妇人产后气血俱虚，致身体百节疼痛等病，其可不用参、芪等补气药乎？学者毋执一也。

或问：寸、关、尺三脉部位，既得闻命矣。外有人迎、气口、神门三脉，其位安在？请明以告我。曰：按《活人书》，左手关前一分，人迎是也；右手关前一分，气口是也。又按《脉经》，谓左手人迎以前寸口脉，即知人迎在病人左手关前寸后之位，诊者左手食指与中指两岐之间是也。又谓右手气口以前寸口脉，即知气口在病人右手关前寸后之位，诊者左手食指与中指两岐之间是也。经又曰：两手神门以后尺中脉。即知神门各在病人两手关后尺前之位，诊者中指与无名指两岐之间是也。今人多不识此，或指人迎于左关，或指人迎于左寸，或指气口于右关，或指气口于右寸，或指神门于两关相对者，皆非也。学者可不审乎？

或问：药性有相畏、相恶、相反，而古方多有同为一剂而用者，其理何如？曰：若夫彼①畏我者，我必恶之；我所恶者，彼必畏我。盖我能制其毒而不得以自纵也。且如一剂之中，彼虽畏我，盖主治之能在彼，故其分两，当彼重我轻，略将以杀其毒耳。设我重彼轻，制之太过，则尽夺其权而治病之功劣矣。然药性各有能毒，其所畏者畏其能②，所恶者恶其毒耳。如仲景制小柴胡汤，用半夏、黄芩、生姜三物同剂，其半夏、黄芩畏生姜，而生姜畏③黄芩、半夏，因其分两适中，故但制其慓悍之毒，而不减其退寒热之能也。其为性相反者，各怀酷毒，如两仇相敌，决不与之同

---

① 彼：原作"性"，据《医学正传·医学或问》改。
② 能：原作"饱"，据《医学正传·医学或问》改。
③ 畏：《医学正传·医学或问》作"恶"。

队也。虽然，外有大毒之疾，必用大毒之药以攻之，又不可以常理论也。如古方感应丸用巴豆、牵牛同剂，以为攻坚积药；四物汤加人参、五灵脂辈，以治血块；丹溪治尸瘵，二十四味莲心散，以甘草、芫花同剂，而谓妙处在此。是盖贤者真知灼见方可用之，昧者固不可妄试以杀人也。夫用药如用兵，善用者置之死地而后存，若韩信行背水阵也，不善者徒取灭亡之祸耳，可不慎哉！

或问：当归一物，雷公谓头破血，身和血，尾止血。东垣又云头止血，身养血，尾破血。二说不同，岂无归一之论乎？请明以告我。曰：东垣曰当归者，使气血各有所归之功之号也，盖其能逐瘀血、生新血，使血脉通畅，与气并行，周流不息，故云然。又曰：中半已上，气脉上行，天气主之；中半已下，气脉下行，地气主之；身则独守乎中而不行也。故人身之法象，亦犹是焉。予谓瘀血在上焦与上焦之血少，则用去芦上截；瘀血在下焦与下焦之血虚，则用下截之尾；若欲行中焦之瘀与补中焦之血，则用中一段之身。非独当归，他如黄芩，用上截之虚者以降肺火，用下截之实者以泻大肠之火，防风、桔梗之类亦然。此千古不易之定论也，学者详之。

或问：黄柏、地黄之类，俱忌铁器蒸捣，何欤？曰：夫地黄、黄柏之类，皆肾经药也。钱仲阳谓：肾有补而无泻。又曰：虚者补其母，实者泻其子。盖肾乃阴中之少阴，为涵养真元之水脏，其所以忌铁器者，防其伐木泻肝，恐子能令母虚也。竟无他说。

或问：本草所载竹茹、竹叶及烹竹沥，皆云用淡竹。夫竹类颇多，未审何竹名为淡竹耶？曰：东坡苏公之方有云：淡竹者，对苦竹为文，除苦竹之外，皆淡竹也。我丹溪先生常用草筀，俗名雷竹，此淡中之淡者也。此竹又名甜竹，以其笋之味甜也。别有一种水竹，其笋味纯淡。故已上二竹，皆可入药用，缘二笋俱无枞辣①之味，故知其无毒故也。如无二竹，晚筀竹亦可代用，余

① 辣：原作"疾"，据《医学正传·医学或问》改。

竹皆不可用也。

　　或问：岭表烟瘴之地，其俗平居无病之人，朝夕常噬槟榔，云可辟除山岚瘴气之疾。吾儒有仕于彼地者，亦随其俗而噬之，果有益乎？否乎？曰：按本草槟榔味辛气温，为纯阳之物，善驱逐滞气，散邪气，泄胸中至高之气，除痰癖下行，以治后重脱肛之症。如果有已上诸疾，用之以佐木香、苍①术等药，无不应验。若无病冲和胃气，朝夕无故猛噬，吾恐反泄真气，非徒无益而又害之是也。呜呼！因习之弊，死而无悔者焉。罗谦甫②曰：无病服药，如壁里添柱。诚哉是言也！尝闻③用药如用兵，朝廷不得已而用之，以御寇耳；若无寇可平，而无故发兵，不惟空费粮饷，抑且害及于无辜之良民也。戒之戒之！

　　或问：妇人产后诸疾，古方多用四物汤加减调治。我丹溪先生独谓芍药酸寒，能伐发生之气，禁而不用，何欤？曰：新产之妇，血气俱虚之甚，如天地不交之否，有降无升，但存秋冬肃杀之令，而春夏生发之气未复，故产后诸症，多不利乎寒凉之药，大宜温热之剂，以助其资始资生之化源也。盖先哲制四物汤，方以川芎、当归之温，佐以芍药、地黄之寒，是以寒温适中，为妇人诸疾之妙剂也。若或用于产后，必取白芍药以酒重复制炒，去其酸寒之毒，但存生血活血之能，胡为其不可也？后人传写既久，脱去制炒注文，丹溪虑夫俗医卤莽，不制而用之，特举其为害之由以戒之耳。若能依法制炒为用，何害之有哉？学者其可不知此乎？

----

　　①　苍：《医学正传·医学或问》作"芩"。
　　②　甫：原作"用"，据《医学正传·医学或问》改。
　　③　闻：原作"问"，据《医学正传·医学或问》改。

# 一　卷

## 脉　赋<sub>王叔和</sub>

**欲测病兮死生，须详脉兮有灵。**

脉理通乎神明，可推测疾病之死生。

**左辩①心肝之理，右察脾肺之情。**

左手寸部心脉，关部肝脉；右手寸部肺脉，关部脾脉。

**此为寸关所主，**

已上脏腑主于两手寸口关中。

**肾即两尺分并。**

肾，时忍反，上声。肾有两枚，分居两手尺部。左为肾，右为命门。

**三部五脏易识，七诊九候难明。**

易，去声。三部，寸、关、尺是也。五脏，心、肝、脾、肺、肾也。七诊九候之法，并详载于图局。

**昼夜循环荣卫，须有定数。**

血为荣，气为卫。荣行脉中，卫行脉外，循环无端，一日一夜，周流于身五十度，故为定数。详见《难经》。

**男女长幼大小，各有殊形。**

长，上声。男脉寸强尺弱，女脉寸微尺盛；老人脉濡而缓，幼人脉数而急；肥壮者细实，羸瘦者长大。是各有异形，皆得其正候，故为之平脉。反此者为病脉也。

**复有节气不同，须知春夏秋冬。**

复，扶又反。五日为候，三候为气，三气为一节。一岁三百六十日，共有七十二候，二十四气，八节之令，与夫春夏秋冬四

---

① 辩：通"辨"，分别、辨别。《易传·系辞上》："辩吉凶者存乎辞。"高亨注："辩借为辨，别也。"《脉诀大全·脉赋》作"辨"。

时之更端，各有所主之不同也。

**建寅卯月兮木旺，肝脉弦长以相从。**

正月建寅，二月建卯，足少阳胆经木旺之时，与足厥阴肝木相为表里。木当春而发生，其脉来弦而长。

**当其巳午，心火而洪。**

四月巳，五月午，手太阳小肠脉与手少阴君火心脉相为表里。火性上炎，其脉来当洪大。

**脾属四季，迟缓为宗。**

脾属足太阴土之经，与足阳明胃经为表里。土性厚重，寄旺于四季辰戌丑未之月。当此之时，脉来和缓。

**申酉是金为肺，微浮短涩宜逢。**

涩，音色。七月申，八月酉。手太阴肺金之旺，与手阳明大肠为表里。金性轻浮，故脉来短涩而微浮。

**月临亥子，是乃肾家之旺。得其沉细，各为平脉之容。**

十月亥，十一月子。足少阴肾水之旺，与足太阳膀胱为表里。水性下流，脉来沉细而滑。

**既平脉之不衰，**

已上五脏之脉，四时随经所旺而不衰，故各得其平。

**反见鬼兮命危。**

若心见沉细，肝见短涩，肾见迟缓，肺见洪大，脾见弦长，皆为鬼贼之相克，故为死候。

**子扶母兮瘥速，**

若心见缓、肝见洪、肺见沉之类，此子扶养于母，是相生之道，虽病易瘥。

**母抑子兮退迟。**

肾病传肝、肝病传心之类，此母来抑子，病虽不死，然稽延难愈也。刘氏①曰：即肾得短涩，肝得沉滑，心得弦长，为之虚邪

卷一

一二一

---

① 刘氏：其人不详，待考。本卷"刘氏曰"的内容，不见于《脉诀大全》，疑为聂氏依据刘氏之书而补入。

是也。

**得妻不同一治，生死仍须各推。**

我克者为妻。假如心得肺脉，谓夫得妻脉也。然妻来乘夫，虽不为正克，生死各有推断。解见下。

**假令春得肺脉为鬼，得心脉乃是肝儿；肾为其母，脾则为妻。**

五行木、火、土、金、水相生也，木、土、水、火、金相克也。假如春属木，见肺金脉为克我之鬼；见心火脉，是我生之子也；见肾水，生我之母也；见脾土，我乘之妻也。

**春得脾而莫疗，冬见心而不治。夏得肺而难瘥，秋得肝亦何疑。**

《诀》云：春中若得四季脉不治，多应病自除。是为微邪也，故病不治自愈。此言春得脾而莫疗，反以微邪为可畏，何耶？盖春中独见脾脉，土乘木衰，土乘则生金来克木故也。假如春中肝脏之脉弦而缓，弦是本脉尚存，虽脾土或乘之，此则为微邪，不足虑也。若本脉全无而独见脾缓之脉，此为害也。上文所谓"得妻不同一治"，正此谓欤。夏秋冬皆仿此类推。若本经脉全无，便不可以微邪论，故皆言不可治也。

**此乃论四时休旺之理，明五行生克之义①。**

此结上文之意。

**举一隅而为例，则三隅而可知。**

一理既明，诸义皆通。

**按平弦而若紧，欲识涩而似微。浮芤其状相反，沉伏殊途同归。洪与实而形同仿佛，濡与弱而性带依稀。**

各脉形状，详见第三卷各脉指法主病之下。然弦与紧、涩与微、浮与芤、洪与实皆颇相似，但主病各不同。沉与伏②虽异，主病颇同；濡与弱脉，其性形依稀，主病颇相似。

**先辩此情，后论其理。更复通于药性，然后可以为医。**

① 义：原作"仪"，据《脉诀大全·脉赋》改。
② 伏：此后《脉诀大全·脉赋》有"形证"二字。

论五行生克之情，察六脉实虚之理，又能精通药性，则补泻之法无差，然后方可言为医。

**既已明其三部，须知疾之所有。**

脉理既明，则知病之所主。此则提起下文三部之义。

**寸脉急而头痛，弦为心下之咎，紧是肚痛之癥，缓即皮顽之候。微微冷入胸中，数数热居胃口。滑主壅多，涩而气少。胸连胁满，只为洪而莫非；䐜①引背疼，缘是沉而不谬。**

癥，癖气之积也。皮顽，麻痹也。壅，膈间满塞也。䐜，胸膊满闷也。谬，欺误也。此一节论寸口诸脉之所主病。

**更过关中，浮缓不餐；紧牢气满，喘急难痊。弱以数兮胃热，弦以滑兮胃寒。微即心下胀满，沉兮膈上吞酸。涩即宜为虚视，沉乃须作实看。下重缘濡，女萎散疗之在急；水攻因伏，牵牛汤泻则令安。**

弱为虚阳，数为实阳②，二脉兼形于关上，主胃口心隔烦热。弦与滑虽属七表之阳脉，关中见之，主胃经寒怯而厥逆也。关濡，主腰脚下焦虚重；关伏，主脾元蕴结为癥，聚以成水气。此一节论关中诸脉之所主病。

**尔乃尺中脉滑，定知女经不调。男子遇此之候，必主小腹难消。伏脉谷兮不化，微即肚痛无憀③。弱缘胃热于上壅，迟是寒于下焦。胃冷呕逆涩候，腹胀阴疝弦牢。紧则痛居其腹，沉乃疾在其腰。濡数浮𥚃皆主小便赤涩。细详如此之候，何处能逃？**

憀，赖也。疝，小便之疾。此一节论尺脉之所主病。

**若问女子，可因尺中不绝，胎脉方真。**

不绝，谓脉滑也。肾居尺中，女子系胞之所。滑脉主血盛，

---

① 䐜：通"愤"。积满，憋闷。《素问·至真要大论》："诸气䐜郁，皆属于肺。"王冰注："䐜，谓䐜满。"

② 阳：原作"阴"，据《脉诀大全·脉赋》改。

③ 憀（liáo 辽）：依赖，寄托。

乃女子有孕之候也。

**太阴洪而女孕，太阳大而男娠。**

太阴指右手，太阳指左手，谓手与足之太阴皆在右手，手与足之太阳皆在左手也。

**或遇俱洪而当双产，此法推之其验若神。**

或两手俱洪，阴阳俱盛，是一男一女双生之候。

**月数断之，各依其部。假令中冲若动，此乃将及九旬。**

《灵枢经》曰：中冲，应足阳明胃；少冲，应手太阳小肠；太冲，应手阳明大肠。故知中冲主三四月，少冲主五六月，太冲主七八月。今则中冲足阳明胃脉连胞络之脉，滑疾而来，是知受妊三个月也。余经仿此，故言各依其部。

**患者要知欲死，须详脉之动止。**

此以下论脉之死候，复以可动止之脉而结乎篇终者。

**弹石劈劈而又急，解索散散而无聚。**

劈劈，逼迫之貌。弹石之脉，若坚硬之物击①于石劈劈然，殊无息数。此肝元已绝，胃气空虚故也。解索之脉，犹索之解散，在筋肉上数动散乱而不能复聚。缘精枯血竭，心肾俱绝也。

**雀啄顿木而又住，屋漏将绝而复起。**

雀啄之状，来而急数，频绝而止，良久准前复来，如雀之啄食，谓来三而去一也。屋漏之状，如屋之漏滴，不相连续，或来或止，滴于地而四畔溅起之貌。皆缘脾元已败，胃气乏绝，谷气俱尽，故见此两脉也。

**虾游苒苒②而进退难寻，鱼跃澄澄而迟疑掉尾。**

虾游之脉，若虾之游水面，苒苒然不动，瞥然惊撞而去，杳然不见也，须臾指下又复准前。鱼跃，又曰鱼翔，如鱼游水面，

---

① 击：原作"系"，据《脉诀大全·脉赋》改。

② 苒苒（rǎn 染）：渐渐。

头不动而尾缓摇，倏然而澄①没也。皆缘元气已绝，荣卫两亡，五脏俱败，不日而死矣。

**嗟夫！遇此之候，定不能起，纵有九丹，天命而已。**

此结上文死脉有六，喻其不可治也。

**复有困重沉沉，声音劣劣，寸关虽无，尺犹不绝。往来息均，踝中不歇。如此之流，何忧殒灭？**

沉沉，神昏也。劣劣，气少也。无，谓无脉也。不绝，谓犹有脉也。息均，息数调均也。踝中不歇，谓太溪之脉动而不止也。流，类也。殒，死也。

**经文具载，树无叶而有根；人困如斯，垂死乃当更治。**

谓②上文人之有尺脉，犹树之有根，枝叶虽枯槁③，根本将自生。脉有根本，人有元气，故知不死也。

## 诊脉法

凡诊脉，男先诊乎左者，为其左属阳，阳数顺行，自东而西，所以先左而后右也；女属阴，阴数逆行，自西而东，故先右而后左也。男女左右先后之法，盖体其阴阳逆顺耳，并男女为左右法则是也。

---

① 澄：疑作"沉"。

② 谓：此前《脉诀大全·脉赋》有"经文谓《十四难》曰：上部无脉，下部有脉，虽困，无能为害也"二十二字。

③ 槁：原作"机"，据《脉诀大全·脉赋》改。

**左手脉图像**

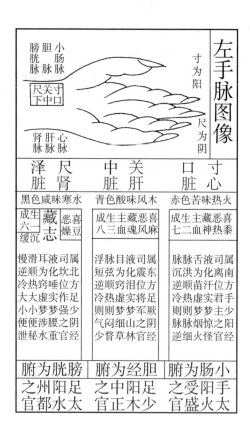

左手脉图像

寸为阳　尺为阴

膀胱脉　胆脉　小肠脉
尺关寸
下中口
肾脉　肝脉　心脉

| 泽 尺<br>脏 肾 | 中 关<br>脏 肝 | 口 寸<br>脏 心 |
|---|---|---|
| 黑色咸味寒水 | 青色酸味风木 | 赤色苦味热火 |
| 成生六一缓沉　藏志　恶燥喜豆 | 成生八三血魂风麻　主藏恶喜 | 成生七二血神热黍　主藏恶喜 |
| 慢滑耳液司属<br>逆顺为化坎北<br>冷热窍唾位方<br>大大虚实作足<br>小小梦梦强少<br>便便涉腰之阴<br>泄秘水重官经 | 浮脉目液司属<br>短弦为化震东<br>逆顺窍泪位方<br>冷热虚实将足<br>则则梦梦军厥<br>气闷细山之阴<br>少督草林官经 | 脉脉舌液司属<br>沉洪为化离南<br>逆顺苗汗位方<br>冷热虚实君手<br>则则梦梦主少<br>脉脉烟惊之阳<br>逆细火怪官经 |
| 腑为胱膀<br>之州阳足<br>官都水太 | 腑为经胆<br>之中阳足<br>官正木少 | 腑为肠小<br>之受阳手<br>官盛火太 |

**右手脉图像**

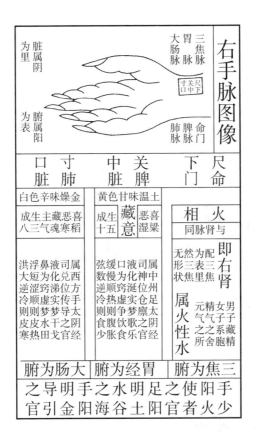

右手脉图像

三焦脉　胃脉　大肠脉
寸关尺　口中下

为脏属阴　为里
为腑属阳　为表

命门　脾脉　肺脉

| 口寸 脏肺 | 中关 脏脾 | 下尺 门命 |
|---|---|---|
| 白色辛味燥金 | 黄色甘味温土 | 相火 与肾脉同 |
| 成生主藏恶喜<br>八三气魂寒稻 | 藏意　成生十五　恶喜湿梁 | 即右肾 |
| 洪浮鼻液司属<br>大短为化兑西<br>逆涩窍涕位方<br>冷顺虚实传手<br>则则梦梦导太<br>皮皮水干之阴<br>寒热田戈官经 | 弦缓口液司属<br>数慢为化神中<br>逆顺窍涎位州<br>冷热虚实仓足<br>则则争梦廪太<br>食腹饮歌之阴<br>少胀食乐官经 | 无然为配<br>形三表三<br>状焦里焦<br>属火性水<br>男女子 元精气<br>子系胞 气之所舍<br>藏精 |
| 腑为肠大 | 腑为经胃 | 腑为焦三 |
| 之导明手<br>官引金阳 | 之水明足<br>海谷土阳 | 之使阳手<br>官者火少 |

## 三部九候之图

**三部九候之图**

| 三部 | | |
|---|---|---|
| 上部天以候头角之气 | 头角 | 头：动两额动两颞颥脉在额前；眼：少阳脉在耳前；眼：阳明脉络两旁 浮中沉 |
| 上部人以候耳目之气 | 耳目 | 鼻耳眼眼 |
| 上部地以候口齿之气 | 口齿 | |
| 上部法天应寸口 | | |
| 中部天以候肺 | 肺 | 肺：手太阴脉在掌后寸口中 浮中沉 |
| 中部人以候心 | 心 | 齿喉咽 |
| 中部地以候胸中气 | 胸 | 心：手少阴脉在掌后神门后锐骨之分手；大指次指之分 |
| 中部法人应关中 | | 肺心胸 |
| 下部天以候肝 | 肝 | 肝：足厥阴脉在足大指本节后二寸陷中；妇人在太冲 浮中沉 |
| 下部人以候脾胃之气 | 脾胃 | 脾：足太阴脉在鱼腹上越两筋间直膝内；胃：足阳明脉在足跗上冲阳 |
| 下部地以候肾 | 肾 | 肾：足少阴脉在足内踝后跟骨上陷中太溪 |
| 下部法地应尺下 | | 肝脾肾 |

## 十二脉形状相类图

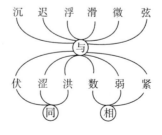

弦 微 滑 浮 迟 沉
与
紧 弱 数 洪 涩 伏
相　　同

## 十六脉形状相反图

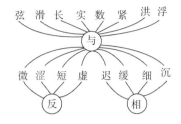

弦 滑 长 实 数 紧 洪 浮

与

微 涩 短 虚 迟 缓 细 沉

反　　　相

### 七表脉形候歌

浮如指下捻葱叶，芤则中虚有两头。

滑似动珠来往利，实向浮中取次求。

弦若筝弦时带数，紧伏①琴弦促轸留。

洪举有余来极大，七阳为表定其由。

### 八里脉形候歌

沉若烂绵寻至骨，微于指下细如丝。

缓小于迟来往慢，涩则如刀刮竹皮。

迟重欲寻来隐隐，伏潜骨重似来时。

濡凑指边还怯怯，弱按轻锦重不知。

### 七表八里候病歌

浮风芤血滑多痰芤音抠，实热弦牢紧痛间。

洪热微寒脐下痛②，沉因冷痛缓肤顽。

涩则伤精阴血败，又闻迟冷伏相干。

濡多虚汗偏宜老，弱是阳虚骨体酸。

### 九道脉形状歌诀

迢迢长脉似持竿，短脉指中不及间。

虚则举寻皆不足，并居寸数促无宽。

---

① 伏：原作"向"，据《脉诀大全·七表脉图》改。《普济方·方脉总论·论七表形候歌》言："尺，紧伏琴弦促轸留。紧者阳也，主三阳并盛，风气搏击，伏于阳络之候也。"

② 痛：《脉诀大全·八里脉图》作"积"。

结脉缓时来一止，代来中止不能还。

牢实寻无按却有，水中摩石动漫漫。

细细极微知似线，脉分九道见多般。

外有数脉来往速，须明大脉似洪看。

**七表脉图**

七表脉图（属阴）

| 属阴 | 洪 | 紧 | 弦 | 实 | 滑 | 芤 | 浮 |
|---|---|---|---|---|---|---|---|
| 主病 | 主热头疼 | 主风痛 | 目疼筋急 | 心热 | 呕逆生风 | 失血淋沥 | 肺脏风 |
| 寸口（右／左） | 心胸热闷 | 咳嗽逆冷／心痛 | 肠中秘结／头痛心悬 | 皮燥唾黏／面赤生黏 | 皮毛枯焦／心热舌强 | 胸中积血／胸暴血 | 咽燥鼻塞疼／风燥热头疼 |
| 关中（右／左） | 翻胃吐食 | 脾痛欲／筋脉拘急 | 脾败不食／痃癖 | 心痃痛／癖之热 | 鼻头热口臭 | 肠吐血／目暗痛 | 胃虚消渴／目赤昏痛 |
| 尺下（右／左） | 脚疼溺涩 | 绕脐结痛／耳聋 | 肾脏风／腹痛腰重 | 小便秘／小便不禁 | 水停下焦／脾弱腰痛 | 小遗脓血 | 大便秘／耳聋 |

八里脉图

| 属阴 | 微 | 沉 | 缓 | 涩 | 迟 | 伏 | 濡 | 弱 |
|---|---|---|---|---|---|---|---|---|
| 主病 | 凝血崩漏 | 冷生气 | 脾热 | 血不足 | 冷生气 | 毒气积谷 | 下元冷惫 | 风与气运 |
| 寸口（右／左） | 右：虚寒上壅，心腹满　左：心寒，目生花 | 右：咳痛气嗽　左：心痛气短 | 背项痛 | 心肺虚弱 | 上焦虚寒 | 积气胸中 | 虚弱盗汗 | 阳气虚乏 |
| 关中（右／左） | 右：心腹满　左：目生花 | 气短心痛癖 | 气结腹痛 | 水谷不化（胁肋胀满） | 中焦寒痛 | 肠癖目瞑 | 气衰愁散 | 筋痿气短 |
| 尺下（右／左） | 右：弱细腰重　左：盗汗泄泻肠鸣 | 肾虚耳鸣 | 肾虚耳鸣 | 逆冷肠鸣疝（泄泻） | 下焦冷极 | 泄停泻食 | 恶寒骨痿 | 皮痛气乏 |

# 九道脉图

| 图 脉 道 九 | | | | | |
| --- | --- | --- | --- | --- | --- |
| 长阳 | 虚阴 | 结阴 | 代阴 | 细阴 | 数阳 |
| 浑身壮热坐卧不安 | 心中恍惚力少惊多 | 脾旁积气胸满烦燥 | 正气已散五脏败绝 | 胫酸髓冷乏力泄精 | 心热狂言呕吐烦渴 |
| 短阴 | 促阳 | 牢阴 | 动阴 | 附数大二脉于后 | 大阳 |
| 三焦气壅宿食不消 | 积聚气瘕涩滞不行 | 水火相形骨痛气促 | 四体虚劳崩中血痢 | | 专主病进重阳者狂 |

七死脉图

## 七死脉图

| 釜沸 | 鱼翔 | 虾游 | 屋漏 | 雀啄 | 解索 | 弹石 |
|---|---|---|---|---|---|---|

**七死脉形状歌**

指下如汤涌沸时
尾掉摇摇头不动
去疾来迟无逼逼
三阳谷气九空虚
散乱还同解索形
虾游状若蛤蟆游
雀啄连连来数急
欲知心绝并荣绝
更看肺枯并胃绝
指下浑然如转豆

**又云十死今附之**

旦占夕死定无疑
鱼翔肾绝亦如期
命绝脉来如弹石
胃气分明屋漏滴
髓竭骨枯见两尺
魂去行尸定主忧
脾元谷气是难留
如鸡啄食细推求
如麻戚促至无休
三元正气已漂流

## 七诊之法 沉中浮

| 七诊之法 | |
|---|---|
| 一静其心 存其心也 | |
| 二忘外意 无思虑也 | |
| 三均呼吸 定其气也 | |
| 四 轻指于皮肤之间探其腑脉 浮也 | |
| 五 微重指于肌肉间取其胃气 中也 | |
| 六 以取其脏脉 沉指于骨之间 沉也 | |
| 七察病人脉息数来也 | |
| 太过为大、为长、为实、为紧、为弦、为浮、为芤、为滑。 | |
| 不及为细、为短、为虚、为濡、为弱、为沉、为伏、为涩。 | |
| 胃气 凡脉不大、不细、不长、不短、不浮、不沉、不滑、不涩、应手中和、意思忻忻难以名状者,胃气也。 | |

图说

七诊者,医家诊脉之法。《脉赋》云:……七诊九候难明。……盖叔和欲医家先明此理,然后易为辨脉体状。后之注者,以为七脉谓独大、独小、独寒、独热、独迟、独疾、独陷。为七诊者,犹方底而圆盖不相合矣。所谓七脉者,自是一家其法,非此七诊之法也。详见《脉赋》吴仲广所注云。

诊五脏动数止脉

## 诊五脏动数止脉

**诊心部脉　诊肝部脉　诊肾部脉　诊肺部脉　诊脾部脉**

各就本部算起，动脉循环于五脏之中，周而复始，循遇何脏而得止脉，则以止脉之脏断其吉凶。如遇四十五动之中，而无止脉见者，则是无病也。

| 诊心部脉 | 诊肝部脉 | 诊肾部脉 | 诊肺部脉 | 诊脾部脉 |
|---|---|---|---|---|
| 一动心 | 一动肝 | 一动肾 | 一动肺 | 一动脾 |
| 二动脾 | 二动心 | 二动肝 | 二动肾 | 二动肺 |
| 三动肺 | 三动脾 | 三动心 | 三动肝 | 三动肾 |
| 四动肾 | 四动肺 | 四动脾 | 四动心 | 四动肝 |
| 五动肝 | 五动肾 | 五动肺 | 五动脾 | 五动心 |

| 六动 | 七动 | 八动 | 九动 | 十动 |
|---|---|---|---|---|
| 六 | 七 | 八 | 九 | 十 |
| 十一 | 十二 | 十三 | 十四 | 十五 |
| 十六 | 十七 | 十八 | 十九 | 二十 |
| 二十一 | 二十二 | 二十三 | 二十四 | 二十五 |
| 二十六 | 二十七 | 二十八 | 二十九 | 三十 |
| 三十一 | 三十二 | 三十三 | 三十四 | 三十五 |
| 三十六 | 三十七 | 三十八 | 三十九 | 四十 |
| 四十一 | 四十二 | 四十三 | 四十四 | 四十五 |

四时五脏平脉图

**四时五脏平脉图**

| 四时 | 心脉 | 肝脉 | 肾（同命门） | 肺脉 | 脾脉 |
|---|---|---|---|---|---|
| 春 | 弦而（洪浮） | 弦而长 | 弦而（滑沉） | 弦而（浮微） | 弦而缓 |
| 夏 | 洪而大（洪散） | 洪而（长弦） | 洪而（滑沉） | 洪而（涩浮） | 洪而（缓迟） |
| 四季 | 缓而洪 | 缓而弦 | 缓而（濡沉） | 缓而（涩浮） | 大缓而慢 |
| 秋 | 浮而洪 | 浮而（细弦） | 微而滑 | 浮而（涩短） | 浮而（大缓） |
| 冬 | 沉而洪 | 沉而弦 | 沉而滑 | 沉而涩 | 沉而缓 |

歌云：春中若得四季脉而不治者，多应病自除，是微邪也。《脉赋》云：春得脾脉而莫疗，何也？是春中独见脾脉，土乘木故也。假如春中肝脏之脉弦而缓，是本脉尚存，则为微邪，不足虑。若本脉全无，而独见脾脉，此为害也。余脏可以其类而推。

**五邪脉图**

| | 冬 | 秋 | 四季 | 夏 | 春 | |
|---|---|---|---|---|---|---|
| 顺候常平 无邪无病 | 细沉而滑 | 涩浮而短 | 缓慢而大 | 洪浮而散 | 弦 | 正邪 |
| 克贼 反候 | 缓大 | 浮洪 | 弦 | 沉细 | 涩浮而短 | 贼邪 |
| 从后来者 名为虚邪 | 涩浮而短 | 缓慢而大 | 浮洪 | 弦 | 细沉而滑 | 虚邪 |
| 从前来者 名为实邪 | 弦 | 细浮而滑 | 涩浮而短 | 缓大 | 浮洪 | 实邪 |
| 妻不胜夫 名为微邪 | 浮洪 | 弦 | 细浮而滑 | 涩浮而短 | 缓大 | 微邪 |

歌曰

顺候是无邪，四时同若此。
贼脉问五行，反候终言死。
虚则补其母，实则泻其子。
不克彼是微邪，病自愈。

**诸病脉生死候**

## 诸病脉生死候

| 诸 | 病 | 脉 | 生 | 死 | 侯 |
|---|---|---|---|---|---|

**阳毒** 狂言乱烦躁下痢
**阴毒** 身体重背腹痛弦
**伤寒热病** 洪大者生 沉细者死

**头痛** 短涩者死 浮滑者生
**腹胀** 虚小者死 浮大者生弦
**下痢** 微小者生 洪大者死

**癫狂** 沉实者生 微洪者死
**消渴** 数大者生 虚小者死
**水气** 沉细者死 浮大者生

**霍乱** 微迟者死 浮洪者生
**鼻衄** 浮滑者生 沉细者死
**心痛** 浮细者生 沉大者死

**中风** 迟浮者吉 急实者死
**喘急** 短细者死 浮滑者生
**唾血** 浮弱者生 沉大者死

**浮肿** 微细者死 浮大者生
**中恶** 浮缓者生 沉细者死
**金疮** 微数者生 紧急者死

**中毒** 微洪者生 细数者死
**咳嗽** 沉伏者生 浮濡者死
**久泻** 微细者生 浮洪者死

**瘰瘵** 紧浮滑者难 虚大者吉
**积气** 虚牢强者吉 沉紧者死
**多汗** 虚小者生 紧数者死

**呕吐** 实大者难 虚弱者吉
**新产** 大缓滑者生 弦急者死
**产后热病** 沉细者吉 弦滑者死

**诸失血** 沉细洪实者凶 浮洪者吉
**内实** 沉细者吉 洪大者凶
**内虚** 浮大者凶 沉细者吉

**内外虚** 沉实者凶 滑涩者吉
**肠癖** 涩细者凶 滑大者吉

## 五脏积气病脉图

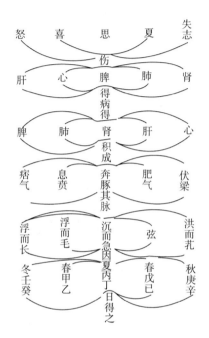

## 诸穴法图

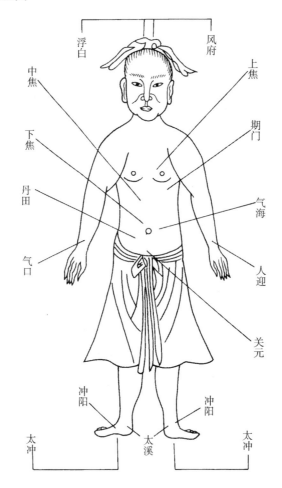

浮白　二穴，在耳后入发际一寸。缓脉歌云脑后三针痛即移，是此穴也。

三焦　上焦寄于胃上口，在心下下膈；中焦寄于胃中脘；下焦寄于胃下口，在脐下一寸。详见《诊脉入式歌》

期门　二穴，妇人屈①乳头向下尽处骨间，丈夫及乳小者以一指为率。一云，肥人乳下二寸，瘦人一寸五分。

---

① 屈：原作"属"，据《脉诀大全·诸穴法图》改。

**气海** 穴在脐下一寸半。气海者，男子生气之海。

**丹田** 穴在脐下三寸。《难经》疏：丹田在脐下三寸，即关元也。

**关元** 穴在脐下三寸，是小肠募①，足少阴、任脉之会，及阴阳之门户，人身之根本，精神之藏聚也。

**人迎** 左手关前一分是也，肝胆之位，脉紧盛，伤于寒。

**气口** 右手关前一分是也，脾胃之位，脉紧盛，伤于食。

黄帝曰：气口何以独为五脏主？岐伯曰：胃者，水谷之海，六腑之大源也，五味入口，藏于胃，以养五气。气口，太阴也，兼②属脾。是以五脏六腑之气味皆出于胃，变见于气口也。

人迎、气口，属太阴肺之经，而黄帝乃云人迎亦胃脉，何也？左手关前一分者，人迎之位；夹喉咙两旁者，人迎之穴。人迎之位属手太阴肺之经，人迎之穴属足阳明胃之经，故《素问》云人迎亦胃脉也。

人迎、气口在颈，法③象天地，要会始终之门户也。

**太冲** 穴在两足大指本节后二寸陷中动脉者是。一云寸半，足厥阴之所注。凡诊此脉，可决男子之死生，故号生死之门。

**太溪** 穴在足内踝后踝骨④上动脉陷中者，是少阴肾之经。男子以右肾为命门，女子以左肾为命门，主生死之要会。病人有命脉者即活，无者即死，故谓之命门脉也。

**冲阳** 其穴一名会源，在足跗上五寸骨间动脉上，去陷谷三寸者，是阳明胃之经。人受气于谷，谷入于胃，传与五脏六腑。脏腑皆受气于胃。其清者为荣，荣者血也；浊者为卫，卫者气也。荣行脉中，卫行脉外，阴阳相贯，如环无端。胃为水谷之海，主禀四时，皆以胃气为本，是谓四时之变病，死生之要会。凡病必

---

① 募：原作"属"，据《脉诀大全·诸穴法图》改。
② 兼：原作"胃"，据《脉诀大全·诸脉穴》改。
③ 法：此后原衍"在"，据《脉诀大全·诸脉穴》删。
④ 踝骨：《脉诀大全·诸脉穴》作"跟骨"。义同。

诊冲阳二脉①，以察其胃气之有无也。

**风府** 名舌本，在项后发际上一寸大筋肉宛宛②中。伤寒病，皆因风府起发。

## 诊脉候入式歌

**左心小肠肝胆肾，**

胆，都敢反。肾，时忍反。左手脉有三部，寸部、关部、尺部也。寸部，心脉、小肠脉所出；关部，肝脉、胆脉所出；尺部，肾脉、膀胱脉所出。不言膀胱者，歌之句包不尽也。

**寸部心经，**

脏也，属手少阴火。心者，一身之主，正南面而立，故谓君火，神明出焉。经曰：心重十二③两，上智之人有七窍三毛，盛精汁三合，主藏神。**小肠，**腑也，属手太阳火。重二斤十四两，长三丈二尺，广二寸半，径七分④，左回叠积十六曲，盛谷二斗零四升，水六升二⑤合，合之大半，受胃之谷而传入大肠。

**关部肝经，**

脏也，属足厥阴木。经曰：肝者，东方木也，木者春也，万物始生，其尚幼小，意无所亲，去太阴尚近，离太阳不远，犹⑥有两心，故有两叶，亦应木叶。肝重四斤四两，左有三叶，右有四叶，凡七叶。**胆经，**腑也，属足少阳木。经曰：胆在肝之短叶间，重三两三铢，盛精汁三合。

**尺部肾经，**

脏也，属足少阴水。经曰：肾重一斤二两，主藏志。又曰：

---

① 冲阳二脉：《脉诀大全·诸脉穴》作"卫阳"。
② 宛宛：真切可见，清楚的样子。
③ 十二：《脉诀大全·诊候入式歌》作"十一"。
④ 径七分：《脉诀大全·诊候入式歌》作"径八分分之少半"。
⑤ 二：《脉诀大全·诊候入式歌》作"一"。
⑥ 犹：原作"尤"，据《脉诀大全·诊候入式歌》改。

生气之源，谓肾间动气也。此五脏六腑之本，十二经脉之根，呼吸之门，三焦之源。一名守邪之神也。**膀胱经**，腑也，属足太阳水。《甲乙经》云：膀者，横也；胱者，广也。言其体横广而短，名曰水漕，又曰玉海。重九两二铢，纵广九寸，盛溺九升九合，口广二寸半。

**右肺大肠脾胃命。**

右手脉有三部，寸部肺脉、大肠脉所出；关部脾脉、胃脉所出；尺部命门脉、三焦脉所出。不言三焦者，亦在其间。

**寸部肺经，**

脏也，属手太阴金。经曰：肺重三斤四①两，六叶两耳，主藏魂。**大肠**，腑也，属手阳明金。大肠，即回肠也，以其回曲，因而名之。经曰：大肠重二斤十二两，长二丈一尺，广四寸，径一寸半，当脐右回叠积十六曲。盛谷一斗，水七升半。

**关部脾经，**

脏也，属足太阴土。经曰：脾者中州，故其脉在中。重二斤三两，扁广三寸，长五寸，有散膏半斤，主裹血，温五脏，主藏荣。**胃经**，腑也，属足阳明土。胃为水谷之海。经曰：胃重二斤十四两，纡曲屈伸，长二尺六寸，大一尺五寸，径五寸。容谷二斗，水一斗五升。

**尺部命门，**

命门者，配三焦为表里，属火。经曰：脏各有一耳，肾独有两者，何也？然。肾两者，非皆肾也，其左者为肾，右者为命门。命门者，诸精神之所舍，原气之所系也。故男子以藏精，女子以系胞，故知肾有一也。命门虽言属火，其气与肾通。

**女人反此背看之，尺脉第三同断病。**

男子尺脉常弱。若诊看女人脉，反用尺脉，常盛是正脉也，故男女皆以尺脉同断。又如，诊得男子尺脉盛，谓男得女脉为不足；诊得女人尺脉弱，谓女得男脉为太过。皆病脉也。是故女人

---

① 四：《脉诀大全·诊候入式歌》作"三"。

尺脉与男子尺脉常反，故云"反此背看之"。详见《难经》。

**心与小肠居左寸，肝胆同归左关定。**

**肾居尺脉亦如然，用意调和审安静。**

心脉、小肠脉居左手寸口，肝脉、胆脉居左手关部，肾脉、膀胱脉居左手尺部。心为君火之令，其性上炎，故居左手寸上；肾属水，其性下流，故居尺下尺部。肾水生关部肝木，肝木生寸口心火。医人用意调和自己之气息，以审察他人脉息之安静也①。

**肺与大肠居右寸，脾胃脉从关里认。**

**命门还与肾脉同，用心仔细须寻趁。**

肺脉、大肠脉居右手寸口；脾脉、胃脉居右手关部；命门脉、三焦脉居右手尺部。肺为华盖，最在四脏之上，故居右手之寸上；脾属中州，故居关中；尺下，命门之火，生关中脾土，脾土生寸上肺金，而肺金又生左尺肾水。此则六脉相生之道，学者仔细用心寻趁，以明乎此理也。

**若诊他脉覆手取，要自看时仰手认。**

以手诊脉之法。

**三部须教指下明，九候了然心里印。**

三部者，寸、关、尺也。人之一身，自头至足，分作三停，为三部，以印寸、关、尺也。寸为上部，法象乎天，主胸已上至头项之有疾；关为中部，以印乎人，主膈下至脐之有疾；尺为下部，而印乎地，主脐下至足之有疾。从此三部之中，每部又各分三候，三三见九，是为九候。每部三候者，浮、中、沉也。浮于天为阳，沉于地为阴，中者天地之中，阴阳相半，是为胃气也。将此浮、中、沉三候，又分天、地、人，与浮、中、沉相印。是上、中、下三部，各分天、地、人，各取浮、中、沉，是谓之九候也。愚按：《素问》：上部天，两额之动脉，足少阳也，以候头角之气；上部地，两颊之动脉，足阳明也，以候口齿之气；上部人，耳前之动脉，手少阳也，以候耳目之气。中部天，手太阴也，

---

① 也：《脉诀大全·诊候入式歌》作"否"。

以候肺；中部地，手阳明也，以候胸中之气；中部人，手少阴也，以候心。下部天，足厥阴也，以候肝；下部地，足少阴也，以候肾；下部人，足太阴也，以候脾胃之气。是则九候了然，明白印于心矣。

**大肠共肺为传送，**

《素问》曰：大肠者，传导①之官，变化出焉。故能推送不洁之物。肺不能传送，大肠乃肺之腑，故连言之也。

**心与小肠为受盛。**

《素问》曰：小肠者，受盛之官，化物出焉。心非②主受盛，小肠心之腑，亦总言之。

**脾胃③相通五谷消，**

《素问》曰：脾胃者，仓廪之官，五味出焉。脾与胃以膜相连，故能相通。五谷者，肝之谷麦，心之谷黍，脾之谷粱④，肺之谷稻，肾之谷豆也。

**膀胱肾合为精庆。**

《素问》曰：肾者，作强之官，伎巧出焉。膀胱，州都⑤之官，津液藏焉，气化则能出矣。池氏大明⑥曰：水谷清浊，渗入膀胱，清者⑦，注之于肾，肾承膀胱之精英，为和合之庆。

**三焦无状空有名，寄在胸中膈相应。**

经曰：焦，元也。天有三元之气，所以生成万物。人法天地，

一卷 — 一四五

①　传导：原作"导引"，据《素问·灵兰秘典论》《脉诀大全·诊候入式歌》改。

②　非：原作"惟"，据《脉诀大全·诊候入式歌》改。

③　胃：原作"肾"，据《脉诀大全·诊候入式歌》改。

④　粱：通"粱"。上等小米。《素问·通评虚实论》："肥贵人则高粱之疾也。"

⑤　州都：原作"州府"，据《素问·灵兰秘典论》改。

⑥　池氏大明：指南宋医家池荣，字大明，撰《脉诀注解》，其注文曾为李駉《脉诀集解》所引用。

⑦　清者：此前原衍"膀胱"，据《脉诀大全·诊候入式歌》删。

所以有三元之气，以养身形。三焦皆有其位，而无正脏。晞范①曰：上焦在心下，下膈，主内而不出。心肺若无上焦，何以宗主荣卫？中焦在胃中脘，主不上不下。脾若无中焦，何以腐熟水谷？下焦在脐下一寸，主出而不纳。肝肾若无下焦，何以疏决津液？此三焦有名无形，正脏腑中有余、不尽之脏腑。苟只有肝、心、脾、肺肾，而无三焦所寄之府，是人身与天地为三矣。

**肝胆同为津液府，能通眼目为清净。**

肝者，清净之官，津液之府。肝主藏血，目受血而能视。胆是肝之府，故同为津液府②，而能通乎眼目之明净也。

**智者能调五脏和，自然察认诸③家病。**

五脏者，心、肝、脾、肺、肾也。高明有智之医者，为能调和得自己五脏，使气息定当，然后方敢取病人之脉息，以候其迟数、过与不及，自然辨认得是何病何症。

**掌后高骨号为关，骨下关脉形宛然。**

手掌背后高骨是关位，翻转手则高骨之下是关脉，形状宛然在也。刘氏曰：掌后高骨者，非掌背后之高骨，如此相去大远。愚谓高骨即手掌后，高骨之下宛然有在矣。

**以次推排名尺泽，三部还须仔细看。**

**关前为阳名寸口，关后为阴直下取。**

取，雌走反。以关脉居中位，次第安排上下二部，则关之上谓之前，属阳，名曰寸口；关之下谓之后，属阴，名曰尺泽。尺泽者，乃深沉之义也。

**阳弦头痛定无疑，阴弦腹痛何方是。**

关前为阳，名寸口，若见弦脉，必主头痛；关后为阴，名尺泽，若见弦脉，必主腹痛。

---

① 晞范：指南宋医学家李骃，字子野，号晞范子。临川（今江西抚州）人。著有《脉诀集解》《脉髓》《难经句解》等书。下文或言"稀范"，径改。

② 府：原脱，据《脉诀大全·诊候入式歌》补。

③ 诸：原作"自"，据《脉诀大全·诊候入式歌》改。

**阳数即吐兼头痛，阴微即泻脐中吼。**

寸口脉数，必主吐呕，或兼头痛；尺部脉微，则主泄泻。脐吼者，肠鸣也。数则为热，微则为虚。

**阳实应知面赤风，阴微盗汗劳兼有。**

热则生风，寸口脉实，是心火旺，故面赤生风；尺部脉微是脾虚，主盗汗或兼虚劳。盗汗者，阳气不胜密，阴①邪侵于里，津液得以妄泄，故睡中汗自出而不能觉，即觉而汗止矣。

**阳实大滑应舌强，阴数脾热并口臭。**

寸口脉实、脉大、脉滑，皆主舌强，心脾受热也。尺部脉数，是脾脏有热，故主口中有臭气也。

**阳微浮弱定心寒，阴滑食滞脾家咎。**

阳部当盛，寸口脉反微浮而弱，定主心气有寒。阴部当沉微，而尺脉反见滑，是阴部见阳脉，主脾虚弱，不能消化，谷食留滞于脾经而成疾咎也。

**关前关后辨阴阳，察病根源应不朽。**

总结上文"关前为阳名寸口，关后为阴直下取之"之句也。

**一息四至号平和，更加一至大无痾。**

一呼一吸为一息。此是医人专神定气，一息之间，诊得他人脉来四至为平和之脉，若得五至亦无病患，谓常人脉亦有五至之者。

**三迟二败冷危困，**

一息三至曰迟脉，一息二至曰败脉，皆由寒冷之所致也。

**六数七极热生多。**

一息六至曰数脉，一息七至曰极脉，皆热盛之极也。

**八脱九死十归墓，十一十二绝魂瘥。**

一息八至曰脱脉，九至曰死脉，十至曰归墓，十一至十二至曰绝魂脉。然此五者，皆死脉也。

**三至为迟一二败，**

迟败脉见上，此重出。

---

① 阴：此后原衍"气"字，据《脉诀大全·诊候入式歌》删。

**两息一至死非怪。**

两息之间，只得一动，其脉当死，不足怪也。

**迟冷数热古今传，《难经》越度分明载。**

迟脉为冷，数脉为热。数，腑也；迟，脏也。夫人脉一息四至或五至，从六数之上皆是热，三迟以下皆是冷。此两句总结上文之意。秦越人作《八十一难经》，其法度已载之书，至明白矣。

**热即生风冷生气，用心指下叮咛记。**

此则重申迟冷数热之义，叮咛医者用心仔细于指下，辩审迟数虚实之理，是知热则生风，冷则生气矣。

**春弦夏洪秋似毛，冬石依经分节气。**

节，指四时；气，指六气而言。春令厥阴风木，位东方，应肝经；弦脉，肝之顺脉也。夏令少阳相火，位南方，应心经；洪脉，心之顺脉也。秋令阳明燥金，位西方，应肺经，脉①浮涩而短也；毛，毛脉，肺之顺脉也。冬令太阳寒水，位北方，应肾经，脉沉而滑也；石，石脉，肾之顺脉也。少阴君火不立岁，故不言之。太阴湿土，说见下文。

**阿阿缓若春杨柳，此是脾家分四季。**

阿阿，宽慢之貌。太阴湿土，本位中央，而旺于四季辰未戌丑之月，每季月各旺十八日。当此之时，脉得缓慢，如春时杨柳之黄嫩，象脾之正色，是为之正脉也。

**在意专心察细微，灵机晓解通玄记。**

前言"用心指下叮咛记"，此又重复言之，诚人为医者，在乎专主。其心定主意，思以审察其脉息之间，则灵机应变，自然晓悟，以明乎脉理之玄微也。

**浮芤滑实弦紧洪，七表还应是本宗。**

此七般脉，名曰七表，属阳也。其脉形状，逐一详说，在后《七表脉歌》内。

**微沉缓涩迟并伏，濡弱相兼八里同。**

---

① 脉：原作"沉"，据《脉诀大全·诊候入式歌》改。

并与兼，皆助语辞。此八般脉，名曰八里，属阴也。脉之形状，亦详在后之《八里脉歌》内。

**血荣气卫定息数，一万三千五百通。**

血为荣，气为卫。人之血气，日夜流行营运，一日一夜，通计脉息度数有一万三千五百息。

# 五脏六腑

《素问》曰：五脏者，藏精气而不泻者也，故满而不能实；六腑者，传化物而不藏者也，故实而不能满。

### 心脏歌一

**心藏身之精，小肠为弟兄。**

心者，身之主也，一身之精神，灵机应变，主宰万事万物者也。与小肠又同一体，亲为弟兄。

**象离随夏旺，属火向南生。**

其卦象离，位在南方，随夏而旺，属火。

**任物无纤巨，多谋最有灵。**

纤，细也；巨，大也。心兮本虚，应物无迹，图谋事物，最为神灵。千绪万端，不问巨细，自能临机应变。

**内行于血海，外应舌将营。**

人身之动，则血运行于诸经，静则归藏于肝脏。故肝为血海，心乃内运行之，是心主血也。舌者，心之苗也，故外应舌，营动而知五味。

**七孔多聪慧，三毛上智英。**

上智之人，心有七个孔窍、三茎毛，以通神明，自然聪明智慧。下愚者，则无是矣。

**反时忧不解，顺候脉洪惊。**

夏则心火旺，若得浮洪，是平顺之脉也。若沉濡者，是反脉也。故忧其不能救之。

**液汗通皮润，声言爽气清。**

心之液为汗，心之声为言。

**伏梁秋得积，如臂在脐萦。**

经曰：心之积名曰伏梁。病之形状，恰如手臂在脐上，环脐萦结而痛。以秋庚辛日得之。何以言之？盖肾病传于心，心当传肺，肺秋适旺①，旺②不肯受邪，心复③欲还肾，故留滞而为积。伏梁者，言如屋之栋梁也。

**顺视鸡冠色，凶看瘀血凝。**

心属南方火，故色如鸡冠之红。赤者，顺候也。如瘀血之黑结者，凶候也。

**诊时须审委，细察在叮咛。**

诊视脉息时候，须要仔细审察。

**实梦忧惊怪，虚翻烟火明。**

心气实，则梦惊恐怪异事；心气虚，则梦烟火光明事。

**称之十二两，大小与常平。**

心若称之，重十二两，大小常相等也。

## 心脏歌二

**三部俱数心家热，舌上生疮唇破裂。**

三部，晞范指左手心、肝、肾三部而言。舌乃心之苗，唇乃脾所主，心通乎舌。心热则舌生疮，热甚传之脾，脾受心热，故主唇口焦燥而破裂也。

**狂言满目见鬼神，饮水百杯终不歇。**

心发声为言，心热甚，主言语癫狂，精神不定，如见鬼神状。心火炎盛，则肾水不能制少阴主。肾系舌本，心之热气入脏，流于少阴之经。肾汁干，咽路焦，口燥咽干，渴而不休也。

## 心脏歌三

**心脉芤阳气作声，或时血痢吐交横。**

---

① 适旺：原作"应肝"，据《脉诀大全·五脏六腑·心脏歌》改。
② 旺：原作"肝"，据《脉诀大全·五脏六腑·心脏歌》改。
③ 复：原作"腹"，据《脉诀大全·五脏六腑·心脏歌》改。

心主血，发言为声。芤脉见心部，主吐血或血痢。所谓寸芤，积血在胸<sup>①</sup>中也。

**溢关骨痛心烦燥，更兼头面赤骍骍<sup>②</sup>。**

溢，满过也。左寸脉芤，满过关部，主骨节疼痛，心中烦燥。如骍骍之赤色，见于头面，是心热之候发，越见于身也。

**大实由来面赤风，燥痛面色与心同。**

心脉实大，主心热，热则生风，故面赤烦燥而痛，与心同色而红赤也。与上两句意同。

**微寒虚惕心寒热，**

心部脉微，是心经有寒，主心气虚弱，遂生惊惕，或发寒热。

**急则肠中痛不通。**

心脉急，主肠中受风热而痛疼，故小便不通。小肠，心之腑，心之热邪，下于小肠故也。

**实大相兼并有滑，舌强心惊语话难。**

舌是心之苗也，心脉实大而滑，主生风，先应乎舌，故主舌强而惊悸，语言艰涩也。

**单滑心热别无病，**

心脉单滑，只心热也。

**涩无心力不多言。**

心发声为言。心脉见涩，心经虚弱，主语言艰涩。

**沉紧心中逆冷痛，**

心脉沉紧，乃肾邪干心，为水来乘火，谓之贼邪。心气受邪必发痛，真<sup>③</sup>心痛也。朝发暮死，暮发夕死。

**弦时心急又心悬。**

心脉弦，乃肝邪干心，为母乘子，谓之虚邪。主心上拘急，

---

① 胸：原作"胃"，据《脉诀大全·五脏六腑·心脏歌》改。
② 骍（xīn 辛）：赤色马。引申指赤色。
③ 真：原作"其"，据《脉诀大全·五脏六腑·心脏歌》改。

与心悬如饥。此不能为害也。

### 肝脏歌一

**肝脏应春阳，连枝胆共房。**

肝脏应春时而发生，胆却连附于肝之枝叶间，故曰共房。

**色青形象木，位列在东方。**

其形色青，属木，位东方也。

**含血荣于目，牵筋爪运将。**

含，藏也。肝藏血，故为血海。血之荣华见乎眼，目眼受血而能视，足受血而能步，掌受血而能握，指受血而能摄。故人之行动，则血营运而流行，若人卧而静，则血归藏于肝也。

**逆时主恚怒，顺候脉弦长。**

肝经不顺，主恚怒不常。若脉见弦长，则肝之顺候也。

**泣下为之液，声呼是本乡。**

泣，眼泪也。肝之液为泣，肺主声，入肺为呼。

**味酸宜所纳，麦谷应随粮。**

木生酸，酸生肝，酸味肝之所喜也。麦，五谷之一也。麻、麦，东方肝之应，随肝家之粮食。

**实梦山林树，虚看细草芒。**

肝实则梦山林树木，肝虚则梦草①芒芒之盛也。

**积因肥气得，杯覆胁隅傍。**

经曰：肝之积曰肥气，在左胁下如覆杯，似有头足，以季夏戊己日得之。何以言之？肺病传于肝，肝当传脾，脾乃季夏适旺，旺者不受邪，肝欲②还肺，肺不肯受，故留结为积，令人发咳逆疟疟，连岁不止也。

**翠羽身将吉，颜同枯草殃。**

---

① 草：《脉诀大全·五脏六腑·肝脏歌》作"细草"。
② 欲：此后《脉诀大全·五脏六腑·肝脏歌》有"复"字，当从。

颜色如翠羽之青，是肝之顺候也。如枯草之白色者，是反候也。

**四斤余四两，七叶两行分。**

肝重四斤四两，左三叶，右四叶，分作两行也。

## 肝脏歌二

**三部俱弦肝有余，目中疼痛苦痃虚。**

三部俱见弦脉，是肝气之胜①，则主目中苦痛，为痃癖之积也。

**怒气满胸常欲叫，**

肝好怒，肝脉盛则怒气冲②胸，发言叫喝也。

**翳蒙瞳子泪如珠。**

肝，弦脉也③，主风。肝脉弦盛，则风热上冲于目，翳膜蒙瞳子，故④泪流不止。

## 肝脏歌三

**肝软并弦本没邪，**

软带弦，是微弦也，此肝之顺候，故无邪气。

**紧因筋急有些些。**

肝脉弦带紧，则有些小筋脉拘急也。

**细看浮大更兼实，赤痛昏昏似物遮。**

仔细看得，肝脉浮大而实，是火乘木，子乘母，为实邪，故主眼赤昏痛，当泻心火。

**溢关过寸口相应，目眩头重与筋疼。**

弦脉过关至寸口，主目弦、头疼、筋脉酸痛。

**芤时眼暗或吐血，四肢瘫缓不能行。**

---

① 胜：《脉诀大全·五脏六腑·肝脏歌》作"盛"。

② 冲：原作"仲"，据《脉诀大全·五脏六腑·肝脏歌》改。

③ 肝弦脉也：《脉诀大全·五脏六腑·肝脏歌》作"弦，肝脉。"当从。

④ 故：此前原衍"于"字，据《脉诀大全·五脏六腑·肝脏歌》删。

芤脉，主失血。肝经藏血，目受血而能视，掌受血而能握，指受血而能摄，足受血而能步。今乃肝脉见芤，必主眼昏、吐血、四肢瘫缓也。

**涩则缘虚血散之，肋①胀胁满自应知。**

肝部见涩脉，是肝经虚，不能藏血，故血少而脉见涩也，主胁肋胀满。

**滑因肝热连头目，**

肝经有热，连及头目而肿痛，因肝部见滑脉也。

**紧实弦沉痃癖基。**

池氏曰：紧、实、弦、沉四脉，主肾水少，不能发生肝木，以致肝虚结成痃癖之积。痃癖者，腹内近脐左右，各有一条筋脉急痛，大者如臂，小者如指。因邪气积聚而成，如弦之状，名曰痃也。癖者为辟侧，在两肋之间，有时而痛，故名曰癖也。

**微弱浮散气作难，目暗生花不耐看。**

池氏曰：微、弱、浮、散四脉，乃肺经之脉见于关部，为金克木，木伤则肝气虚，故目暗生花，不能视物也。

**甚浮筋弱身无力，遇此还须四体瘫。**

甚浮，浮且大也，是心脉见于肝部。木生火，火旺则子乘母，致肝虚而血少，不能营血于四肢，所以筋弱无力，终于瘫缓也。

## 肾脏歌一

**肾脏对分之，膀胱共合宜。**

肾有两枚，相对，与膀胱相为表里也。

**旺冬身属水，位北定无欺。**

肾属水，位北方，旺于冬，定无欺，言之实也。

**两耳通于②窍，三焦附在斯。**

肾气通于耳，专主司听五音。肾和则耳聪，所聪自明辩矣。

---

① 肋：原作"筋"，据《脉诀大全·五脏六腑·肝脏歌》改。
② 于：《脉诀大全·五脏六腑·肾脏歌》作"为"。

三焦者，手阳明之经，虽无形状相寄，而附于肾也。

**味咸归藿豆，**

水生咸，咸生肾。咸味，肾之所喜也。藿，菜也。豆，五谷之一。归作肾家之菜粮①也。

**精志自相随。**

肾有左右两枚，左为肾，右为命门。肾藏志，命门②藏精，精志完备，则自然相随也。

**沉滑当时本，**

当冬之时，肾脉见沉滑，是本家和平之脉。

**浮摊厄在脾。**

摊，缓也。浮缓，脾脉也。冬，肾水旺之时，脉反见浮缓，是脾土来乘肾水，此为大逆。

**色同乌羽吉，形似炭煤危。**

肾之色，为乌羽之黑则吉；如炭煤黑而带黄者，是有脾土之色见，土克水，而故危也。

**冷即多成唾，焦烦水易亏。**

五脏所化之液，肾为唾，唾生于③牙齿。肾气虚冷，故多唾。肾水亏，则不能制心火，以致焦枯烦躁，而生渴疾也。

**奔豚脐下积，究竟骨将痿。**

经曰：肾之积曰奔豚，发于小腹，上至心下若豚④。以夏丙丁日得之。何以言之？脾病传肾，而肾传心，心以⑤夏适旺，旺者不受邪⑥，故留结成积。久而不已，令人喘逆少气，终竟至于骨髓之痿弱矣。

---

① 粮：原作"豆"，据《脉诀大全·五脏六腑·肾脏歌》改。

② 命门：原作"命志"，据《脉诀大全·五脏六腑·肾脏歌》改。

③ 于：原作"为"，据《脉诀大全·五脏六腑·肾脏歌》改。

④ 豚：此后《脉诀大全·五脏六腑·肾脏歌》有"状"字。

⑤ 以：原作"梦"，据《脉诀大全·肾脏歌》改。

⑥ 邪：此后《脉诀大全·五脏六腑·肾脏歌》有"肾复欲还脾，脾不肯受"九字。

**实梦腰难解，虚行溺水湄。**

腰，肾之所系。肾实则精血留滞，故梦腰重；肾虚则梦跋涉溺水也。

**一斤余二两，胁下对相垂。**

肾，两枚，共重一斤二两，相对垂于胁下也。

## 肾脏歌二

**三部俱迟肾脏寒，皮肤燥涩发毛干。**

晞范曰：心、肝、肾三部脉皆迟者，何也？缘肾独寒。盖母能令子实，子能令母虚。肾水乃肝木之母，肝木乃心火之母，谓水能生木，木能生火，则三部之脉各得其宜。今水不能生木，木不能生火，是火为木之子，木为水之子，心肝皆虚，贻害于其母矣，故其肾脏寒也。肾寒则虚败，以致①肌肤毛发燥涩而焦枯也。

**梦见神魂时入水，觉来情思即无欢。**

肾寒阴②盛，而梦神魂堕水。既觉，犹惊恐未定，其情意何欢之有？

## 肾脏歌三

**肾散腰间气，尿多涩滑并。**
**其中有聚散，聚散且无凭。**

腰者肾之府，肾气散于腰间。肾部见涩脉，必主腰痛，或茎中痛，小便或滑或涩，或散或聚，亦无凭据，终至虚弱。

**实③滑小便涩，淋痛涩若骓。**

肾部脉实而滑，乃心经邪热侵肾。肾水虚，故不能制心火，以致小便淋痛，其尿赤如骓马之色。

**脉涩精频漏，恍惚梦魂多。**

肾脉见涩，主精血有损，以致漏泄不禁，而神魂恍惚，梦寐

---

① 致：原作"至"，据《脉诀大全·五脏六腑·肾脏歌》改。
② 阴：原作"阳"，据《脉诀大全·五脏六腑·肾脏歌》改。
③ 实：原作"脉"，据下文注释及《脉诀大全·五脏六腑·肾脏歌》改。

颠倒。

**小肠疝气逐，梦里涉江河。**

肾脉涩，则肾虚寒，主小肠疝气，胞囊肿大，外肾偏坠。肾主乎水，肾虚则梦涉江河也。

**实大膀胱热，小便难往通。**

肾部脉实大，主膀胱有热，故小便秘涩不通也。

**滑弦腰脚重，沉紧痛还同。**

肾脉滑而弦，主腰脚沉重；若沉而紧，主腰脚疼痛。皆由肾经受风湿，而痊于腰脚所致①。

**单勾言②无病，**

肾脉沉而滑曰勾，但沉而无滑曰单。此两脉皆肾之顺候，故知其无病。

**浮紧耳应聋。**

池氏曰：肾脉浮紧，主肾脏有风，上攻于耳。耳乃肾之窍，是致耳聋也。

## 肺脏歌一

**肺脏最居先，大肠通道宣。**

肺为诸脏之华盖，居于上部，故为先也。肺主气，大肠行气，为传宣行导之府，得肺气而宣化，方能传送也。

**兑为八卦地，金属五行牵。**

以八卦论，肺在西方兑位；以五行论，肺属金也。

**皮与毛相应，**

肺内主气，外荣于皮毛也。

**魂与魄共连。**

池氏曰：魂乃阳之精，魄乃阴之精。肝藏魂，肺藏魄。阳动而阴静，魂游而魄守。阴阳相济，魂魄相守。魂不游而魄不守，

---

① 痊于腰脚所致：原作"病于腰脚一同也"，据《脉诀大全·五脏六腑·肾脏歌》改。

② 勾言：原作"勾吉"，据《脉诀大全·五脏六腑·肾脏歌》改。

阴阳俱丧；魄不收而魂偏孤，阳亦消亡。阴阳常相济，谓之共连。

**鼻闻香臭辨，壅塞气相煎。**

鼻为肺之窍，肺是西方金。金生于巳，巳属南方火，火主心，心主香臭，故令鼻知香臭。心肺有病，则鼻中壅塞，而邪气相逼，故不得通矣。

**语过多成嗽，**

肺主气，语言过多，呼吸伤其气，则肺有病，必发嗽也。

**疮浮酒贯①穿。**

酒过多则伤肺，何以言之？酒苦热而能通心，心得酒而心火炎盛，故损肺金。凡痛痒疮疡，皆属于心火。是知肺经受伤，必然发疮浮肿于面，因酒而得之也。

**猪膏凝者吉，枯骨命难全。**

肺色白如美玉，质似猪膏，光泽而神盛者吉；形如朽木，状似枯骨，色不泽而神不盛者凶也。

**本积息贲患，乘春右胁边。**

经曰：肺之积名曰息贲，在右胁下，大如覆杯，以春甲乙日得之。何以言之？心病传肺，肺当传肝，肝以春适旺，旺者不受邪虚，复欲②还心，心不肯受，故留结为积，曰息贲。久而不已，令人洒淅③寒热喘嗽，而发肺痈也。

**顺时浮涩短，反即大洪弦。**

肺脉得浮涩而短者，顺候也；脉得洪大而弦者，反候也。洪大脉，属心火克肺金，又兼弦脉属木，愈生其火而克肺金也。

**实梦兵戈竞，虚行涉水田。**

肺属秋金，主肃杀。肺气实，故梦兵戈肃杀之事。金生水，水泄金之气，肺气虚，故梦涉水田而行。

**三斤三两重，六叶散分悬。**

---

① 贯：《脉诀大全·五脏六腑·肺脏歌》作"灌"。
② 复欲：此前《脉诀大全·五脏六腑·肺脏歌》有"肺"字。
③ 淅：原作"析"，据《脉诀大全·五脏六腑·肺脏歌》改。

肺重三斤三两，有六叶两耳而分垂也。

## 肺脏歌二

**三部俱浮肺脏风，**

晞范曰：三部，右手寸、关、尺也。脾、肺、命门三部俱浮脉者，何也？缘肺脏独有风。盖命门火生脾土，脾土生肺金，肺金太旺，所以肺独有风。浮者，风脉也。

**鼻中多水唾稠浓。**

鼻，肺之窍。肺脏①有风必发疮，浮于面，致鼻流清涕，吐唾稠浓也。

**壮热恶寒皮肉痛，颡②干双目泪酸疼。**

三部脉浮，乃肺受风邪，必憎壮寒热，浑身疼痛，或头颡干燥，连目而痛。此表证，宜汗之意。

## 肺脏歌三

**肺脉浮兼实，咽门燥又伤。**

**大便难且涩，鼻内乏馨香。**

咽门，肺之络；大肠，肺之府；鼻，肺之窍。肺脉浮而兼实，故主风热咽燥，大便不通而鼻不闻香臭。

**实大相兼滑，毛焦涕唾粘。**

**更知咽有燥，秋盛夏宜砭。**

肺部脉实大而滑，是心火乘肺金，主皮毛焦枯、涕唾稠粘。肺外荣于皮毛，肺虚则皮毛焦枯咽燥。季夏之时，见有此脉，宜砭石泻其心火，至秋免生壅滞也。

**沉紧相兼滑，乃闻咳嗽声。**

肺脉沉紧而又兼滑，必主咳嗽。

**微浮兼有散，肺脉本家形。**

微浮兼散，即毛脉也。毛者，如风吹毛，如物之浮。此平和

---

① 肺脏：原作"主风"，据《脉诀大全·五脏六腑·肺脏歌》改。

② 颡（sǎng嗓）：额头。

脉也。肺病得此脉，不治而自愈。

**溢出胸中满，气泄大肠鸣。**

肺脉太浮，则肺气溢盛，主气不和，令人胸中满溢。其气若至下泄，则大肠鸣矣。

**弦冷肠中结，**

弦脉主风，肺部见之，主风邪传于大肠，故令秘结不通。"冷"字当作"令"。

**芤暴痛无成。**

寸芤，积血在胸中。肺主气，肺脉见芤，主气血相搏不和，故生卒暴疼痛。

**沉细仍兼滑，因知是骨蒸。**

**皮毛皆总①涩，寒热两相承。**

沉细而滑，肾脉也，今肺部见之，是肺金去生肾②水，子乘母虚也，脾土衰，不能制肾水以生肺金，肺金虚必患骨蒸，主寒热相继③，最为难治。攻寒则内消肌肉，外枯皮毛；如若攻热，则外退饮食，而内加泄泻矣。

### 脾脏歌一

**脾脏象中坤，安和对胃门。**

**旺时随四季，自与土为根。**

脾属土，位居中央。以八卦论，寄属于西南坤④位，与胃相合。旺于四季辰未戌丑之月，每季旺十八日⑤。

**磨谷能消食，荣身本在温。**

脾胃，饮食之脏腑也。胃气和，即能纳谷食；脾气壮，则谷食消磨。而脾胃荣华，在乎温暖矣。

---

① 总：原作"葱"，据《脉诀大全·五脏六腑·肺脏歌》改。
② 肾：原作"贤"，据《脉诀大全·五脏六腑·肺脏歌》改。
③ 继：原作"胜"，据《脉诀大全·五脏六腑·肺脏歌》改。
④ 坤：原作"北"，据《脉诀大全·五脏六腑·肺脏歌》改。
⑤ 十八日：原作"七八日"，据《脉诀大全·五脏六腑·肺脏歌》改。

**应唇通口气，连肉润肌敦。**

脾气外通于口，脾和则口中知谷味矣；内养肌肉，脾壮则肌肉润泽。敦①，肥厚也；一作臀，大肉也。脾壮则臀肉肥满，脾败则臀之大肉去矣，于义亦通。

**形扁方三五，膏凝散半斤。**

脾形扁广三寸，长五寸，有散膏半斤，主裹血也。

**顺时脉缓慢，失则气连吞。**

脉来大，阿阿②而缓慢者，脾之平和脉也。夏以胃气为本，反得脉弦而急，如相连吞咽而来，是肝木克脾土，故为反脉。

**实梦歌欢乐，虚争饮食分。**

脾发于声为歌，脾实则梦歌乐，脾虚则梦饮食不足而分争矣。实则梦与，故欢喜也；虚则梦取，故相争也。

**湿多成五泄，肠走若雷奔。**

脾恶湿，受湿多则虚寒相搏肠胃，奔走如雷鸣而泄泻，遂成五泄也。五泄，按《难经》有胃泄、脾泄、大肠泄、小肠泄、大瘕泄也。胃泄者，饮食不化；脾泄者，腹胀满泄③注，食即呕吐；大肠泄者，大便色白，肠鸣切痛；小肠泄者，溲而便脓血，小腹痛；大瘕泄者，里急后重，数至圂④而不能便，茎中作痛：此谓五泄也。

**痞气冬为积，皮黄四体昏。**

经曰：脾之积名曰痞气，在胃脘，覆大如盘，以冬壬癸日得之。何以言之？肝病传脾，脾当传肾，肾以冬适旺，旺者不受邪，脾复欲还肝，肝不肯受，故留结为积，名曰痞气。久不愈，令人四肢不收，发黄疸也。

**二斤十四两，三斗五升存。**

---

① 敦：原作"故"，据《脉诀大全·五脏六腑·脾脏歌》改。

② 阿阿：垂长柔美貌。阿，通"婀"。《诗·小雅·隰桑》："隰桑有阿。"汉郑玄笺："隰中之桑，枝条阿阿然长美，其叶又茂盛，可以庇荫人。"

③ 泄：原脱，据《难经·五十七难》补。

④ 圂（hùn 诨）：厕所。

此指胃而言，胃有二斤十四两，其中存留水一斗五升，谷二斗。

## 脾脏歌二

**三部俱缓脾家热，口臭胃翻长呕逆。**

缓脉，脾之平顺脉也，三部俱缓，是脾家热盛。脾气通于口，故口臭。胃脘受热，故呕逆也。

**齿肿龈宣注气缠，寒热时时少心力。**

脾土燥热，不能生养肺金，而肾水无生气以受。脾土乘则肾气虚枯，无精血以荫乎骨发，故牙齿宣露，毛发焦枯。如注气缠者，非病之所缠也，故令时时寒热。谷气既损，精神不全，则其心力少也。

## 脾脏歌三

**脾脉实并浮，消中脾胃亏。**

**口干饶水饮，多食亦肌虚。**

脾脉实而浮，是心火盛，脾土被火乘而燥。其土燥热，善主磨谷消①水，谷磨水干，皆为渣粕，而不营精血。精血既亏，不能营达五脏，五脏干燥，故口干发渴②。饮水既多，涤荡肠胃，则小便数而血肉耗散。虽能多食，亦不能作肌肉矣，是名曰消中也。

**单滑脾家热，口臭气多粗。**

脾脉滑，脾家有热，主气粗而口臭。刘氏曰：此意与关滑胃寒不下食相反，恐"滑"字有误，今当作"实"字看。

**涩即非多食，食不作肌肤。**

涩脉歌曰：当关血散不能停。心主血，心虚则血少。今脾脉见涩，是心火虚，致令脾土无主气，不能宣化水谷，故不能食矣。间能饮食，亦不能生肌肉也。

**微浮伤客热，来去作微疏。**

---

① 消：原作"洗"，据《脉诀大全·五脏六腑·脾脏歌》改。

② 渴：原作"者"，据《脉诀大全·五脏六腑·脾脏歌》改。

脾部脉微而浮，是外之风邪热毒客舍于脾也，故乍热乍止，如客之往来，非本经之正病，但安其脾胃，则自痊矣。

**有紧脾家痛，仍兼筋急拘。**

**欲吐即不吐，冲冲未得苏。**

紧脉主寒痛，脾主四肢，脾脉得紧，脾受寒而作痛，仍且筋脉① 拘急。脾既寒，则胃气不和，故欲吐即止，心胸冲闷，无得苏快。

**若弦肝气盛，妨食被机谋。**

肝木克脾土为贼邪，脾土既受克，不能进饮食，磨谷气，是彼木②贼谋害也。

**大实心中痛，如邪勿带符。**

大实脉，心火脉也。脾脉大实，乃心火盛，故不来生脾土。肾水下降，又不能济，以致脾虚而心火愈上炎，故令人心痛无常，如有邪祟。但泻其心火，则病自愈矣，安用符术？"大"字解作"太"字亦通。

**溢关涩出口，风中见羁孤。**

脾部脉大实而弦，溢满过于关之前后，是脾土虚，受肝木所乘，而风邪来侵，故令中风，流涎而不止。羁，绊也，伤也。孤，苦也。

# 七表脉

## 浮脉指法主病

一、浮者，阳也。指下寻之不足，举之有余，再再寻之，如太过曰浮。主咳嗽气促，冷汗自出，背膊劳倦，夜卧不安。

经曰：浮者，脉在③肉上行也。黎氏④曰：浮者，运动⑤之候，

---

① 脉：原作"脾"，据《脉诀大全·五脏六腑·脾脏歌》改。
② 彼木：原作"被本"，据《脉诀大全·五脏六腑·脾脏歌》改。
③ 脉在：此后原衍"脉在"二字，据文义删。
④ 黎氏：指南宋医家黎民寿。字景仁，旴江（今江西南丰）人。初注《玉函经》，后作《简易方》《断病提纲》《决脉精要》，合称《医家四书》。
⑤ 运动：此前《脉诀大全·七表脉·浮脉指法主病》有"风虚"二字。

属金，应秋。万物至秋而终，草木花叶皆落，其枝独在，若毫毛也。故其脉来轻虚浮泛，按之不足，虚于下也，举之有余，轻浮于上也。昔人喻如捻葱叶之状者，诚得之。故浮有风、有虚之诊。

### 浮脉歌一

**按之不足举之余，再再①寻之指下浮。**

**脏中积冷营中热，欲得生精用补虚。**

夫诸浮者，肾之不足也，瞥瞥有如羹上肥，定知此脉阳气微。池氏曰：乍病见浮脉，乃伤风邪。久病合见沉弱②之脉，而反见浮脉，乃里寒表热，致阴阳不相守。阳胜则生风热，阴胜则脏中久冷。须正其元气，使阴阳调和，谓之补也。

### 浮脉歌二

**寸浮中风头热痛，**

《素问》曰：寸口脉浮而盛者，病在外。经曰：上部法天，主胸以上至头有病。两手寸口皆为上部，寸外主头目，内主胸已上。今寸浮，主心肺中伤风邪，上攻头目矣。

**关浮腹胀胃空虚。**

经曰：中部法人，主膈下至脐上之有病。两手关部皆为中部，第二指半指之前主膈下，半指之后主脐上。已下放③此。今关部脉浮，左属肝，右属脾。左关脉浮，主肝木生风；右关脾土，主风木胜脾土，胃气空虚，而生胀满。

**尺部见之风入肺，大肠干涩故难通。**

经曰：下部法地，主脐已下至足之有疾。两手尺部皆为下部，第三指半指之前主④脐下，半指之后主足有疾，已下并仿此。池氏曰：尺部见浮脉，合言风入肾。今言风入肺，何也？肺乃肾之母，肾乃肺之子，母能令子实，子能令母虚。母既虚，而感子之邪气，

---

① 再：原脱，据《脉诀大全·七表脉·浮脉指法主病》补。

② 弱：原作"溺"，据《脉诀大全·七表脉·浮脉指法主病》改。

③ 放（fǎng 仿）：仿效，模拟。

④ 主：原作"至"，据《脉诀大全·七表脉·浮脉指法主病》改。

何缘肺不生病，而病生于大肠？经曰：阳邪为病，只传之于腑①，不传之于脏。其邪传之②于大肠，故干涩而不通。

## 芤脉指法主病

二、芤者，阳也。指下寻之，两头即有，中间全无也，曰③芤。主淋沥，气入小肠。

芤者，失血之候。血为荣，气为卫。荣卫相恃以行，则经脉流通而无间断。若阳邪所胜，血与气失其道路，不相继续，故其脉之来，举指浮大而软，按两头实、中间虚也。凡诊见之，皆主失血。

### 芤脉歌一

指下寻之中且虚，邪风透入小肠居。

病时淋沥兼疼痛，大作汤丸必自除。

中且虚，两头有、中间无也。芤脉主失血。心主血，心有热而血妄行，则芤脉见。热则生风邪，心不受邪，遂传于小肠，以至小便淋沥疼痛也。

### 芤脉歌二

寸芤积血在胸中，关内逢芤肠里痛。

尺部见之虚在肾，小便遗沥血凝脓。

血气壅滞，则芤脉见于寸部。心主血，肺主气，血积于胸间，必呕血而喘急。关部见芤脉，主荣脉留滞于肠胃之间，致生血痛。尺部见芤脉，主肾气虚败而小便遗沥脓血也。

## 滑脉指法主病

三、滑者，阳也。指下寻之，三关如珠动，按之即伏，不进

① 腑：原作"肺"，据《脉诀大全·七表脉·浮脉指法主病》改。
② 之：原作"既"，据《脉诀大全·七表脉·浮脉指法主病》改。
③ 曰：原脱，据《脉诀大全·芤脉指法主病》补。

卷一

一六五

不退，曰滑。主四肢困弊①，小便赤涩。

三关，寸、关、尺三部也。

滑脉歌一

**滑脉如珠号②曰阳，腰间生气透前肠。**

**胫酸只为生寒热，大泻三焦必得康。**

滑脉曰风，又谓伤热。三焦受风热，使阴阳之气不宣通，故留滞于下焦，痓于缓脚，流入于小肠，而生寒热。须泻三焦之火，疏风导气，病则愈矣。

滑脉歌二

**滑脉居寸多呕逆，关滑胃寒不下食。**

**尺部见之脐似冰，饮水下焦声沥沥。**

池氏曰：寸部脉滑，乃三焦气滞，主中满呕逆；关部脉滑，乃肝木克脾土，至脾胃虚寒不食；尺部脉滑，乃阴部见阳脉，阳内阴外致脐腹冰冷。阳胜阴则肾水虚少，不能制阳火。火既胜，致肾水干而好饮水，水停下焦不能导散，故流利作声也。刘氏曰：池氏注"关部脉滑乃肝木克脾土"者，非也。愚谓：滑者水滑，脾土虚寒不能制水，乃微邪干脾，故有胃寒不食、尺部脐冷之患也。

## 实脉指法主病

四、实者，阳也。指下寻之不绝，举之有余，曰实，主伏阳在内，脾虚不食，四体劳倦。

说见《实脉歌》下。

实脉歌一

**实脉寻之举有余，伏阳蒸内致脾虚。**

**食少只因生胃壅，调和汤药始痊除。**

隐伏阳火在内，炎蒸于脾土，致脾气虚乏，胃气壅滞，故不

---

① 困弊：此后《脉诀大全·七表脉·滑脉指法主病》有"脚手酸疼"四字。

② 号：《脉诀大全·滑脉指法主病》作"动"。

能食。须要温和脾①胃之药，始瘥也。

刘氏曰：实者，伏阳在内熏蒸脾土，是故少食，犹壮火食气，似虚非虚。原本作温和汤药，"温"字恐误，今改为"调和"。盖以伏阳在内，岂有温之之理也？

实脉歌二

**实脉关前胸热盛，当关切痛中焦恁。**

**尺部如绳应指来，腹胀小便都不禁。**

池氏曰：寸脉实，主胸膈烦热；关脉实，中主焦心腹刺痛；尺脉实，主心经实热传于小肠，致小腹胀满疼痛，小便淋沥。

## 弦脉指法主病

**五、弦者，阳也。指下寻之不足，举之有余，状若筝弦，时时带数，曰弦。主劳风乏力，盗汗多出，手足酸疼，皮毛枯槁。**

弦脉见于肝部则为热，热则生风；见于心部则为冷，冷则为劳损也。

弦脉歌一

**弦脉为阳状若弦，四肢更被气相煎。**

**三度解劳方始退，常须固济②下丹田。**

阳盛则阴虚，阴阳偏胜则离散，致精神而不守，主肾虚气损。须用抑阳③助阴以固济丹田可也。丹田者，在脐下三寸，乃阴阳之门户，人身之根本，精神之藏聚也。

弦脉歌二④

**寸部脉紧一条弦，胸中急痛状绳牵。**

**关中有弦寒在胃，下焦停水满丹田。**

---

① 脾：原作"解"，据《脉诀大全·七表脉·实脉指法主病》改。

② 济：原作"脐"，据《脉诀大全·七表脉·弦脉指法主病》改。下"济"同。

③ 阳：原作"扬"，据《脉诀大全·七表脉》改。

④ 二：原作"一"，据《脉诀大全·七表脉》改。

池氏曰：寸口脉弦，主寒在胸①膈；关中脉弦，主寒在胃，胃既寒，胃土虚不能制肾水，所以下焦停水满丹田。如二阴不退，必为水病也。

### 紧脉指法主病

六、紧者，阳也。指下寻之，三关通度，按之有余，举之甚数，状若洪弦，曰紧。主风气，伏阳上冲，化为狂病。

伏阳上冲，风邪之气与隐伏之阳冲于上部。池氏曰：风乃阳邪，加之伏阳，乃二阳为病，谓之重阳。重阳者狂，所以狂言骂詈，弃衣而走，登高而歌也。

紧脉歌一

紧脉三关数又弦，上来风是正根源。

忽然狂语人惊怕，不遇良医不得痊。

解见在前。

紧脉歌二

紧脉关前头里痛，到②关切痛无能动。

隐指寥寥入尺来，缴结绕脐常手捧。

切痛，胸膈疼痛也。寥寥，渐进貌。紧脉主痛，寸紧主上部头痛，关紧主中部胸膈痛，尺紧主下部绕脐下痛。

### 洪脉指法主病

七、洪者，阳也。指下寻之极大，举之有余，曰洪。主头疼，四肢浮热，大肠不通，燥热③口干，遍身疼痛。

洪脉歌一

洪脉根源本是阳，遇其季夏自然昌。

若逢秋季及冬季，发汗通肠始得凉。

---

① 胸：原作"胸"，据《脉诀大全·七表脉》改。
② 到：《脉诀大全·七表脉》作"当"。
③ 燥热：此后《脉诀大全·七表脉》有"粪结"二字。

季夏，六月也。秋季、冬季，九月、十二月也。池氏曰：洪脉属阳旺于夏，乃心经之本脉。其脉大甚，则生热风。如至六月，心火渐退，得脾土偃之，其热自退。如遇九月、十二月，其伏阳在里，外受风热，乃表里皆热，须要发其汗，或疏通肠胃，方得热气退散也。

洪脉歌二

**洪脉关前热在胸，当关翻胃几千重。**

**更向尺中还若是，小便赤涩脚酸疼。**

寸脉洪，主胸膈上至头有热；关脉洪，主中脘胃热喜呕；尺脉洪，主下部有热。心之热传于小肠，致小肠赤涩，两脚酸疼而隐痛也。

# 八里脉

## 微脉指法主病

一、微者，阴也。指下寻之，往来甚微。再再寻之，若有若无，曰微①。主败血不止，面色无光。

脉来细弱，轻按之无力，重按之似无，再再寻之，若有若无，细细如丝，曰微。是阴盛阳衰，气虚之候。主男子失精溺血，女子崩中血下，致面色焦枯也。

微脉歌一

**指下寻之有若无，漩之败血小肠虚。**

**崩中日久为白带，漏下时多骨木枯。**

解见上文。

微脉歌二

**微脉关前气上侵，当关郁结气排心。**

**尺部见之脐下积，身寒饮水即呻吟。**

---

① 曰微：此二字原脱，据体例及《脉诀刊误·八里》补。

阴脉见于阳部，阴乘阳也，寸口脉微者是也。以下放此。

## 沉脉指法主病

二、沉者，阴也。指下寻之似有，举之全无，缓度三关，状如烂绵，曰沉。主气胀两胁，手足时冷。

脉之循行，粘筋辅骨，曰沉。阴气厥逆、阳气不舒之证。

### 沉脉歌一

**按之似有举还无，气满三焦脏腑虚。**
**冷气①不调三部壅，通肠健胃始能除。**

三部，指一身之三部，非谓寸关尺也。壅，闭塞也。沉脉主脏腑虚，三焦气②痞，致令人之一身三部气冷而不舒畅。脾胃壅滞，须通达三焦，扶养脾胃可也。

### 沉脉歌二

**寸脉沉兮胸有痰，当关气短痛难堪。**
**若在尺中腰脚重，小便稠数色如泔。**

气短痛，谓胸至脐疼痛而气短促也。稠，浓浊也。

## 缓脉指法主病

三、缓者，阴也。指下寻之，来往迟缓，小于③迟脉，曰缓。主四肢烦闷，气促不安。

黎氏曰：缓者，荣气不足④，卫气有余之候。血随气流，气依血动，二者相资，不得相失。缓脉乃荣血不流，卫气独行，不相接续。故其脉来且顺，去且迟，举且散，徐徐不能有力透于肤表，故曰缓。缓者，应脾土之象。

---

① 气：原作"热"，据下文解说及《脉诀刊误·八里》改。
② 气：原作"血"，据《脉诀大全·八里脉·沉脉指法主病》改。
③ 于：原作"为"，据《脉诀大全·八里脉·沉脉指法主病》改。
④ 荣气不足：此后原衍"卫气不足"四字，据《脉诀大全·八里脉·缓脉指法主病》删。

缓脉歌一

来往寻之状若迟，肾间生气耳鸣时。

邪风积气来冲①背，脑后三针痛即移。

池氏曰：肾之邪气，上攻于耳鸣，下痓于腰脚脊背，乃肾之丝，系贯腰，上至两耳。须用针脑后，散其肾②之邪气，其痛即止。脑后是浮白穴，主耳聋背项③痛也。

缓脉歌二

缓脉关前搐项筋，当关气结腹难伸。

尺上若逢微④冷结，夜间常梦鬼随人。

池氏曰：寸⑤脉缓，主肾邪上攻，项筋强痛；关脉缓，乃上盛下虚，气不升降，而气结在腹，短促不舒；尺脉缓，阳气衰微，阴气独盛，冷气结积，下元冷极，所以夜梦阴鬼相随也。

## 涩脉指法主病

四、涩者，阴也。指下寻之似有，举之全无，前虚后实，无复次第，曰涩。主腹痛，女子有孕胎痛，无孕败血为病。

阴阳适平，则气血不至于偏胜。阳虚阴盛，则血多气少，脉来滑；阳盛阴虚，则血少气多，脉来故涩也。

涩脉歌一

涩脉如刀刮竹行，丈夫有此号伤精。

妇人有孕胎中病，无孕还须败血成。

男子得涩脉，主精气耗竭；女子得之，主败血，为病胎。秋间见之，乃应时也。

---

① 冲：原作"卫"，"冲（衝）"与"卫（衞）"繁体形似而误，据《脉诀刊误》改。

② 肾：原作"脊"，据《脉诀大全·八里脉·缓脉指法主病》改。

③ 背项：《脉诀大全·八里脉·缓脉指法主病》作"脑项"。

④ 微：《脉诀刊误·八里》作"癥"。

⑤ 寸：原作"尺"，据《脉诀大全·八里脉·缓脉指法主病》改。

涩脉歌二

**涩脉关前胃气并，当关血散不能停。**

**尺部如斯逢逆冷，体寒脐下作雷鸣。**

池氏曰：寸部脉涩，主心气虚血少，而心乃脾之母，脾乃心之子。母虚血少，不能荫乎子，故胃气不均。关部脉涩，缘心血少，肝经无所受，乃血不能停藏。尺部脉涩，主肾虚败，气血衰弱，不能温养脾胃，以致肢体逆冷，而脾胃虚则鸣矣。

## 迟脉指法主病

**五、迟者，阴也。指下寻之，重手乃得隐隐，曰迟。主肾虚不安。**

阴盛阳衰，则荣卫凝滞，血气痞阻，故脉一息而三至是为迟也。心肾相交，犹水火之相济。今阳衰则心气不能下降以交乎肾，阴盛则肾气虚并而元脏不能荣，故三焦闭结，荣卫稽留。其为病，必令汗出，肢节痛，肌肤黑瘦，体寒腹痛。

迟脉歌一

**迟脉人逢状且难，遇其季夏不能痊。**

**神工诊得知时候，道是脾来水必干。**

迟脉主心肾虚弱。季夏，六月也，当此之时，脾土适旺，胜其肾水，肾既受克，水必干枯。苟明此理以治之，抑其脾土，滋生肾水，是良医也。刘氏曰：迟脉专主肾经真元之气虚惫，不能统血流行，故脉来迟滞似缓。主痼冷疾作，所以灸季夏，土旺而克水也，详之。

迟脉歌二

**寸口脉迟心上寒，当关腹痛欲①浆难。**

**流入尺中腰脚重，厚衣重覆②也嫌单。**

---

① 欲：《脉诀大全·八里脉·迟脉指法主病》作"饮"。
② 覆：原作"履"，据下文注释及《脉诀大全·八里脉·迟脉指法主病》改。

池氏曰：寸口脉迟，主上焦心膈寒痛；关脉迟，主中焦受寒腹痛；尺脉迟，乃脾土胜肾水，主寒在下焦。阴虚里寒，腰脚沉重，虽厚衣不足以御寒。

### 伏脉指法主病

六、伏者，阴也。指下寻之似有，呼吸定息全无，再再寻之①，不离三关，曰伏。主毒气闭塞②三关，四肢沉重，手足厥③冷。

池氏曰：伏脉，如物之伏藏，以土偃之。呼吸之间按之，其脉伏而不见，虽重按寻之方得，其脉动④不离三关，只在一处。

### 伏脉歌一

阴毒伏气痛三焦，不动荣家气⑤不调。

不问春秋与冬夏，徐徐发汗始能消。

池氏曰：积阴冷毒之气，而伏滞于三焦，致卫气不调，荣血不行，三焦之气闭塞。若有此症，不必问四季，须是发散，通其三焦，其病可除也。

### 伏脉歌二

积气胸中寸脉伏，当关肠癖常瞑目。

尺部见之食不消，坐卧非安还破腹。

积气，乃心肺经之积也。肠癖，谓痔也。瞑目，眼昏也。破腹，泄泻也。池氏曰：寸口脉伏，主积气在心胸之中。关脉伏，主肠癖瞑目之貌。见于左关，则肝经受其阴积，致肝之积液不能荣于目，而致昏暗；见于右关，乃脾胃受之，其阴积因土而结，

---

① 寻之：原脱，据《脉诀大全·八里脉·伏脉指法主病》补。
② 塞：原作"寒"，据下文注释及《脉诀大全·八里脉·伏脉指法主病》改。
③ 厥：《脉诀大全·八里脉·伏脉指法主病》作"时"。
④ 动：原作"而"，据《脉诀大全·八里脉·伏脉指法主病》改。
⑤ 气：原作"痛"，据《脉诀大全·八里脉·伏脉指法主病》改。

遂生痔疾。尺部脉伏，乃阴积在下部。下部主阴而无火制，故水谷不得消化，则为泄泻矣。

### 濡脉指法主病

七、濡者，阴也。指下寻之似有，按之依前却去，曰濡。主少气力，五心烦热，脑转①耳鸣，下元冷极。

濡者，荣卫怯虚之候。荣中怯弱，卫气虚之，则元气不流通，故脉行道濡而不进。指下寻如有，按却去。昔人喻如按水帛，可谓得之。凡脉之濡，皆为血气虚弱也。

### 濡脉歌一

**按之似有举还无，髓海丹田定已枯。**

**四体骨蒸劳热甚，脏腑终传命必殂。**

脑为髓之海，丹田穴中脐下三寸。池氏曰：濡脉主髓海、丹田损败，而成骨蒸劳热。其劳损之病，传之五脏。初传一脏之损，其病传变，五脏数足，谓之终传，则死。经曰：终传者死。传其所胜也。心病传于肺，肺病传于肝，肝病传于脾，脾病传于肾，肾病传于心也。

### 濡脉歌二

**濡脉关前人足汗，当关少气精神散。**

**尺上绵绵即恶寒，骨与肉疏都不管。**

池氏曰：关前乃上部，何言人足汗？盖五脏丝系发之于足，五脏虚极而汗出于足，恰如树之根本，精损液散不能荫，枝叶焦枯。关部脉濡，主肝虚少气，魂魄不守，精神离散。尺部脉濡，其脉来微，绵绵而去，乃血气耗散、阴阳气脱，致使恶寒。骨肉不相保守，离绝而散。刘氏曰：濡脉关前人足汗，池氏误解"足"字为"手足"之"足"，非也。愚谓"足"当作"多"。寸口左为心，汗乃心之液；右为肺，主气，外主皮毛，肺虚则腠理不密，

---

① 脑转：原作"膈疼"，据《脉诀大全·八里脉·濡脉指法主病》改。

故汗出多。则寸口脉濡主多汗，明矣。

### 弱脉指法主病

八、弱者，阴也。指下如烂绵相似，轻手乃得，重手乃无，快快不前，曰弱。主风居于表，生产后客风面肿。

快快，惆怅也。表，皮肤也。谓虚气攻于表也。

弱脉歌一

**三关快快不能前，只为风邪与气连。**

**少年得此须要①重，老弱遇之病却痊。**

池氏曰：何谓风与气连？盖弱见于三关阴阳血气之中，快快来去而不流利。关中之前属阳，必主热，热即生风；关之后属阴，阴必生冷，冷则生气。少壮之人得此脉为逆，老弱之人得此脉为顺。刘氏曰：快快不前，谓脉软短而散，不能前进，不及本位，气血极虚，风邪乘虚而入，吸吸短气。少人血气壮盛，脉宜洪大为顺，见此为逆；老人血气衰弱，得之，则无妨也。

弱脉歌二

**关前弱脉阳道虚，关中有此气多粗。**

**若在尺中阴气绝，酸疼引变上皮肤。**

池氏曰：弱脉乃损极之脉，见于关前，乃阳气衰；见于尺部，乃阴气乏绝；主血脉离散而疼痛，至于皮肤则死；见于关中，乃阴阳隔绝，故主气喘也。

# 九道脉

### 长脉指法主病

一、长者，阳也。指下寻之，三关如持竿之状，举之有余，曰长。过于本位亦曰长。主浑身壮热，坐卧不安。

---

① 要：《脉诀大全·八里脉·弱脉指法主病》作"忧"。义长。

解见《短脉指法主病》之下。

## 长脉歌

**长脉迢迢度三关，指下来时又却还。**

**阳毒在脏三焦热，徐徐发汗始能安。**

池氏曰：长脉来去[1]不绝，见于左关人迎之位，感于阳邪，热毒在心、肝二经，传之三焦，其热壅闭，乃阳淫热疾[2]。治之须发其汗，散其阳邪，方得安愈。通真子曰：经云：脉有一阴二阳，为脉来沉滑而长也；一阴三阳者，谓脉来浮滑而长，时一沉也。此云"来时又却还"者，似一阴三阳之脉。刘氏曰：愚谓"长"即太过，主已上之疾，不必引通真子"一阳二阴三阴"之说，诸脉各有所兼，不独于此。

## 短脉指法主病

**二、短者，阴也。指下寻之，不及本位，曰短。主体虚恶寒，腹中生气，宿食不消。**

短者，不及之谓。凡物长短，各有所宜，适中为平。质于中而过者为长，质于中而不及者为短。其脉举按，虽往来洪盛，而不及本位，故曰短。主邪气内结，宿食成癥，心腹气痛，三焦不利。

## 短脉歌

**短脉阴中有伏阳，气壅三焦不得昌。**

**脏中宿食生寒气，大泻通肠必得康。**

池氏曰：短脉属阴而又伏于阳者，何也？脉见于气口，乃脾之位。饮食自倍，伤于脾，因水谷不化，传入三焦，其气壅滞。须泻其宿食，通其三焦可也。通真子曰：经云：脉有一阳三阴者，

---

① 去：原作"久"，据《脉诀大全·八里脉·长脉指法主病》改。

② 疾：原作"痰"，据《纂图方论脉诀集成》改。以下据《纂图方论脉诀集成》之注释，均引自《海外回归中医善本古籍丛书》第一册郑金生点校《脉诀大全》。

谓脉来沉涩而短，时一浮也，乃云有伏阳尔。刘氏曰：愚谓短即不及，主已上之疾甚明，所引之言似乎穿凿也。

### 虚脉指法主病

三、虚者，阴也。指下寻之不足，举指亦然，曰虚。主少力多惊，心中恍惚，小儿惊风。

池氏曰：此脉主肝气虚，心气弱，气血衰，故有此症。

虚脉歌

恍惚中心多悸惊，三关定息气难成。

血虚①脏腑生寒热，补益三焦便得宁。

池氏曰：虚脉见于三关，或来或去，无定而散，乃心肝二脏母子皆受邪，恍惚惊悸，以生寒热。治之须调益三焦，顺理阴阳，使其谷气归源，魂魄内守，方得和平。

### 促脉指法主病

四、促者，阳也。指下寻之极数，并居寸口，曰促。渐加即死，渐退乃生。

黎氏曰：阳邪上忤，气有偏盛。其脉按之有余，举之洪数，不游三关，并居寸口。虽盛疾，必得一止而复来，谓之促。令人三焦不和，气逆而厥，上盛下虚，上溢下绝。其候渐进者死，渐退者生。

促脉歌

促脉前来已出关，常②居寸口血成斑。

忽然渐退人生也，活者加之命在天。

池氏曰：促脉急而数，其脉溢关至寸口，乃木火相乘而风壅血盛，故发血斑。其脉渐加溢，进即死，退居本位即生。

### 结脉指法主病

五、结者，阴也。指下寻之，或来或去，聚而却还，曰结。

① 虚：原作"生"，据《脉诀刊误·九道》改。
② 常：《脉诀大全·九道脉·促脉指法主病》作"并"。

主四肢气闷，连痛时来。

结者，聚也，阴盛则结。脉来缓，时一止复来曰结。谓方结聚，欲来于此，却还转而往于彼也。主胸满烦燥，饥而不食，时时作痛。

结脉歌

**积气生于脾脏傍，大肠疼痛阵难当。**

**渐知稍泻三焦火，莫谩多方立纪纲。**

池氏曰：脾胃受水谷之气，而归三焦，腐熟水谷①；三焦之气不和，不能腐熟水谷，遂聚而为积；三焦受脾之积气，传入大肠，致大肠②疼痛。良工知觉三焦为病，泻其三焦，通其肠胃，则是方法。

## 代脉指法主病

六、代者，阴也。指下寻之，动而后起，再再不能自还，曰代。主形容羸瘦，口不能言。

气衰心散，不能下应脾土，脾不安常，故脉见为代。正气既去，神无所居。

代脉歌

**代脉时时动若浮，再而从起似还无。**

**三元正气随风去③，魂魄冥冥何所拘。**

池氏谓：代脉须先有濡涩脉，定止方见代脉，乃脾土之脉。其脉自脾而覆下至尺部，其土入水中，土散水干，二脏皆绝，元气脱去，魂魄离体，故代脉真死脉也。

## 牢脉指法主病

七、牢者，阴也。指下寻④之即无，按之即有，曰牢。主骨间

---

① 水谷：原脱，据《纂图方论脉诀集成》补。
② 致大肠：原脱，据《纂图方论脉诀集成》补。
③ 去：原作"云"，据下文注释及《脉诀大全·九道脉·代脉指法主病》改。
④ 寻：原作"乘"，据下文注释及《脉诀大全·九道脉·牢脉指法主病》改。

疼痛，气居于表。

仲景云：寒则牢坚而沉结。指下寻之不见，举指全无，再再寻之，小而有力，继续不常见，故曰牢。盖重阴之所入，以阴包阴，致气血不守、荣卫解散，是以骨间疼痛，胸中气促。

牢脉歌

**牢脉皮肤辨息难，时时气促在胸间。**

**只缘水火相刑克，若待痊除更问天。**

水火相克，是肾水欲克心火。其心火正旺不受克，心火既旺无所制，反相炎而胜于肺，乃火克金，为正邪，故胸中喘急而必死也。

## 动脉指法主病

**八、动者，阴也。指下寻之似有，举之还无，再再寻之，不离其处，不往不来，曰动**①**。主体弱虚劳，崩中血痢。**

仲景云：数见于关上，上下无头尾②，厥厥动摇，名曰动。以其脉来混混然，指下寻之似有，举之全无，再再寻之，不离本位。病应四体虚劳、烦懑、崩中，及久病血虚于内，则溢而自痢也。

动脉歌

**动脉根源气主阴，三关指下碍沉沉。**

**血出一倒经年月，智士名医只可寻。**

池氏曰：动脉在指下，隐隐而见，按之沉沉，如水中一石。轻取之，脉不应指，重按之，微有力而碍指，乃阴虚内损。女人经血来如山崩不止，须当上智之士、名望之医以治之也。

## 细脉指法主病

**九、细者，阴也。指下寻之，细细似线，来往极微，曰细。主胫酸髓冷，乏力泄精。**

---

① 曰动：原脱，据上下文体例及《脉诀刊误·九道》补。
② 尾：原作"面"，据《脉诀大全·九道脉·动脉指法主病》改。

细脉，精气虚弱之极，须当温①其气，助其味，补髓益精，切毋迟慢。

细脉歌

**乏力无精胫里酸，形容瘦悴发毛干。**

**如逢冬季经霜月，不疗其疴必自瘥。**

细脉主阴盛阳虚之极，故有此症，急宜治之。若乃冬季后，一阳复生，谓阴极阳生之时，此症不疗而自愈。

# 左右手诊脉歌

**左右须候四时脉，**

左右两手，须要诊候春夏秋冬四时之脉息。

**四十五动为一息。**

息，止也。盖谓呼吸之息，脉来一至为一动。人之脉，循环五脏，昼夜不歇，脉一动循一脏，五动循五脏，循环遍每一脏。循环九遍，通四十五动而不止者，亦无害也。五十动而不止者，则身无病矣。

**指下弦急洪紧时，便是有风兼热极。**

正合"六数七极热生多"，故热即生风②。

**忽然匿匿慢沉细，冷疾缠身兼患气。**

匿匿，隐隐然不出之貌，正合"三迟二败冷危困"，故冷则生气也。

**贼脉频来问五行，**

五行相克谓之贼。假如心火旺于夏，当夏之时，反见沉细③而滑者，肾水克心火也；肝木旺于春，当春之时，反见浮涩而短者，肺金克肝木也；肾水旺于冬，当冬之时，反见缓慢而大者，是脾土克肾水也；肺金旺于秋，当秋之时，反见浮洪而散者，是心火

---

① 温：原作"泄"，据《脉诀大全·九道脉·细脉指法主病》改。

② 风：原作"气"，据《脉诀大全·九道脉·左右手诊脉歌》改。

③ 细：原脱，据《脉诀大全·左右手诊脉歌》补。

克肺金也；脾土旺于四季，当四季之时，脉反得弦而独见，是肝木克脾土：皆谓之贼脉也。

**屋漏雀啄终不治。**

屋漏之脉，如屋之漏滴不相连续，或来或止。雀啄之状，来而急数，频绝而止，良久准前复来，如雀啄食，谓来三而去一也。皆缘脾元已败，胃气乏绝，谷气俱尽，则见此两脉。凡病见之，必然死也。杜氏①谓：屋漏、雀啄，惟脾部畏之，余部见之皆不畏。愚谓：脾属中土，诸脏有病，皆干虑于脾。脾忧，故饮食便减少。病之将死②，脾气先绝，遂食谷不下，则此脉见，不独脾为畏见，凡诸病见之，故知必死。叔和谓此脉终不可治，以结乎五脏贼脉死症之后，宜哉。

# 左手寸口心部脉歌

**左手头指火之子，四十五动无他事。**

"子"字当作"属"，谓医人以左手头指诊候病人左手寸口脉息，是心部属火。若得四十五动而不见一止者，是无病也③。

**三十一动忽然沉，顿饭却来还复此。**

顿饭，犹言良久。愚谓只是吞咽一口饭之口也。盖人之身形脉息与天地参，昼夜循环五脏，脉一动循一脏。此言三十一动忽然沉，是说心部脉当就本经算起，第一动心经，第二动脾经，第三动肺经，第四动肾经，第五动肝经。凡六次循五脏当三十动，始又一动，乃心火之脉当再动也，却不见心火洪脉，反见沉脉，

---

① 杜氏：指唐末五代道士杜光庭。字圣宾，自号东瀛子，赐号广成先生。括苍（今浙江丽水）人。著有脉学著作《玉函经》三卷。后有崔嘉彦《注广成先生玉函经》及黎民寿《广成先生玉函经解》行世。

② 故饮食便减少……病之将死：原作"故饮便或少而病之将使"，据《脉诀大全·左右手诊脉歌》改。

③ 无病也：此后《脉诀大全·左手寸口心部脉歌》有"愚详'子'字作'属'亦非，当改'火'字作'木'，左手寸口心部属火，火乃木之子，圣人取'子'字为歌之韵"36字。

是肾水来克心火。良久复还，心火洪脉，又重起循环五脏，是水火交战，更相克贼。

**春中诊得夏须忧，夏若得之秋绝体。**

**秋脉如斯又准前，冬若候之春必死。**

此结前脉，期逾一季，必然死矣。

# 左手关中①肝部脉歌

**左手中指木相连，脉候须还来一息。**

医人以左手中指诊病人关部脉，是肝经属木，须候其四十五动之后有无一止之脉。

**二十六动沉却来，肝脏有风兼热极。**

先就本经算起，动数初动肝木，二动心火，三动脾土，四动肺金，五动肾水，五五二十五动，五次五脏循环。至二十六动，又当起肝经弦脉，却见沉脉而来，又再弦脉乃至，则是两头弦，中间是沉，是肾水生肝木，肝气盛强②，必主生风热。

**二十九动涩匿匿，本脏及筋终绝塞。**

先就本经算起，动数二十五动乃五次五脏循环。至二十六动又木，二十七动火，二十八动土，二十九动金，涩匿匿而来。涩脉，肺脉也。涩主③血少，肝无血所养，又被肺金所克，筋属肝，故肺脏及筋，终久塞绝。

**一十九动便沉沉，肝绝未闻人救得。**

先就本经算起，动数一十五动是三次五脏循环，至十六动，又木④，十七动火，十八动土，十九动金，脉便沉。言沉沉者，沉之又沉也，即涩脉之盛也。肺金脉盛而克乎肝木，已知肝绝何疑？

---

① 关中：原作"中指"，据《脉诀大全·左手关中肝部脉歌》改。

② 强：原作"溺"，据《脉诀大全·左手关中肝部脉歌》改。

③ 主：原作"少"，据《脉诀大全·左手关中肝部脉歌》改。

④ 木：原脱，据《脉诀大全·左手关中肝部脉歌》补。

## 左手尺部肾脉歌①

**左手肾脉指第三，四十五动无疾咎。**

谓诊病人左手尺部是肾脉，断其四十五动不见止②脉，是无病也。

**指下急急动弦时，便是热风之脉候。**

弦是肝木脉，主风。子实母虚，故生风热。

**忽然来往慢慢极，肾脏败时须且救。**

**此病多从冷变来，疗之开破千金口。**

慢慢，极迟缓之盛。脾土脉见而克肾水，安得不败？正所谓三迟二败冷危困也。

**二十四动沉却来，肾绝医人无好手。**

**努③力黄泉在眼前，纵有④也应终不久。**

先就本经算起，动数二十动，四次⑤五脏循环，至二十一动又肾水，二十二动肝木，二十三动心火，二十四动脾土也。沉脉本肾脉，沉之又见沉，即代脉也，脾土乘⑥肾水，则代脉见，真为死脉也。

## 右手寸口肺部脉歌

**右手头指肺相连，四十五动无忧虑。**

诊病人右手寸口是肺脉，以候四十五动，不见止脉，则是无病。

---

① 左手尺部肾脉歌：《脉诀大全》作"左手尺中肾部脉歌"，与上下文体例相符，义长。

② 见止：原作"生"，据《脉诀大全·左手尺部肾脉歌》改。

③ 努：原作"挛"，据《脉诀大全·左手尺部肾脉歌》改。

④ 有：《脉诀大全·左手尺部肾脉歌》作"在"，《脉诀乳海·左手尺部肾脉歌》作"活"，义长。

⑤ 次：带月楼本作"动"。

⑥ 乘：原作"盛"，据《脉诀大全·左手尺部肾脉歌》改。

**极急明知是中风，**

极急，即六数七极之谓。热则生风也。

**更极①二十余七度。**

**忽然指下来往慢，肺冷莫言无大故。**

**一朝肺绝脉沉沉，染病卧床思此语。**

就本经算起，动数二十五动，五次五脏循环，至二十六动又肺金，二十七动忽然沉止，而来往迟慢，是肾脉见。子实母虚，故知肺经寒冷。休说此脉若无大变，忽②一日此脉沉沉不见，肺经败绝，必卧床不起，方寻思此言之可信。

**十二动而又不来，咳嗽唾脓兼难补。**

**发直如麻只片时，扁鹊也应难救护。**

又不来，算动数与上节同。正合莫言无大故，必主喘嗽，唾吐脓涎渐至沉沉之脉，而肺经已败绝，则发直如麻，将死之期也。虽有神医如扁鹊者，亦不能治。扁鹊，姓秦名越人，号扁鹊，卢国人，作《八十一难经》。

## 右手关中脾部脉歌

**右手第二指连脾，四十五动无诸疑。**

诊病人右手关部是脾脉，得四十五动不见止脉，则无诸疑虑。

**急动名为脾热极，食下不消定若斯。**

脉急动，必六数七极，故脾热太甚，则主食不消磨。

**欲知疾患多为冷，指下寻之慢极迟。**

**吐逆不定经旬日，胃气冲心得几时。**

脉来缓慢迟钝之极，是水火不相既济，脾土无生养。主脾胃寒冷，致呕吐咳逆，则胃气冲犯心之君火，必然死矣。双钟曰：咳逆皆因胃有寒，故名恶候。

---

① 极：《脉诀大全·右手寸口肺部脉歌》作"看"。
② 忽：原作"寒"，据《脉诀大全·右手寸口肺部脉歌》改。

# 右手尺部命门脉歌

**右手命脉三指下，四十五动不须怕。**

诊得病人右手尺部是命门脉，属火，以候四十五动不见止脉，则不必忧虑也。

**一十九动默然沉，百死无生命绝也。**

就本经算起，动数十五动，三次五脏循环，十六动又命门火，十七动脾土，十八动肺金，十九动肾水。而忽然沉藏，是肾脉见于命门部中。肾水克命门相火，安得而不死？

**指下急急动如弦，肾脏有风由莫治。**

弦脉主风，命门还与肾脉同，故肾脏发风。

**七动沉沉便不来，努力①今朝应是死。**

就本经算起，动数五动乃一次五脏循环，至六动又命门火，七动脾土，是脾经败绝，不能应指，却见沉沉肾脉则来，亦肾水自克命门相火，其死也必矣。

# 诊杂病生死候歌

**五十不止身无病，数内有止皆知定。**

止，犹代脉也。脉来五十动而不见一止者，无病也。五十合天地造化之数，《易·系辞》曰：大衍之数，五十乃备。一乃数之始，十乃数之极。人之脉息，昼夜循环五脏，脉一动循一脏，五动循环五脏遍。五十动，是十次五脏循环遍，则数皆极。处而不止者，五脏皆平，故无病也。

**四十一止一脏绝，却后四年多没命。**

**三十一止即三年，二十一止二年应。**

**十五一止一年殂，已下有止看暴病。**

四十动而见止者，是一脏欠动脉之极数，故知一脏绝也，先

---

① 努力：犹努力。

绝肾经，何以言之？夫天一生水，肾属水，生①成之一数也，人之五脏所生，先生脏肾水②，肾水生肝木，肝木生心火，命门火生脾土，脾土生肺③金，所以先绝肾脏，期应四年而死。三十动而一止者，两脏欠动脉之极数，是知肾与肝二经无气，期应三年而死。二十动而一止者，三脏欠动脉之极数，是肾、肝、心三脏无气，期应二年而死。十五动而一止者，知肾、肝、心、脾四脏皆无气，期一年而绝也。暴病者，卒暴之病。说见下文。

## 诊暴病歌

**两动一止或三四，三动一止六七死。**

**四动一止即八朝，以此推排但依次。**

池氏曰：暴病者，喜怒惊恐，其气渠④逆，致风寒暑湿所侵，病主卒暴，损动胃气而绝，即死不过日也。脉两动而一止，乃胃气将绝，犹得三四日方死；三动而止，乃胃气将尽，犹得六七日，谷气绝尽方死。仿此而推，若至十五动而一止，乃死期在于一年也。

## 形证相反歌

**健人脉病号行尸，病人脉健亦如之。**

**长短瘦肥并如此，细心诊候有依稀。**

假如脉得浮紧而涩，似伤寒热病太阳经之病脉。其人虽未见头痛、发热、恶寒，此则不久即病，病即死也。行尸，言其人尸已死，犹⑤能行动也。又如上文"十五一止一年殂"，其人虽未有病，期应一年，病即死，亦犹是也。病人脉健者，假如其人形容

---

① 生：原作"以"，据《脉诀大全·诊杂病生死候歌》改。

② 先生脏肾水：《脉诀大全·诊杂病生死候歌》作"先生乎肾"。义长。

③ 肺：原作"肝"，据《脉诀大全·诊杂病生死候歌》改。

④ 渠：大。

⑤ 犹：原作"徒"，据《脉诀大全·形证相反歌》改。

羸瘦，精神枯竭，盗汗不食，泄滑不止，此劳损证，而脉反见浮大而洪健者，亦"健人脉病号行尸"也。长短肥人脉见小，瘦人脉见大，此数者皆为死脉之候。刘氏曰：此肥人脉小，瘦人脉大，皆为死脉。何其与前男女长幼大小脉证不相符合？彼为平脉，此为反脉，本当归于一理。愚屡试肥瘦大小，正形相反，见之俱无所妨，故留，俟后之君子详考焉。

## 诊四时病五行相克歌

**春得秋脉定知死，死在庚辛申酉里。**

春时反得秋脉浮短而涩者，肺金克肝木也，期在庚辛、申酉金旺之日必死。

**夏得冬脉亦如然，还于壬癸为期尔。**

夏时反得冬脉沉细者，肾水克心火也，期在壬癸、亥子水旺之日必死。

**严冬诊得四季脉，戊己辰戌还是厄。**

冬时得四季脾脉而缓，是脾土克肾水也，期在戊己、辰戌、丑未土旺之日必死。

**秋得夏脉亦同前，为缘丙丁相刑①克。**

秋时反得夏脉而洪，心火克肺金也，期在丙丁、巳午火旺之日而必死也。

**季月季夏得春脉，克在甲寅病应极。**

**直逢乙卯亦非良，此是五行相鬼贼。**

辰戌、丑未之月，皆系季月，重言季夏者何？惟六月正属脾土旺之候，其余辰戌丑三季月，每月脾土只旺十八日。当此之时，得春脉而弦，是肝木克脾土也，期在甲寅、乙卯日必死。相鬼贼者，乃五行相克，即前所谓"贼脉频来问五行"也。

**春得冬脉只是虚，更兼补肾自然除。**

**若得夏脉缘心实，还应泻子自无虞。**

---

① 刑：原作"形"，据《脉诀大全·诊四时病五脏相克歌》改。

夏秋冬脉皆如是，在前为实后为虚。

春中若得四季脉，不治多应病自除。

经曰：从后来者为虚邪，从前来者为实邪。虚则补其母，实则泻其子。假如春得冬之沉涩脉，水生木，是母来生我，谓之从后而来者为虚邪，虚则补其母，是用补肾水其病自愈。又如春得夏洪心火之脉，木生火，则我去生子，谓之从前来者为实邪，实则泻其子，须泻其心火，其病愈矣。又如春得四季脾缓之脉，木克土，是我去克他，是为微邪，此病不治自愈。其余夏秋冬，仿此而推也。

## 伤寒歌

《病源》曰：春气温和，夏气暑热，秋气清凉，冬气凝寒。此则四时之正气也。冬时最寒，万类潜藏，君子固脉，不伤于寒。夫触冒之者，乃谓伤耳。其伤于四时之气，皆能致病，而以伤寒①为毒者，于体为杀厉之气也。即病者为伤寒，不即病者，其寒气藏于肌骨之中，至春变而为温病，夏变而为暑病。暑病②者，热重于温也。是以辛苦之人，春夏必有温病者，皆自冬时冒犯之所致，非时行之气也。其时行者，是春时应暖而反寒，夏时应热而反冷，秋时应凉而反热，冬时应寒而反温，非其时而有其气。是以一岁之中，病无少长多相似者，此则时行之气也。夫伤寒者，起自风寒入于腠理，与精气交争，荣气否隔，固而不通。病一日气在孔窍皮肤之间，故病者头痛恶寒，腰背强重，此邪气在表③，洗浴出汗即愈。三日已上，浮气④在上部，胸必胀满，故头痛，胸中懑闷，当吐之则愈。五日已上，气结在脏，故腹胀身重，骨节烦疼，当下之则愈。此大略也。

---

① 寒：原作"其"，据《纂图方论脉诀集成》改。

② 暑病：原脱，据《纂图方论脉诀集成》补。

③ 表：原脱，据《纂图方论脉诀集成》补。

④ 浮气：原作"气候"，据《纂图方论脉诀集成》改。

伤寒热病同看脉，满手透关洪拍拍。

出至风门过太阳，七日之中见脱厄。

过关微①有慢腾腾，直到伏时重候觅②。

大凡当日问③途程，迟数洪微更消息。

伤寒与热病一般看脉。初得病属太阳经，两手脉浮紧，渐至洪大。既而满手洪拍拍，透过三关，出至风府，是过太阳经，其邪欲散，相将七日传经已足，其病当愈。过关微见微缓④或至脉伏，须是重将证候觅取，又当问其得病日起数至传经程途，以候脉之或数或迟，或洪或微，而察病证之轻重也。七日传经法：伤寒一日传太阳膀胱经，二日传阳明胃经，三日传少阳胆经。此三阳经络，府也，属于表而未入于脏，故可汗。四日传太阴脾经，五日传少阴肾经⑤，六日传厥阴肝经。此三阴经络，脏也，属于里，故可下或可温。伤寒只传足经，不传手经，三阳三阴传遍，五脏⑥六腑皆受遍，荣卫不行，五脏绝寒，七日死矣。又有两感伤寒，一日传两经，三日六经传遍，则不免死。或有首尾只传一经。伤寒之证，变态百端，自有仲景治法。此则降⑦其大略也。

## 伤寒决死生脉歌

热病诊得脉浮洪，细小徒费用神功。

伤寒热病，头痛口渴，谵⑧语，脉当洪大，今反脉微细而小者，阳病见阴脉，即死也。

汗后脉静当便瘥，喘热脉乱命应终。

---

① 微：原作"惟"，据《脉诀大全·伤寒歌》改。

② 觅：原作"否"，据《脉诀大全·伤寒歌》改。

③ 问：原脱，据《脉诀大全·伤寒歌》补。

④ 微缓：《脉诀大全·伤寒歌》作"迟慢"。

⑤ 少阴肾经：原作"太阴络经"，据《脉诀大全·伤寒歌》改。

⑥ 脏：原作"卫"，据《脉诀大全·伤寒歌》改。

⑦ 降：通"详"。《魔合罗》："我这里自斟量，则俺那官人要个明降"。

⑧ 谵：原作"诡"，据《脉诀大全·伤寒决死生脉歌》改。

汗后脉平，当知邪已去，热退身凉，其病愈矣。今反脉燥疾，身反太热，喘闷狂言不能食，此言阴阳交，交者死也。刘氏曰：即仲景云，大汗后身热愈甚者，阴阳交而魂魄离也。

## 论阳毒阴毒二证①

池氏曰：叔和独取仲景伤寒二毒之说，何也？二毒本然危急，诚恐后学不辨阴阳二证，阴证误投阳证之药，阳证误投阴证之药，而致夭亡，乃引《素问·阴阳大论》而作歌。

### 阳毒歌

**阳毒健乱四肢烦，面赤生花作点斑。**

**狂言妄语如神鬼，下痢频多喉不安。**

**汗出遍身应大瘥，鱼口开张命欲翻。**

**有药不辜但与服，能过七日渐能安。**

六脉洪大，阳毒也。池氏曰：阳证宜汗而解之。如失汗则邪传入脏②，瘀热在里不散，致病健乱烦躁，面赤发斑，狂言妄语，如见神鬼，下痢瘀血。如此证危，病传在里，不当汗。又如之遍身自汗，口如鱼口开张者，死③。能过七日，乃过经，阳热退，方有可救之理。

### 阴毒歌

**阴毒伤寒身体重，背重眼痛不堪任。**

**小腹急痛口青黑，毒气冲心转不禁。**

**四肢厥冷惟思吐，咽喉不利脉细沉。**

**若能速灸脐轮下，六日看过见喜深。**

六脉沉细而疾者，阴毒也；或沉取之，大而不甚疾者，非阴也。池氏曰：阴毒证，身体沉重，不能转摇，眼痛，小腹急痛，

---

① 证：原脱，据《脉诀大全·论阳毒阴毒二证》补。

② 脏：《脉诀大全·论阳毒阴毒二证·阳毒歌》作"里"。

③ 死：原脱，据《脉诀大全·论阳毒阴毒二证·阳毒歌》补。

口青黑，毒气冲心，四肢厥逆，咽喉不利，沉细脉见。宜急灸丹田、关元，换回阳气①，阴气②自散。过得六日，乃阴极阳生，方有可喜之兆。

## 诸杂病生死脉歌

**腹胀浮大是出厄，虚少命殂须努力。**

阳气外虚，受风冷邪气所侵，阴气③内积于脏腑之间，与脾气相拥，则胀满而喘。脉见浮大者生，沉细虚小者死。

**下痢微小却为生，脉大浮洪无瘥日。**

池氏曰：下痢乃夏月伏暑热，脾胃受冷，冷热相搏，是致下痢。然有冷热二证，赤白之异。但脉浮洪，是心经伏热重，其病难移。脉见沉细，而心经伏热轻④，所以其病见痊也。

**恍惚之症定癫狂，其脉实牢保安吉。**

**寸关尺部沉细时，如此未闻人救得。**

《病源》曰：五癫者，一曰阳癫，发如死人，遗尿，食顷乃解；二曰阴癫，初生时脐疮未愈，数洗浴因得之；三曰风癫，发时眼目相引，牵纵反强，羊鸣，食顷乃解；四曰湿⑤癫，低头身重，坐热沐头，湿结脑关，因此得之；五曰马癫，发作时时，反目⑥口噤，手足相引，身体皆然。其脉牢实大滑者可治，沉细微小者不可治。又云：脉来紧急牢实者吉；发则卧地，吐沫无知，若强倞⑦，起如狂⑧，反遗粪者难治。

---

① 阳气：原作"阴气"，据《脉诀大全·论阳毒阴毒二证·阴毒歌》改。

② 阴气：原作"阳气"，据《脉诀大全·论阳毒阴毒二证·阴毒歌》改。

③ 阴气：原作"阳气"，据《脉诀大全·诸杂病生死脉歌》改。

④ 轻：原脱，据《脉诀大全·诸杂病生死脉歌》补。

⑤ 湿：原作"温"，据《诸病源候论·五癫病候》改。

⑥ 反目：原作"又相"，据《诸病源候论·五癫病候》改。

⑦ 倞（jìng 静）：强劲。原作"掠"，据《诸病源候论·五癫病候》改。

⑧ 狂：原作"强"，据《诸病源候论·五癫病候》改。

**消渴脉数大者活①，虚小病深厄难脱。**

详解见《脾脏歌》中。《病源》谓：消渴者，渴不止，小便多是也。或由少年服玉石诸药丸，令人下焦虚热，及至年衰，气血少不能制于石，则肾为之燥，故引水而下小便。血气壅滞，多发痈疽。其脉数大者生，细小而沉者死。

**水气浮大得延生，沉细应当是死②别。**

水气皆由脾土有亏，不能防③制肾水。胃为水谷之海，脾虚胃亦虚，不能传化水气，致肾水浸渍脾土，泛滥于四肢，淫溢于皮肤，遂成肿疾。发见之初，两目微肿有若卧蚕。微而至者，以手按之，随手而起，如裹水在内，上则喘急咳嗽，下则足膝胕肿，小水不利。治法大率先实脾土，土实自能摄持肾水，其肿自消。更当审其脏腑冷热虚实，随证施治。脉见浮大者生，是心火之脉，则脾土有生气也；脉见沉细者，是肾水愈盛矣，故知必死。

**霍④乱之候脉微迟，气少不语大难医。**

**三部浮洪必救得，古今课定更无疑。**

《病源》曰：人之温凉不调，阴阳清浊，二气交错，散乱在肠胃之间，因饮食而变，发则心腹绞痛。其有先心痛者则先吐，先腹痛则先利，心腹并痛者则利吐俱发。挟风而实者，身发热，头疼体疼而吐利；虚者吐利，心腹刺痛而已。亦有饮食酒肉腥脍，生冷过度，因居处不节，或路卧湿地，或当风取凉，而风冷之气归于三焦，传于脾胃，脾胃得冷则不磨，不磨则水谷不消化，水谷不消化则心腹胀满，皆成霍乱。其名有三：一曰胃反，言其胃气虚逆，反吐食也；二曰霍乱，言惊霍之间致缭乱也；三曰走哺，言其哺食变逆也。诊其脉来代者，霍乱；又脉代而乱者，亦霍乱

---

① 活：原作"滑"，据下文注释及《脉诀刊误·诊诸杂病生死脉候歌》改。

② 死：原作"气"，据下文注释及《脉诀大全·诸杂病生死脉歌》改。

③ 防：原作"初"，据《脉诀大全·诸杂病生死脉歌》改。

④ 霍：原作"虚"，据下文注释及《脉诀刊误·诊诸杂病生死脉候歌》改。

也。霍乱脉洪大者可治；微迟，气息劣①，噤口不欲言者，则不可治。

**鼻衄吐血沉细宜，忽然浮大即倾危。**

心主血，肝藏之②，血得热即行，得冷即凝。肺主气，又通于鼻窍。心肝热则血随气而行，从鼻中而出，其名曰衄血。脾属中州，为诸脏统摄，心肝有热，传于脾胃，或因饮食过饱、负重伤胃脾，思虑伤脾，脾胃虚弱，令人呕吐，故血从口中吐出，名曰吐血。是知二症皆谓失血，脉得沉细者生，浮大而弦牢者必死。

**病人脉健不用治，健人脉病号行尸。**

不用治者，喻其死也。详见前《形脉相反歌》之下。

**心腹痛脉沉细宜，浮大弦长命必殂。**

诸病属于心，心为五脏之主，一身听命，宜处乎安静，苟有所伤，则心腹痛。然痛有九种：一虫③痛，二疰痛，三风痛，四悸痛，五食痛，六饮痛，七寒痛，八热痛，九来去痛。皆由外感邪气，内伤生冷，聚痰饮停于心包，伤乎经络，以致然耳。或但腹急痛者，此里之有病，其证多端。诸心腹之痛，但脉沉细者生，浮大而弦长者死也。

**头痛短涩应须死，浮滑风痰④必易除。**

头乃诸阳之所会。头痛之疾，非止一端，或为风寒之气所侵，或有胸膈停痰凝而致。但脉见短涩者死；脉见沉滑者，则驱逐风寒，消散痰饮，其疾易除。其伤寒诸阳经头痛，自有仲景治法。

**中风口噤迟浮吉，急实大数三魂孤。**

凡中风脉，无不浮大，非热也，风脉也，但⑤浮大亦迟者吉，脉实而洪数急疾者死。口若开张，心气闭绝也。自此以下，至

---

① 劣：原脱，据《脉诀大全·诸杂病生死脉歌》补。

② 之：原作"宜"，据《脉诀大全·诸杂病生死脉歌》改。

③ 虫：原作"蛊"，据《脉诀大全·诸杂病生死脉歌》改。

④ 痰：原作"瘦"，据下文注释及《脉诀刊误·诊诸杂病生死脉候歌》改。

⑤ 也但：原作"之"，据《脉诀大全·诸杂病生死脉歌》改。

"诈汗如油不可苏"，皆中风之恶候也。

**鱼口气粗难得瘥，**

口是脾之扉①，脾主四肢。口如鱼口而手散者，脾气闭绝也。肺主气，气粗鼻鼾②者，肺气闭绝也。

**面赤如妆不久居。**

心属火，为五脏之主，其色尚赤，面戴诸阳之所聚。心气既虚败，阳气绝散，故泄其色于面。

**中风发直口吐沫，**

发是血之苗。心虚则不能生血则血败，血败而发必焦枯梗直矣。痰③乃脾所主，心虚则不能生养乎脾，其脾亦致不能收拾其痰沫，故从口中吐出矣。

**喷药闷乱起复苏。**

"起"字当作"岂"。晞范曰：咽主咽物，咽为胃之系，下连胃脘，为水谷之道路。胃经为风痰所扰乱，闷绝，药不下咽，喷吐于其外，岂可望其复有苏醒之期。

**咽喉拽锯水鸡响，摇头上窜气长嘘。**

《病源》曰：肺病令人上气，并胸膈胀满，气行壅滞，喘息不调，故咽喉有声如水鸡之响也。

**病人头面青黑暗，**

青属肝，黑属肾，肝肾皆绝，故其色泄于外。

**汗透毛端恰似珠。**

阴阳相离，腠理乃泄，故汗出如珠而不流者，则气先死也。

**眼小目瞪不须治，诈汗如油不可苏。**

《素问》曰：目瞪者，晴不转而仰视。此阳气已绝。诈汗如油，汗出多而不流也。已上并中风死候也。

**内实腹胀痛满盈，心下牢强干呕频。**

---

① 扉：《脉诀大全·诸杂病生死脉歌》作"窍"。
② 鼾：原作"劓"，据《脉诀大全·诸杂病生死脉歌》改。
③ 痰：原作"发"，据《脉诀大全·诸杂病生死脉歌》改。

**手足烦热脉沉细，大小便涩死多真。**

阳病见阴脉者死。池氏曰：内实结绝，气不宣通。

**外实内热吐相连，下清注谷转难安。**

**忽然诊得脉洪大，莫费神功定不瘥。**

外实故知为虚，下利清谷者脏寒也，岂有内热？愚疑"热"字当作"冷"字，胃冷亦令人呕吐。故知脉小为顺，若洪大者，反候也。

**内外俱虚身冷寒，汗出如珠微呕烦。**

**忽然手足脉厥逆，体不安宁必死判。**

阴盛阳绝则外寒，故汗出如珠而不流；无阳则四肢逆冷，致脾胃无所养故呕烦。此恶候也。若得脉实而滑者，尚有可复生之理，是之谓阴病见阳脉者生也。

**上气喘息候何宁，手足温暖净滑生。**

**反得寒涩脉厥逆，必知归死命须倾。**

肺主气，为四脏之华盖，最喜清虚，不欲窒凝。调摄失宜，或为风寒暑湿邪气相干，故其气逆上冲而喘急；或有中脘停痰，亦能令人喘急。凡此证，脉滑而手足湿者，其脉涩而四肢寒者死，脉数者亦死，谓形损故也。

**咳而尿血羸瘦形，其疾脉大命难任。**

《病源》曰：心主血，与小肠合。心家热结于小肠，故小便血也。下部脉急而弦者，风邪入于少阴①也。若患此疾而脉大者难治。

**唾血之脉沉弱②吉，忽若实大死来侵。**

肺为诸脏华盖，最易损伤。热气苟伤于肺，则唾血如红缕者是也。胁下痛，唾鲜血者，此肝经有损，故左关脉微芤者是也。但是唾血，脉沉弱者生，牢实者死也。

**上气浮肿肩息频，浮滑之脉即相成。**

---

① 少阴：原作"水阴"，据《纂图方论脉诀集成》改。

② 弱：原作"若"，据下文注释及《脉诀大全·诸杂病生死脉歌》改。

忽然微细应难救，神功用尽也无生。

详见"水气"。浮大得延生，沉细应是①死别之证。

**中恶腹胀紧细生，若得浮大命逡巡。**

《病源》曰：中恶者精神衰，为鬼邪之气卒中之也。夫人阴阳顺理，荣卫调和，神守则强，邪不干正；若调摄失宜，精神衰弱，使中鬼毒之气，其状卒然心腹刺痛，闷乱欲死。凡卒中恶，腹大而满，脉紧大而浮者死，紧细而微者生。

**金疮血盛虚细活，急实大数必危身。**

金疮，因刀伤破而成疮。大凡失血，皆以脉沉细为顺，数大为凶。吐血、衄血、尿血、唾血者皆同。

**凡脉尺寸紧数形，又似钗直吐转增。**

**此患蛊毒急须救，速求神药命难停。**

**中毒洪大命应生，细微之脉必急倾。**

**吐血但出不能止，命应难返没痊平。**

《病源》曰：蛊，是合聚三虫之类，以器皿盛之在其中，相敌食，余一存者名曰蛊，以其毒能害人，食人腑脏。其状心痛如被物咬，或时面目青黄，变化无常。先伤于膈上则吐血也，不即治之，食腑脏至尽则死矣。

**大凡要看生死门，太冲脉在即为凭。**

**若动应神魂魄在，止便干休命不停。**

太冲穴，在两足大指本节后三寸陷②中动脉，是足厥阴之所生。诊太冲脉，可以决男子之生死。凡诸病，必诊看太冲脉。其脉若在，应神③而动者必生，若止而不动者必死。伤寒病亦可诊冲阳脉。足阳明胃之经，一名会源④，在足跗上五寸骨间动脉，去⑤陷谷三寸。朱氏曰：人受气于谷，谷入于胃，乃传与五脏六腑，

---

① 是：此后原衍"是"字，据文义删。
② 陷：原作"蹈"，据《脉诀大全·诸杂病生死脉歌》改。
③ 应神：原作"阴伸"，据《脉诀大全·诸杂病生死脉歌》改。
④ 会源：《脉诀大全·诸杂病生死脉歌》作"会元"。
⑤ 去：原作"气"，据《脉诀大全·诸杂病生死脉歌》改。

脏腑皆受气于胃。其清者为荣，荣，血也。浊者为卫，卫，气也。荣行脉中，卫行脉外，阴阳相贯，如环无端。胃为水谷之海①，主禀四时，皆以胃气为本。是谓四时之变病，生死之要会。故伤寒必诊冲阳，以察其胃气之有无也。有即生，无即死。

## 察色观病生死候歌

经曰：望而知之者谓之神，闻而知之者谓之圣，问而知之者谓之功②，切而知之者谓之巧。

**欲愈之病目眦③黄，眼胞忽陷④定知亡。**

目眦有内外，内眦属胃。今见黄色，是胃土之正色。外眦虽属膀胱，今见黄色⑤，是脾胃之气生，故能克去膀胱水，是知病当愈。眼中分属五脏，应五轮⑥：白属肺，应气轮；黑属肝，应风轮，上下睑属脾胃，应肉轮；大小眦属心，应血轮；瞳人属肾，应水轮。眼胞忽然陷没⑦，是知五脏皆绝，其人必死。

**耳目口鼻黑色起，入口十死七难当。**

是肾水浸淫于四脏⑧，则耳目口鼻皆黑色，更连黑入唇口内。盖唇口属脾胃，乃脾土被肾水所乘，胃气绝矣。

**面黄目青酒乱频，邪风在胃丧其身。**

池氏曰：饮酒过多，伤乎脾胃，致脾经积热。热即生风，风

---

① 海：原作"气"，据《脉诀大全·诸杂病生死脉歌》改。

② 功：《难经·六十一难》作"工"。

③ 眦：原作"皆"，据下文注释及《脉诀大全·察色观病生死候歌》改。

④ 陷：原作"蹈"，据下文注释及《脉诀大全·察色观病生死候歌》改。

⑤ 是胃土……黄色：此16字原脱，据《脉诀大全·察色观病生死候歌》补。

⑥ 轮：其后原衍"轮"字，据《脉诀大全·察色观病生死候歌》删。

⑦ 没：原作"浸"，据《脉诀大全·察色观病生死候歌》改。

⑧ 四：原作"五"，据《脉诀大全·察色观病生死候歌》改。

生于肝，肝属木，气积①克乎脾土，必损其身。

**面黑目白命门败，困极八日死来侵。**

池氏曰：黑属肾，肾水欲绝，故面黑色于外。肾水②既绝，不能荫乎命门。命门乃厥阴风木，木无水荫则枯。又见白色在目，乃金气胜木，致命门败。水绝木败，故数至八日，乃木之成数而死。

**面色忽然望之青，进之如黑卒难当。**

池氏曰：青属肝，黑属肾，水干木枯，肾肝皆绝矣，故泄其色于外也。

**面赤目白忧息气，待过十日定存亡。**

池氏③曰：心属火，肺属金，火克金。过得十日至水数，而火气方退则不死；火气不退，再至心数之日必死。

**黄黑白色起入目，更兼口鼻有灾殃。**

池氏曰：黄属脾，黑属肾，白属肺；目属肝，口属脾，鼻属肺。肾水胜乎脾土，土弱不能生金，此灾殃之所以至也。

**面青目黄中时死，余候须看两日强。**

肝木克乎脾土，中时即死，虽有余证，亦不过两日也。

**目无精光齿龈黑，面白目黑亦灾殃。**

池氏曰：目无精光而神散，乃心肝皆绝；齿龈黑，乃脾绝；白如枯骨，乃肺绝；目黑，乃肾绝。五脏皆绝，必死也。

**口如鱼口不能合，**

口乃脾之窍，口如鱼口，脾气已绝也。

**气出不返命飞扬。**

晞范曰：呼出心与肺，吸入肾与肝。呼因阳出，吸随阴入。肝肾先绝，止有心肺未绝，所以有出而无入。

**肩息直视及唇焦，面肿苍黑也难逃。**

---

① 气积：《脉诀大全·察色观病生死候歌》作"木气盛"。
② 水：原作"色"，据《纂图方论脉诀集成》改。
③ 池氏：《脉诀大全·察色观病生死候歌》作"晞范"。

妄言错乱及不语，尸臭①元知寿不高。

此心脏绝矣，详见在后《心脏歌》。

人中尽满兼背青，三日须知命必倾。

池氏曰：人中尽满者，阳明经欲绝。阳明乃胃之经，而青色现于背。背是脾位②，土被水克，不过三日死。

两颊颧赤人病久，

魏氏曰：眼睛直下、高骨之中曰颧，颧下名面，面里名脸，面外名颊。颧、面、颊、脸，心火所属。心色赤，今③颊颧色赤，是其心病已久也。

口张直气命难存。

口乃脾之窍，脾绝则口不能合，肺绝则气直不能返。

足跗趾肿膝如斗，十日须知难保守。

晞范曰：足跗趾肿膝如斗，是脾经所经处气血壅滞，故有此证。池氏谓：脾绝也。土生数五，成数十，故不过十日而死。

项筋舒直定知殂，掌内无纹也不久。

筋舒者，肾脉绝。掌无纹者，心包绝也。

唇青体冷反遗尿，背面饮食四日期。

池氏曰：唇青体冷，乃真气欲绝。遗尿不禁，乃膀胱不藏。背面饮食，乃神去不守。人之神气生于肝，而神不守则肝绝，不出金数而死。

手足爪甲皆青黑，能过八日定难医。

晞范曰：肝之合筋，其荣爪也。肝色青，肾色黑。肾水不能生肝木，二脏俱败，故泄其色于外，肝至木成数而死。

脊痛腰重反复难，此是骨绝五日看。

晞范曰：腰者肾之府，转摇不能，骨将惫矣。脊④痛腰重，乃

---

① 臭：原作"息"，据《脉诀大全·察色观病生死候歌》改。

② 青色……脾位：原作"青见色于背，正是脾胃"，据《脉诀大全·察色观病生死候歌》改。

③ 今：原作"金"，据《脉诀大全·察色观病生死候歌》改。

④ 脊：原作"瘠"，据《脉诀大全·察色观病生死候歌》改。

肾经伤败，无精血养乎骨，致骨枯干。五日，土之生数，肾水见土数则绝。

**体重溺赤时不止，肉绝六日便高判。**

池氏曰：肾水干，血气耗，脾土燥，肉消，肢体殗殜①，斯谓之肉绝也。

**手足甲青呼骂多，筋绝九日定难过。**

晞范曰：爪者筋之余，筋者肝之余。肝主怒，在声为呼。今爪甲皆青，怒声呼骂，乃肝气太过，过则极，极则绝。肝属木，至金成数，九日而死。

**发直如麻半日死，**

发直乃心与小肠绝，半日亦死。详见于《杂病生死候歌》中。

**寻衣语死十知么。**

寻衣，撮衣，谵语要死者，必绝也。已上皆是死证。

## 五脏察色候歌

### 肝脏歌

**面肿苍黑舌卷青，四肢力乏眼如盲。**

**泣出不止是肝绝，八日应当命必倾。**

经曰：足厥阴气绝，即筋缩引卵与舌卷。肝者筋之合，筋者聚于阴器而络于舌本，故脉不营即筋缩急，筋缩急引舌与卵，故舌卷卵缩，此筋先②死。庚日笃，辛日死。池氏曰：肝色青，脏气绝而面肿，色③见苍黑，肝主筋而不自收持。心乃肝之子，舌乃心之窍，故舌卷而青。眼乃肝之液，液散眼无睛光而若盲，故泣出不止而死。从甲数至辛为八日，辛金克肝木，应当死也。

---

① 殗殜（yè dié 页叠）：不动貌。此指肢体懈怠。

② 先：原作"见"，据《难经·二十四难》《脉诀大全·五脏察色候歌·肝脏歌》改。

③ 色：原作"筋"，据《脉诀大全·五脏察色候歌·肝脏歌》改。

### 心脏歌

面黧肩息直视看，又兼掌肿没①纹斑。

狂言乱语身闷热，一日之内到冥看②。

经曰：手少阴心气绝，则脉不通。脉不通则血不流，血不流则色焦枯，故面黑如黧，此血先死。壬日笃，癸日死。池氏曰：肾水克心火，面色见黧黑。心主血，肺主气，血为荣，气为卫，二者循环，荣卫不行而生暴逆，故抬肩而喘息。肝乃心之母，子绝而母孤，故目直视。心包之系应于掌，故掌肿无纹，狂言妄语，身心闷热。心火离散，至水之一数则火绝，故一日死。

### 脾脏歌

脐跗肿满面浮黄，泄痢不觉污衣裳。

肌肉粗涩兼唇反，一十二日内灾殃。

经曰：足太阴脾气绝，则脉不荣其口唇。口唇者，肌肉之本也。脉不荣则肌肉不滑泽，肌肉不滑泽则肉满，肉满则唇反，唇反则肉先死。甲日笃，乙日死。池氏曰：脐乃命之根，脐跗肿满，乃脐出突而肿。脾土受湿，泄痢不禁。脾气不润乎肌肉，必见粗涩。乃脾之精英绝，所以唇反卷。土成数十，再起甲乙，则十二日。乙木克土，故脾③土绝死也。池氏谓：脐肿跗满，乃脐出突而肿。愚谓脐大当是。两处"脐"，神阙也；跗，乃足跗上也。是阳明胃经所过处浮肿而黄色也。脾胃之败，则脐与跗皆肿突而起而浮，泄其色于外。

### 肺脏歌

口鼻气出不复回，唇反无纹黑似煤。

皮毛焦干爪枯折，程途三日定知灾。

---

① 没：原作"股"，据《脉诀大全·五脏察色候歌·心脏歌》改。
② 看：《脉诀大全·五脏察色候歌·心脏歌》作"间"。
③ 脾：原作"肺"，据《脉诀大全·五脏察色候歌·脾脏歌》改。

经曰：手太阴气绝，故皮毛焦。太阴者肺也，行气润①于皮肤者也。毛枯则毛先死。丙日笃，丁日死。池氏曰：鼻乃肺之窍，口鼻气出不返，唇反无纹，色如烟煤，乃脾②土燥不能生肺金，金无土养，故皮毛焦干。肝藏魂，肺脏魄，肺气尽而魄散，魂孤而不能守，致令爪甲枯折。三日程途，从甲数至丙，三日则丙火克金，故肺金死也，必矣。

## 肾脏歌

**面黑齿痛目如盲，自汗如水腰折频。**
**皮肉濡结发无泽，四日应当命不存。**

经曰：足少阴气绝则肾枯。少阴者，肾经，冬脉也。伏行而温于骨髓。骨髓不温，即肉不着骨，骨肉不相亲，即肉濡结，故齿痛而急③，发无润泽，是骨先死。戊日笃，己日死。池氏曰：肾水衰，致面色黑而齿痛，无精英以荫乎肝，致目无精光而如盲；肾气将离散，不能与心火相济，自汗如水。腰乃肾之府，肾败衰，致腰如折。皮肉濡结，发无润泽，乃脾土来克肾水，肾衰无水与土克，故土气自伤，致肉濡结。土数五，自申数至戊亦五，缘④周四日将近土数之期，肾已绝矣。

## 诊妇人有妊歌

**肝为血兮肺为气，血为荣兮气为卫。**
**阴阳配偶不参差，两脏通和皆类例。**
**血衰气旺定无妊，血旺气衰应有体。**

肝藏血，肺主气。血为荣属阴，气为卫属阳。阴阳配偶者，夫妇匹配之道。不参差，谓无长短不齐之意。两脏，指肺、肝也。荣卫既和，阴阳交媾，乃能成胎。若妇人血少气多则无娠，若血

---

① 润：《脉诀大全·五脏察色候歌·肺脏歌》作"温"。
② 脾：原作"肺"，据《脉诀大全·五脏察色候歌·肺脏歌》改。
③ 齿痛而急：《脉诀大全·五脏察色候歌·肾脏歌》作"齿长而枯"。
④ 缘：原作"才"，据《脉诀大全·五脏察色候歌·肾脏歌》改。

盛气少当有孕也。

**尺微关滑尺带数，流利往来并雀啄。**

**小儿之脉已见形，数月怀耽①犹未觉。**

关脉滑、尺脉微而带数及流利如②，或雀啄之脉，是皆血旺气衰，经脉闭塞而不行，是怀孕小儿之脉已见形也。

**左疾为男右为女，流利相通速来去。**

**两手关脉大相应，已形亦在前通语。**

女人怀孕谓之重身。小儿胎气之脉见于母脉中，所以紧数，来去流利不绝。然则左手寸口阳部见③疾大紧数者是男胎，右手寸口阴部脉见疾大紧数者是女胎也。左右手关脉大相应者，与前言"左疾为男右为女"而相应合也。左关脉大为男，右关脉大为女，与寸口之脉符合也。

**左手带纵两个男，右手带横一双女。**

**左手脉逆生三男，右手脉顺产三女。**

**寸关尺部皆相应，一男一女分形证。**

**有时子死母身存，或即母亡存子命。**

纵者，夫乘妻也，如水乘火、金乘木之类，是鬼贼之脉也。横者，妻乘夫，如火乘木、水乘金之类，即所乘也。逆者，子乘母也，如水行乘金、火行乘木之类，即己生脉也。顺者，母乘子也，是金行乘水，木行乘火，即生己之脉也。《病源》曰：左手沉实为男，右手沉大为女；左右俱沉实生三男，右手俱浮实生三女；尺脉左偏大为男，右偏大为女；左右俱大，生二女；左右俱沉，产二男，不尔女作男生；俱沉，产二女，不尔男作女生；左手尺中脉浮大者男；右手尺脉沉细者女。池氏谓：纵横者，血气旺盛者之脉也。

**往来三部通流利，滑数相参皆替替。**

① 怀耽：指怀孕。耽，负担。
② 如：此后疑脱"珠"字。
③ 见：此后原衍"见"字，据《脉诀大全·诊妇人有妊歌》删。

**阳盛阴虚①脉得明，遍满胸膛皆逆气。**

晞范曰：女子阴盛而阳微，其脉在关下，故寸沉而尺盛。今阳盛而阴虚，寸口宜沉而反盛，尺部宜盛而反虚，正是上盛下虚之脉，所以逆气遍满于胸膛之间。

**左手太阳浮大男，右手太阴沉大女。**

**诸阳为男诸阴女，指下分明长记取。**

晞范：前有"左疾为男右为女"之句，后有"弦紧牢强滑者安，沉细而微归泉路"之辞。此言"左手太阳浮大男"，正合妊娠经旨。至于"右手太阴沉细女"，似有可疑。盖妊妇之脉，当见滑数之脉，若沉细则血气俱衰，安得有妊？借以②右手属阴，阴脉沉主生女，亦当脉沉而大，始可望其女胎之有成。予僭改③之，以为"右手太阴沉大女"宜。按《脉赋》亦云"太阴洪而女孕"。晞范之言当矣。

**三部沉正等无疑，尺内不止真胎妇。**

《经》曰：阴搏阳别，谓之有子。此是气血调和，阳施阴化也。诊其手少阴脉动甚者，妊④子也。少阴，心脉也，心主血脉。又肾名胞门子户。尺⑤中，肾脉也。尺中之脉，按之不绝者，妊娠脉也。三部浮沉正等，按之而无断绝者，此真妊妇之脉也。

**夫乘妻兮纵气雾，妻乘夫兮横气助。**

**子乘母兮逆气参，母乘子兮顺气护。**

阴阳配合，二气交感，若阴血先至，阳精后冲，纵气来乘，如雾之降。血开裹精，阴外阳内，阴包阳胎，此为"夫乘妻兮纵气雾"，则男形成矣。若阳精先入，阴血后参，两旁横气之来助佐，而精开裹血，阴内阳外，阳包阴胎，此谓"妻乘夫兮横气助"，则女成形矣。男形之成，则子乘母为逆，气相参合也。女形

---

① 阳盛阴虚：原作"阴盛阳虚"，据《脉诀大全·诊妇人有妊歌》改。

② 以：《纂图方论脉诀集成》作"曰"。

③ 改：原脱，据《脉诀大全·诊妇人有妊歌》补。

④ 妊：原作"衽"，据文义改。下同。

⑤ 尺：原脱，据《脉经·平妊娠分别男女将产诸证第一》补。

之成，则母乘子为顺，气以相护卫也。凡胎气必纵横逆顺四气以荣养，方成胎也。

**小儿日足胎成聚，身热脉乱无所苦。**

**汗出不食吐逆时，精神结备其中住。**

池氏曰：妇人初系胞，乃天一生水；二月受火之气，其妊妇身热脉乱，汗出不食，吐逆恶阻；三月受水之气，精血结备，在其中住，气和以荣其子，子气以润其母，而二气荣润，其子安住。

**滑疾不散胎三月，但疾不散五月母。**

滑疾不散，《脉赋》云：假令其中冲脉动，此乃将及九旬，中冲心包络脉流利，在中指之端，其有动脉，则胎乃九旬。但疾不散，其胎五月。《灵枢经》曰：中冲应足阳明胃，少冲应手太阳小肠，太冲应手阳明大肠。故知中冲主三四月，少冲主五六月，太冲主七八月也。

**弦紧牢强滑者安，沉细而微归泉路。**

凡妊妇，脉以牢、强、弦、紧、滑为平脉，三部之脉，或俱沉细而微者死也。

## 妊妇漏胎候歌

**血下如同月水来，漏极胞干主杀胎。**

**亦损妊母须忧虑，争遣神丹救得回。**

通真子曰：夫胎之漏者，或食动胎之物，或因热毒之气侵损，或因入房劳损，轻则漏浆，重则漏血，尽则死。然治法有二：因母病以动胎，但治母病，其胎自安；缘胎自有不坚，以致母病，但治胎则母自安。

## 妊娠心腹急痛歌

**心腹急痛面目青，冷汗气绝命必倾。**

**血下不止胎冲上，心腹冷闷定伤身。**

池氏曰：妊娠心腹忽然急痛，乃血干胎损动之所致。面目青，出冷汗，乃心与脾无血所养，而气欲绝。胎气冲心，谓之子悬。

更加逆冷而闷绝，妊母必死也。

## 妊娠倒仆损伤歌

**堕胎倒仆举重轻，致胎死在腹中居。**

**已损未出血不止，冲心闷痛母魂孤。**

池氏曰：或伤损倒仆，或举重劳伤，以致胎损在腹中。其血已下，过多不止，血干胎死；未下而气无血以制①之，则上冲心闷痛，其妊妇必死。

## 产难生死候歌②

**欲产之妇脉离经，沉细而滑也同名。**

**夜半觉痛应分诞，来朝日午定知生。**

离经，离其常处也。一呼三至曰离经，脉见沉细而滑，只是一呼一至，亦谓之离经。故歌云"也同名"。于脉见离经，加之腰痛，必欲产，不过一周日而腹痛，而腰转痛甚者，即产。腹痛而腰不痛者，未产。盖肾候于腰，胞系于肾也。

**身重体热寒③又频，舌下之脉黑复青。**

**反舌上冷子当死，腹中须遣④母归冥。**

阳虚则外寒⑤，阴虚则外热⑥，阴阳俱虚，故身体虽热又频频而寒栗也。心乃身之主，舌乃心之苗。黑色肾之候。今反舌上冷，舌下之脉黑，是肾水克心火，而心气绝矣；复青者，青是肝之色，肝虚不能藏血，故先浆破血流，致胎干涩不能转动，焉能分娩耶？是知母子俱必死矣。

**面赤舌青细寻看，母活子死定应难。**

---

① 制：原作"剂"，据《脉诀大全·妊娠倒仆损伤歌》改。
② 歌：原作"病"，据《脉诀大全·产难生死候歌》改。
③ 热寒：原作"寒热"，据《脉诀大全·产难生死候歌》乙正。
④ 遣：原作"道"，据《脉诀大全·产难生死候歌》改。
⑤ 寒：原作"热"，据文义改。
⑥ 热：原作"寒"，据文义改。

**唇口俱青沫又出，母子俱死总高判。**

池氏曰：面赤舌青者，心血流通，木火相生，而妊妇不妨。然妊母虽不妨，面赤乃心火胜而血干，是致胎干，故母活子死。如唇口青而吐沫，乃肝木胜脾土，致胃绝，而子母俱丧。

**面青舌青沫出频，母死子活定知真。**

**不信若能看应验，寻知贤哲不虚陈。**

愚疑"舌青"恐当是"舌赤"。池氏曰：面青舌青，沫又频出，乃肾气绝散，妊母死。如胎先下，其子得活；如未下，子母俱死。

## 新产生死候歌

**新产之脉缓滑吉，实大弦急死来侵。**

池氏曰：新产血气虚损，如见缓滑脉，乃脾胃气和，则为吉；如实大弦急之脉，乃肝木胜脾土，木旺土废，胃气损绝而死也。

**若得重沉小者吉，忽若牢坚命不停。**

池氏曰：新产血气虚弱，而脉沉细，脉与血气相合则为顺，如坚牢脉是为相反。

**寸口涩疾不调死，沉细附骨不绝生。**

池氏曰：产后见涩脉而疾者，乃损血多，致心气损绝如死；如脉沉细，附骨来不绝者，吉也。

**审看此候分明记，长须念此向心经。**

医人须审察此证分明，记向于心胸之中。

## 妊妇伤寒歌

**伤寒头痛连百节，气急冲心溺如血。**

**上生斑点赤黑时，壮热不止致胎灭。**

**呕吐不止心烦热，腰背俱强脑**①**痛裂。**

**六七日来热腹中，小便不通大便结。**

---

① 脑：原作"胎"，据《脉诀大全·妊妇伤寒歌》改。

妊妇如有此证，必致损胎，妊妇亦死。

## 产后伤寒歌

**产后因得①热病临，脉细四肢暖者生。**

**脉大忽然肢逆冷，须知其死莫能停。**

产后血气俱虚，脉得微细，是阴盛阳衰之候，虽有热病，不可作阳病见阴脉论，但得四肢温暖，则阳气尚固，不为大害。若然脉得洪大，偏阳隆盛之脉，反忽胸中气喘，虽或身热而四肢逆冷，此乃空得阳脉，而阳气已绝矣，是为反也，死而已矣。

## 小儿生死候歌

**小儿乳后辄呕逆，更兼脉乱无忧虑。**

《病源》曰：小儿气息未定，乳母忽以乳饮之，其气逆上，乳不得下，停滞，胸满气急，令儿呕逆。又乳母将息取凉，冷气入乳，乳汁变坏，不捻②除之，乃以饮儿，冷乳入腹，与胃相逆，则腹胀痛，气息喘急，亦令呕吐。又解脱换易衣裳及洗浴，露儿身体，不避风冷，客于皮肤腠理，传于血气，则热入于胃，腹胀而吐逆也。

**弦急之时被风③缠，脉缓即是不消乳。**

吐急之后，脉弦急，是风冷寒邪所缠，脉缓是乳食不消化也。

**紧数细快④亦少苦，**

脉紧数细快，是小儿形脉相称也。

**虚濡邪气惊风助。**

脉虚而濡，主虚邪惊风也。

**痢下宣肠急痛时，浮大之脉归泉路。**

---

① 得：原作"风"，据《脉诀大全·产后伤寒歌》改。

② 捻：原作"稔"，据《脉诀大全·小儿生死候歌》改。

③ 风：原作"气"，据下文注释及《脉诀乳海·小儿生死候歌》改。

④ 快：原作"脉"，据下文注释及《脉诀大全·小儿生死候歌》改。

凡风冷变吐之后，非但令吐逆，恐肠胃虚，入胃、大肠，则泻痢腹痛，如见浮大之脉必死。详见前杂病死候歌。小儿病症脉，止此吐呕数证而已。调治责任，自有专科矣。

## 小儿外证十五候歌

**眼上赤脉，下贯瞳人。**

池氏曰：赤脉属心，瞳人为肾。乃心火胜肾水，水干，无水生肝木，则肾、肝皆绝，故死。

**囟门肿起，兼及作坑。**

魏氏曰：颅囟者，精神之门户，关窍之橐籥①，气实则合，气虚则开。池氏曰：诸阳会于首，外主风邪，而乘诸阳，所以肿起。风冷乘于阳，阳②极则散，散则绝，所以陷而死也。

**鼻干黑燥，**

鼻乃肺之窍，黑燥而干，是知肺绝也。

**肚大青筋。**

肝木克脾土，致肺虚绝，故腹胀见青筋而死。

**目多直视③，睛不转睛。**

睛不能转动，而反直视，是太阴已绝。

**指甲黑色，**

爪甲，肝之荣华于外者也。肝绝，已不能荫，故色见黑。

**忽作鸦声。**

肺主气，发于声，为言。肺既绝，故声如鸦叫。

**虚舌出口，啮齿咬人。**

舌乃心之苗，齿乃肾所主。心气散，则舌出不收；肾气绝，则齿嚼咬人；心肾俱绝，阴阳相离。

---

① 橐籥（tuóyuè 驼越）：古代冶炼时用以鼓风吹火的装置，犹今之风箱。喻指本源。

② 阳：原脱，据《脉诀大全·小儿外证十五候歌》补。

③ 视：原作"观"，据下文注释及《脉诀大全·小儿外证十五候歌》改。

**鱼口气急，啼不作声。**

口是脾之窍，气是肺所主①。脾败而见鱼口，肺绝而气息喘息。脾肺既绝，则啼不作声。

**蛔虫既出，必是死形。**

晞范曰：蛔虫生于脾胃之间，全借谷气以为养。胃气既绝，谷气不入，蛔虫一无所养，故逆上而出于口鼻，是胃绝也。

**用药速救，十无一生。**

总结已上小儿十五候，皆为死症也。

## 心脏色脉歌

**面赤心烦仍喜笑，掌中多热心中干。**

**脉宜紧实而兼数，若是沉濡疗亦难。**

经曰：心病者，外证面赤口干，喜笑；其内证脐上有动气，按之牢若痛。其病烦心、心痛，掌中热。其脉当紧实而数，反得沉濡者死。然心属火，沉濡之脉属水，水能克火，故曰难也。

## 肝脏色脉歌

**面青筋急或多嗔，闭目惟思不见人。**

**强急而长脉相称，浮而短涩救无因。**

经曰：肝病若闭目不欲见人者，当得脉强急而长。反得肺脉，浮而涩短者死。肝为木，肺为金，肝病得肺脉，五行为金克木，故曰死。又假令得肝脉，其外证善洁，面青②，善怒；其内证脐左有动气，按之牢若痛者。其病四肢满闷，淋溲便难，转筋。有是者肝也，无是者非也。

## 脾脏色脉歌

**节疼体重面痿黄，泄利无时饮食妨。**

---

① 所主：原作"之气"，据《脉诀大全·小儿外证十五候歌》改。
② 青：原作"喜"，据《脉要秘括·肝脏色脉》改。

沉缓细微皆不畏，弦长紧大命须亡。

经曰：脾病者，外证面黄，善噫，善思，善味；其内证当脐有动气，按之牢若痛。其病腹胀，饮食不消，体重节痛，怠堕嗜卧，四肢不收。其脉当缓，反得弦长紧大，木来克土，故死。

## 肺脏色脉歌

吐衄之间血并流，或时喘咳或悲愁。
脉如沉细方为吉，洪大而牢病可忧。

经曰：病若吐血复衄血者，脉当沉细，而反浮大牢者死。然浮大者，心脉也。心属火，肺属金，金火相克，故曰死。假令得肺脉，其外证面白，善哭①，悲愁不乐；其内证脐右有动气，按之牢若痛。其病喘咳，洒淅寒热。有是者乃肺也，无是者非也。

## 肾脏色脉歌

面色黑时仍善艰，泄而后重足多寒。
脉沉而滑兹②堪治，缓大相兼始得安。

经曰：肾病者，其外症面黑，善恐；其内证脐下有动气，按之牢若痛。其病小腹急痛下重③，足胫寒而逆。其脉当沉滑，而反得缓大者死。然肾属水，缓脉属土，土克水，故曰死也。

## 人身有阴阳五行歌

人身大抵同天地，亦有阴阳及五行。
视听脉声并察色，为医穷得始为精。

凡视脉听声察色，医之神巧，故先察人身阴阳五行。《金匮真言》诵曰：人之阴阳，则外为阳，内为阴；身之阴阳，则背为阳，腹为阴；脏腑阴阳，则脏为阴，腑为阳；肺、肝、心、肾、脾，

---

① 哭：《脉要秘括·肺脏色脉歌》作"嚏"。
② 兹：原作"弦"，据《脉要秘括·肾脏色脉歌》改。
③ 下重：此前《脉要秘括·肾脏色脉歌》有"胁肋"2字。

五者为阴脏①，胃、大小肠、胆、膀胱、三焦，六腑皆为阳。背为阳，阳中之阳者，心也；背为阳，阳中之阴者，肺也。腹为阴，阴中之阴者，肾也；腹为阴②，阴③中之阳者，肝也；腹为阴，阴中之至阴者，脾也。此皆阴阳、表里、内外、雄雌相输，故以应天地之阴阳。五行者，肝木、心火、脾土、肺金、肾水是也。

## 脉分左右手歌

**圣人为治须南面，左属于阳右属阴。**

**阳木阴金分左右，五行因此可推寻。**

言人身阴阳五行，即脉之所出。左右手者，须先明究。夫圣人南面正治，左东方，右西方。所谓圣者，左仁右义，背腹者是也。金举肝木、肺金者，要思五行子母相生之义也。经曰：手太阴、阳明，金也；足少阴、太阳，水也。金生水，水流下行而不能上，故在下部也。足厥阴、少阳，木也；生④手太阳、少阴火，其火炎上行而不能下，故为上部。手心主、少阳火，生⑤足太阴、阳明土，土主中宫，故在中部。五行因此可以见之矣。

## 左右手脉歌

**左为心部肝兼肾，右肺连脾与命门。**

**两手对分寸关尺，此中脉理宛然存。**

夫心与小肠、肝与胆、肾与膀胱⑥之脉，何以居左手？肺与大肠、脾与胃、命门与三焦之脉，何以居右手？盖东方木位也，肝配木，故肝之脉居左手关上。胆为肝之腑，故随而居焉。心属火，

---

① 五者为阴脏：《脉要秘括·人身有阴阳五行歌》作"五脏皆为阴"。

② 背为阳……腹为阴：此33字原脱，据下文及《脉要秘括·人身有阴阳五行歌》补。

③ 阴：原作"阳"，据《脉要秘括·人身有阴阳五行歌》改。

④ 生：原作"其"，据《难经·二十八难》改。

⑤ 生：原脱，据《难经·二十八难》补。

⑥ 膀胱：原作"命门"，据下文及"膀胱为肾之府"改。

火为木之子，手三耳以寸口为上部，火性炎上，故心之部居左手寸口。小肠为心之腑，亦随而居焉。肾水为肝之母，水性流下，故肾脉居左手尺中下部也。膀胱为肾之腑，随而居焉。西方金位也，肺属金，为诸脏华盖，故肺之脉居右手寸口。大肠为肺之腑，故随而居焉。脾属土，土者金之母，胃为脾之腑，故脾胃之脉居右手关上。命门者，肾分两枚，左为肾，右为命门。既曰命门，以三焦为腑，其实肾也，故肾脉居左手下部也。

## 五脏六腑所合歌

**心合小肠肝合胆，脾连于胃肾膀胱。**

**命门却向三焦配，肺脏还归对大肠。**

经曰：小肠者心之腑，大肠者肺之腑，胆者肝之腑，胃者脾之腑，膀胱者肾之腑。又曰：脏有五，腑有六。又曰：脏有六，腑有五。然腑有六者，谓三焦也；脏有六者，谓命门也。非五腑六脏也。盖手心主与三焦脉曰手少阳，及命门合手心主，有名而无脏，三焦有位而无形，故二经以为表里也。

## 三部九候歌

**浮中沉脉为三部，一手分明九候存。**

**表里阴阳三部内，大都俱以胃为根。**

经曰：脉有三部九候，各何主之？然：三部者，寸关尺也；九候者，浮中沉也。上部法天，主胸已上至头之有疾也；中部法人，主膈至胸已上①有疾也；下部法地，主脐已下至足之有疾也。杨氏②云：三部各有浮中沉，三三如九，故曰九候。九候者，浮为阳，沉为阴，中者胃气也，言三部俱以胃气为本。

---

① 膈至胸已上：《脉要秘括·三部九候歌》作"膈至胃已上"。《难经·十八难》作"膈以下至脐"，义长。

② 杨氏：指唐代医家杨玄操。著有《黄帝八十一难经注》，保存于《难经集注》中。杨，原作"扬"，据文义改。

### 七诊歌<sub></sub>刘氏曰：旧本不载，愚僭补附之。

**七诊之法细条陈，一静其心定本神。思虑两忘毋外意，**

言医者，自存其神，而毋外慕。神定方能诊视，只在意专心察细微是也。

**三均呼吸诊他人。**

自己气息调匀，方可验患者之虚实。

**皮肤轻指探六腑，**

轻举指在皮肤间，即天之分，审六腑阳脉也。

**胃气微重肌肉寻。**

稍重指于肤肉间，即人之分，审四时中和胃气，无太过、不及之患也。

**六重骨间明脏脉，**

重指于筋骨间，即地之分，审五脏阴脉也。

**七付息数往来分。**

察病人脉之迟数、来去、动止、多少也。

## 男女阴阳脉不同歌

**男女阴阳各自推，盛之与弱尺中知。**
**男形女脉为虚候，女脉如男作实医。**

经曰：男子生于寅，寅为木也；女子生于申，申为金也。故男脉在关上，女脉在关下。是知男子尺脉常弱，女子尺脉常盛也。然男得女脉为不足，病在内；女得男脉为太过，病在四肢。左得之病在左，右得之病在右。

## 男女脏腑部位同歌

**或人未谕此阴阳，五脏将来也倒装。**
**寸是肺心尺肾命，是男是女一般详。**

尺寸阴阳则异，然五脏六腑部位，男女一同。人或有处而未谕①者，此晓②之。

## 下指法歌

**尺寸俱从关上论，阳奇阴偶古人云。**

**俱从鱼际安三指，三部都来寸九分。**

凡寸、关、尺者，脉之要会也。从关至尺内，阴之所治也；从关至鱼际，是寸内阳之所治也。故分寸为尺，分尺为寸。阴得尺内一寸，阳得尺内九分，始终一寸九分也。

## 持脉法歌

**持脉须先别重轻，菽之多少是途程。**

**寸轻关重尺尤甚，次第求之得病情。**

初持脉，如三菽之重，与皮毛相得者，肺部也；如六菽之重，与血脉相得者，心部也；如九菽之重，与肌肉相得者，脾部也；如十二菽之重，与筋甲相得者，肝部也；按之至骨，举指来疾③者，肾部也。然肺脉浮取之，心脉次浮取之，脾脉中取之，肝与肾脉皆沉取之。大凡取寸口脉须轻，关脉重，尺脉又重，为得宜矣。然求其四时当旺者为主，明其不可一例取也。

## 脉至数歌

**呼吸同为一息间，息间四至是平安。**

**离经六至夺精八，十至之时治已难。**

《平人气象论》曰：人一呼脉再动，一吸脉再动，呼吸定息脉五动，闰以太息，命曰平人。平人者不病也。经曰：一呼再至曰平，三至曰离经，四至曰夺精，五至曰死，六至曰命绝。此又曰

---

① 谕：原作"脱"，据《脉要秘括·男女脏腑部位同歌》改。

② 晓：原作"脱"，据《脉要秘括·男女脏腑部位同歌》改。

③ 疾：原作"微"，据《脉要秘括·男女脏腑部位同歌》改。

四至、六至、八至、十至，盖取一呼一吸为一息而言也。

## 损脉歌

**一呼一至号离经，两次方来是夺精。**

**三度呼间还一至，定知此理不长生。**

此只取一呼一至而言之耳。何谓损脉？一呼一至曰离经，两呼一至曰夺精，三呼一至曰死，四呼一至曰命绝也。

## 取寸口脉歌

**十二经中皆有脉，递相灌注体中行。**

**若还为诊于平旦，寸口宜将决死生。**

经曰：十二经中皆①有动脉，独取寸口，以决五脏六腑死生吉凶之法，何谓也？然：寸口者，脉之大会，手太阴之动脉也。一呼脉行三寸，一吸脉行三寸，呼吸定息，脉行六寸。人一日一夜，凡一万三千五百脉息，行五十度周于身，漏水下百刻，荣卫行阳二十五度，行阴二十五度，为一周。故五十度复会于手太阴寸口者，五脏六腑之终始，故法取于寸口也。杨氏曰：凡人手足各有三阴脉、三阳脉，合为②十二经脉也。肝脉曰足厥阴，脾脉曰足太阴，肾脉曰足少阴，胆脉曰足少阳，胃脉曰足阳明，膀胱脉曰足太阳，肺③脉曰手太阴，心脉曰手少阴，心包络脉曰手厥阴，大肠脉曰手阳明，小肠脉曰手太阳，三焦脉曰手少阳。脉皆双行，故有六阴六阳，合为十二经脉。吕氏④曰：脉行周身毕，即漏⑤水下百刻亦毕也。谓一日一夜漏刻尽，天明日出东方，脉还寸口，当复更始也，故曰寸口者，五脏六腑之所终始也。《脉要精微论》

---

① 皆：原作"时"，据《脉要秘括·取寸口脉歌》改。

② 为：原作"于"，据《脉要秘括·取寸口脉歌》改。

③ 肺：原作"腑"，据《灵枢·经脉》改。

④ 吕氏：指三国时期吴国医学家吕广。注《黄帝八十一难经》。

⑤ 漏：原作"遍"，据《脉要秘括·取寸口脉歌》改。

曰：当以平旦阴气未散，阳气未动①，饮食未进，经脉未盛，血气调匀未乱，乃可以诊之耳。

## 尺泽脉歌

**寸平无病何为死，尺泽元来脉不存。**

**此理君知似何物，一如草木又无根。**

经曰：独取寸口，以决五脏六腑死生之法。又曰：寸口脉平而死者，何也？然：诸经脉，系于生气之原。生气者，十二经之根本也，谓肾间动气，五脏六腑之本，十二经脉之根，呼吸之门，三焦之原，一名守邪之神。故气者人之根本也，根绝则茎叶枯。寸口脉平而死者，生气独绝于内也。又说，人之三部，寸口在上，关②脉在中，尺脉在下。经云：先言尺，后言寸。不从上言，反从下起者，缘尺泽是人性命之根本。寸口者，人先有命，后有身，言尺泽在下，盖取命之根本，然后及其身而言之。尺泽者，尺脉一寸之外，余脉所不入不见，如入深泽而沉，故曰尺泽也。尺泽者，根本也。然取寸口、尺中者何谓也？盖寸口，脉之大会，手太阴之脉动也。人之有病，皆见于气口，可以察生死吉凶之脉。尺者但为无根乃死也。各举一端，所以有异也。

## 代脉歌

**五十动中还一止，四年之内定知亡。**

**不盈三十三年应，有止消停用此章。**

谓有不及三十而止者，皆以四年、三年之例推③之，乃知死期。经曰：脉不满五十动一止者，一脏无气者，何脏也？然：人

---

① 阴气未散阳气未动：《素问·脉要精微论》作"阴气未动，阳气未散"。

② 关：原作"一"，据《脉要秘括·取寸口脉歌》改。

③ 推：原作"有"，据《脉要秘括·代脉歌》改。

吸者随阴入，呼者因阳出。今脉不能至五十而止者①，故知一脏无气者，肾脏无气②也。王氏曰：按经言诊其寸口脉，满五十动而不一代者，五脏皆受气，是为平和无病之人；四十动而一代者，一脏无气，四岁死；三十动而一代者，二③脏无气，三岁死；二十动而一代者，三脏④无气，二岁死；十动而一代者，四脏无气，一岁死；不满十动而一代者，五脏无气，七日死。经言"止"，《素问》言"代"。按：止者，按之觉于指下，而中止也；代者，还尺中停久方来者，名代也。

## 四时逆脉歌

**春见秋脉夏见冬，季中春脉忌相逢。**
**秋逢夏脉冬逢季，此候须知总是凶。**

《玉机⑤真脏论》曰：脉逆四时者，为不可治。所谓逆四时者，即如春得肺脉，夏得肾脉，秋得心脉，冬得脾脉。其至悬绝者，命曰逆四时脉者，为不治。

## 五脏克日歌

**肝忌庚辛肺丙丁，心于壬癸恶求生。**
**脾忧甲乙肾戊己，相克分明系五行。**

《平人气象论》曰：肝见庚辛死，心见壬癸死，脾见甲乙死，肾见戊己死，肺见丙丁死。此所谓五行相战克也。

## 形脉不相应歌

**大凡看脉须看病，病脉相当病易医。**

---

① 今脉……止者：《脉要秘括·代脉歌》作"今呼不能至肾，至肝而还"。
② 无气：《脉要秘括·代脉歌》作"先尽"。
③ 二：原作"三"，据《灵枢·根结》改。
④ 三脏：原作"二岁"，据《灵枢·根结》改。
⑤ 机：原作"枢"，据《素问》篇名改。

**脉与病形都不应，此为难治不须疑。**

《三部九候论》曰：形盛脉细，少气不足以息者危。脉与形气相反，故生气到危。今脉气不足，形盛有余，证不相扶，故当危也。危者，是近死而有生者也。又曰：形瘦脉大，胸中多气者死。盖谓形气不足，脉气有余，故当死证也。

## 其 二

**形病脉和人不死，形和脉病死堪期。**

**瘦人脉大肥人小，长知皆将此例推。**

经曰：人形病、脉不病，曰生；脉病、形不病，曰死。杨氏曰：脉病主①五脏损，形体羸②瘦，气微，脉反迟，与息不相应，其脉不应为病也。脉病者，谓数至。诸脉已病，而人虽未头痛寒热，方病不久则死矣。若瘦人脉大，肥人脉小，长人脉短，短人脉长，皆以此推之，亦③形脉不相应之义也。

## 阴阳脉有生死歌

**病证属阳脉见阴，纵加救疗少安平。**

经曰：阳病得阴脉者死。如伤寒壮热，而脉反见沉伏之类是也。

**若还病候多阴证，阳脉形时又却生。**

经曰：阴④病得阳脉者生。如伤寒阴证，脉当沉伏而反得浮大者是也。

## 五邪例歌

**五邪今举心为例，虚属于肝实属脾。**

**正是本经微在肺，肾来为贼候中推。**

---

① 主：《脉要秘括·形脉不相应歌》作"谓"。
② 羸：原作"不"，据《脉要秘括·形脉不相应歌》改。
③ 亦：原作"见"，据《脉要秘括·形脉不相应歌》改。
④ 阴：原作"阳"，据《脉要秘括·阴阳脉有生死歌》改。

经曰：从后来者为虚邪，从前来者为实邪；从所不胜来者为贼邪，从所胜①来者为微邪，自病来者为正邪。何以言之？假令心病中风，得之为虚邪，谓从后来者，肝乘心也；伤②暑得之为正邪，谓心主暑令，心旺也；饮食劳倦得之为实邪，谓从前来者，脾乘心也；伤寒得之为微邪，谓从所不胜来者，肺③乘心也；中虚得之为贼邪，谓从所不胜来者，肾乘心故也。

## 补泻歌

**复至母虚当要补，前来子实泻尤宜。**
**若还自病非虚实，从本经中调理之。**

经曰：虚者补其母，实者泻其子。当先补之，然后泻之。不实不虚，以经取之者，是正经自生病，不中他邪也，当各取其经，故言以经取之也。

## 脉宜温汗下歌

**弦迟之脉宜温药，紧数之时汗最宜。**
**脉若来弦兼小紧，此为可下不须疑。**

脉弦迟者，宜温药；紧数者，宜发汗；弦而紧者，可下。

## 肝脉歌

**肝旺于春象木荣，弦长之脉是安宁。**
**浮洪为实虚沉滑，微短之时乃是刑。**

《病源》曰：春，肝木，主其脉弦长，是平脉也。反得浮涩而短者，是肺之乘肝，金之克木，大逆，十死不治；反得浮大而洪

---

① 胜：原作"乘"，据《脉要秘括·五邪例歌》改。
② 伤：原作"伏"，据《脉要秘括·五邪例歌》改。
③ 肺：原作"虚"，据《脉要秘括·五邪例歌》改。

者，是心之乘肝，子之克母，虽①病当愈；反得沉涩②而滑者，是肾之乘肝，母之克子，虽病当愈；反得中缓而大，是脾之乘肝，为土之克木，土畏木，虽病不死。

## 肝实候歌

**胁疼目赤偏多怒，颊肿头旋耳不聪。**
**此是肝家之实候，泻之方见有神功。**

《病源》曰：肝气盛，为血有余，则目赤而胁下痛小腹，善怒，气逆则头眩，耳目不聪，是肝之实也，则宜泻之矣。

## 肝虚候歌

**筋挛目暗胁仍拘，善恐多悲③爪甲枯。**
**太息不能并虚候，劝君加补病方除。**

《病源》曰：肝病不足，则双④目不明，两胁拘急筋挛，不得太息，爪甲枯，面青，善恐，如人将捕之。其肝气之虚，宜补也。

## 心脉歌

**心配南方象火炎，脉浮大散是安恬。**
**弦虚缓实分明别，沉滑为刑理可嫌。**

《病源》曰：夏，心火，其脉浮洪大而散，名曰平脉也。反得沉濡而滑者，是肾之乘心，水之克火，为大逆，十死不治；反得弦而长者，是肝之乘心，母之克子，虽病当愈；反得大而缓，是脾之乘心，子之克母，虽病当愈；反得微涩而短，是肺之乘心，金之克火，为微邪，虽病不死。

---

① 虽：原作"脉"，据下文例及《脉要秘括·肝脉歌》改，下一"虽"同。
② 涩：《脉要秘括·肝脉歌》作"濡"。
③ 善恐多悲：《脉要秘括·肝虚候歌》作"善怒多恐"。
④ 双：《脉要秘括·肝虚候歌》作"病"。

## 心实候歌

背膺胛胁尽疼酸，笑不休时口舌干。

此候有余须减损，报君莫误作虚看。

《病源》曰：心气盛，为神有余①，则病胸内②痛，两胁支下痛③，膺背膊胛间④痛，两臂内⑤痛，喜笑不休，是心气之实也，则宜泻之。

## 心虚候歌

惊悸忧悲颜色少，舌根多强背腰疼。

此为不足宜加补，若泻之时病愈增。

《病源》曰：心气不足，则胸⑥腹胀，胁下与腰背相引痛，惊悸恍惚，少颜色，舌本强，善忧悲之。为心气之虚，则宜补之。

## 脾脉歌

脾属中央众取尊，阿阿缓大是其根。

洪沉微短皆无畏，若遇弦长命不存。

《病源》曰：六月脾土旺，其脉大，阿阿而缓，名曰平脉也。反得弦而急，是肝之乘脾，木之克土，为大逆，十死不治；反得微短，是肺之乘脾，子之克母，不治自愈；反得浮洪，是心之乘脾，母之克子，当愈不死；反得沉濡滑者，是肾之乘脾，水克于土，为微邪，病当愈。

---

① 余：原作"从"，据《诸病源候论·五脏六腑病诸候》及《脉要秘括·心实候歌》改。

② 胸内：原作"骨肉"，据《诸病源候论·五脏六腑病诸候》及《脉要秘括·心实候歌》改。

③ 两胁支下痛：《诸病源候论·五脏六腑病诸候》作"胁支满，胁下痛"。

④ 膊胛间：原作"胛脾间"，据《诸病源候论·五脏六腑病诸候》改。

⑤ 臂内：原作"胁"，据《诸病源候论·五脏六腑病诸候》及《脉要秘括·心实候歌》改。

⑥ 胸：原作"骨"，据《诸病源候论·五脏六腑病诸候》改。

## 脾实候歌

腹胀更兼瘦不利，足痿身重更饶饥。

四肢不举脾为实，泻则诚宜补则非。

《病源》曰：脾气盛，为①形有余，则病腹胀更不利，身重若饥，其足痿不能行动②；脚下痛，是为脾气之实也。宜泻之。

## 脾虚候歌

腹胀肠鸣吐逆多，食尝不化病如何。

更兼泄泻无时有，补益之时气如和。

《病源》曰：脾气不及，则四肢不收，饮食不化，呕逆，腹胀肠③鸣，是为脾气之虚，急宜补之。

## 肺脉歌

肺属于金旺在秋，脉浮涩短体无忧。

虚须缓大沉濡实，洪大而长病少瘳。

《病源》曰：秋金肺旺，其脉浮涩而短，是曰平脉也。反得洪大而长者，是心之乘肺，火之克金，为大逆，十死不治；反得沉濡而滑者，是肾之乘肺，子之克母，不治自愈；反得缓大而长阿阿者，是脾之乘肺，母之克子，虽病自愈；反得弦而长者，是肝之乘肺，木克于金，而为微邪，虽病自愈。

## 肺实候歌

背肩股胫皆疼痛，喘嗽仍兼上气时。

此是肺金之太过，急须着泻不宜迟。

---

① 为：原作"于"，据《诸病源候论·五脏六腑病诸候》及《脉要秘括·脾实候歌》改。

② 足痿不能行动：《诸病源候论·五脏六腑病诸候》《脉要秘括·脾实候歌》作"足酸不收，行善瘛"。

③ 肠：原脱，据《脉要秘括·脾实候歌》补。

《病源》曰：肺气盛气①有余，则病喘嗽气急，背肩痛，下至尻、阴、股、膝、胫、足②皆痛，是谓肺气之实也，则急泻之矣。

## 肺虚候歌

呼吸之间仍少气，咳而见血体难任。
病声兼有如何疗，针药宜先补太阴。

《病源》曰：肺气不足，则少气不能太息，耳聋嗌干，是谓肺气虚也，则宜补之。

## 肾脉歌

肾旺于冬配水行，沉濡而滑是安平。
弦长是实虚浮短，缓大而浮病少生。

《病源》曰：肾水冬旺，其脉沉而滑者，曰平脉也。反得大而阿阿缓者，为脾之乘肾，土之克水，为大逆，十死不治；反得浮涩而短者，是肺之乘肾，母之克子，为虚邪，虽病可治；反得弦而长者，是肝之乘肾，子之克母，为实邪，虽病自愈；反得浮大而洪者，是心之乘肾，为微邪，虽病不能死。

## 肾实候歌

腹膨体肿仍飧泄，汗出憎风面目黧。
默不欲言兼少气，有余须泻莫狐疑。

肾气盛为志有余，则病腹胀飧泄，喘咳，汗出憎风，面目黑黄。是肾气之实也，则宜泻之矣。

## 肾虚候歌

脉中清冷脊中疼，耳内嘈嘈复又聋。

---

① 气：原脱，据《诸病源候论·五脏六腑病诸候》及《脉要秘括·肺实候歌》补。

② 足：原脱，据《诸病源候论·五脏六腑病诸候》及《脉要秘括·肺实候歌》补。

厥逆无时小便变，鹿茸巴戟有神功。

《玉机真脏①论》曰：冬脉不及，令人心悬如病，眇中清，脊疼，小腹痛，小便变。眇者，季胁之下，夹脊两旁空软②肾外当眇。故眇中③清冷，宜补肾虚也。

## 心肺脉歌

**心肺俱浮何以别，浮而散大本于心。**

**若还短涩而浮者，此脉须知属肺金。**

心肺俱浮何也？然浮大而散者，心也；浮而短涩者，肺也。杨氏曰：细而迟，往来虽自散，或一止，名之曰涩。

## 肝肾脉歌

**肝肾俱沉理要穷，牢而长者起肝中。**

**按之濡弱浮④之实，肾脉元来自不同。**

经曰：肝肾俱沉，何以别之？然：牢而长者，肝也；按之濡，举指不足者，肾也。杨氏曰：按之觉极坚者，曰牢；按之不足，举之有余，曰濡；大而长⑤，按之隐指幅幅然者，曰实。

## 肝积气歌

**肝之积气为肥气，覆处如杯左胁边。**

**痎疟连年仍发咳，此因季夏肺脾生。**

经曰：肝积曰肥气，在左胁下，覆如杯，有头足，久不愈，令人发咳逆痎疟，连年不止，以季夏戊己日得之。何以言之？肺病传肝，肝当传脾，脾季夏适旺，旺者不受邪；脾复欲还肺⑥，肺

---

① 脏：原脱，据《素问》篇名补。
② 空软：此后疑脱"处"字。
③ 故眇中：原脱，据《脉要秘括·肺虚候歌》补。
④ 浮：原作"沉"，据《脉要秘括·肝肾脉歌》改。
⑤ 大而长：此后《脉要秘括·肝肾脉歌》有"微强"二字。
⑥ 肺：原作"肝"，据《脉要秘括·肝积气歌》改。下"肺不受"同。

不受，故留为积。是知肥气以夏月戊己日得之也。

## 心积气歌

**伏梁之疾在心头，如臂连脐病可忧。**
**此肾传心心授肺，因而积结在深秋。**

心之积曰伏梁，起脐上，大如臂，至心下，久不愈，令人病烦心，以秋庚辛日得之。肾病传心，心传肺，秋肺适旺不受邪，复欲还肾，肾不受，故留结为积。故知伏梁以秋月庚辛[①]日得之。

## 脾积气歌

**积在脾家名痞气，盘于胃管使人痛。**
**肌肤羸瘦成黄疸，此病传来自季冬。**

经曰：脾之积曰痞气，在胃脘[②]，大如盘，久不愈，令人四肢不收，发黄疸。肝病传脾，脾当传肾，肾以冬旺，旺者不受邪；脾复欲[③]还肝，肝不受，故留结而为积。是知痞气以冬壬癸日得之也。

## 肺积气歌

**肺积如杯号息贲，右边胁下是其真。**
**令人喘咳兼寒热，心病传来盖是春。**

经曰：肺之气曰息贲，在右边胁下，大如杯，久不愈，令人洒淅寒热喘咳，发肺痈，以春甲乙日得之。何也？心病传肺，肺当传肝，肝以春适旺[④]，肝不受邪；肺复欲还心，心不受，故留为积。故言息贲以春甲乙日得之。

## 肾积气歌

**肾之积气号贲豚，上下无时腹内奔。**

---

① 辛：原作"申"，据上文及《脉要秘括·心积气歌》改。
② 脘：原作"傍"，据《脉要秘括·脾积气歌》改。
③ 欲：原脱，据《脉要秘括·脾积气歌》补。
④ 旺：原脱，据《脉要秘括·脾积气歌》补。

**病本传心心夏旺，因而留结是其根。**

经曰：肾之气曰贲豚，发于小腹，上至心下，若奔豚，或下或上无时，痛不已，令人喘逆、骨痿、少气，以夏丙丁日得之。何以言之？脾病传肾，肾当传心，心以夏旺，旺不受邪；复欲还脾，脾不受，故留结而为积。是知奔豚以夏丙丁日得之也。

# 七表脉歌

**浮按不足举有余，**

浮脉按之不足，举之有余，俱浮指下。

**芤脉中虚两畔居。**

芤脉浮大而散，按之中央空、两畔实。一曰指下似无而有。

**滑体如珠中有力，**

滑脉往来前去流利，展转替替然，与数珠相似。一曰浮中有力。

**实形幅幅与长俱。**

实脉大而长，微强，按①之隐指幅幅然实。

**弦如始按弓弦状，**

弦脉举之有余，按之如弓弦之状。

**紧若牢绳转索初。**

紧脉数如搓绳状，又如转索无常也。

**洪举按之皆极大，**

举按极大于指下，曰洪。

**此为七表不同途。**

此七表脉所出，似不同也。

## 浮脉歌

**浮脉由来主中风，寸浮发热及头疼。**

**在关腹胀仍飧泄，尺见小便秘难通。**

---

① 按：原脱，据《脉要秘括·七表脉歌》补。

浮为中风。左手寸口浮，主中风、发热、头疼；关脉浮，主腹胀、胃虚；尺脉浮，主大便实。右手寸口脉浮，肺风、鼻寒；关脉浮，食不消；尺脉浮，主小便秘涩难通。

### 芤脉歌

芤为血热妄流行，吐衄须来寸口形。

关上腹中多积瘀，尺芤脱血少安宁。

芤为失血及血实。左手甚芤，则吐①血或衄②血；关脉芤，大便下血；尺脉芤，小便下血。右手寸口脉芤，胸中有瘀血；关上芤，腹有瘀血；尺脉芤，肾虚小便血。

### 滑脉歌

滑脉多为吐逆时，寸关二部一般推。

尺中若见须便痢，月信难通亦主之。

滑为吐逆。寸脉滑，主胸满气逆；关脉滑，胸中寒，吐逆，不欲食；尺脉滑，为下痢，妇人月水不通。滑脉但在寸关，主吐逆。

### 实脉歌

寸口脉实胸中热，关实中寒下痢多。

尺部见之腹下痛，小便赤涩少安和。

实为下痢③。寸口实，胸中热；关实，腹中满，寒吐，气急下痢；尺实，小腹满，小便涩。

### 弦脉歌

弦脉多为拘急病，亦为疼痛亦为寒。

寸胸关腹尺脐下，此部须将仔细看。

弦为拘急。寸口脉弦，胸中急痛；关脉弦，胃中寒，心胸急痛；尺脉弦，小腹急满。左右弦，皆主拘急。

---

① 吐：原作"口"，据《脉要秘括·七表脉歌·芤脉歌》改。
② 衄：原作"实"，据《脉要秘括·七表脉歌·芤脉歌》改。
③ 实为下痢：原脱，据文例及《脉要秘括·七表脉歌·实脉歌》补。

## 紧脉歌

**紧为疼痛与弦同，寸主于头关腹中。**

**尺内见时脐下痛，数而寒热急濡通。**

紧为疼痛。寸口紧，头疼痛；关脉紧，心腹痛；尺脉紧，疝痛①。左右紧，皆主痛也。

## 洪脉歌

**脉洪为热属于阳，寸口胸中及胁傍。**

**关是胃中还吐逆，尺分小腹及回肠。**

洪为热。寸口脉洪，胸胁热满；关脉洪，胃中②有小热，吐逆无常；尺脉洪，小腹满，阴中痛。左右洪，皆主热。

# 八里脉歌

**微来如有又如无，**

微脉细而软，或欲绝，若有若无。

**沉举都无按有余。**

沉脉举之不足，按之有余，重按之乃得。

**迟缓息间三度至，**

呼吸三至，去来极迟。

**濡来散止细仍虚。**

脉软细，散而复止曰濡。

**伏须切骨沉相类，**

伏脉极③重，指至骨乃得。

**弱软而沉指下图。**

弱脉极软而沉细，按之欲绝指下。又轻手按之乃得，举之全无。

---

① 疝痛：《脉要秘括·七表脉歌·紧脉歌》作"脐下痛"。

② 胃中：原作"胸中"，据上文及《脉要秘括·七表脉歌·洪脉歌》改。

③ 极：原脱，据《脉要秘括·八里脉歌》补。

**涩脉如刀轻刮竹，**

细而迟，往来难且散，或前虚而后实。

**分明八里见如途。**

此八里脉之名不同也。

## 微脉歌

**脉微为痞痞为寒，寒即为疼冷气干。**

**寸口关中并尺内，各随①部位好寻看。**

微为气痞。寸口脉微，上焦寒气痞结；关脉微，胃中寒，心下痛幅幅然；尺脉微，脐腹有寒，胃中积气②。

## 沉脉歌

**沉脉由来偏主水，寸沉寒饮在胸中。**

**居关心满气尤短，尺若沉时腰脚癓。**

沉为水。寸口脉沉，胸中有寒饮；关脉沉，心下满，短气；尺脉沉，脚重腰痛，小便多。左右沉，皆主水也。

## 缓脉歌

**经言缓脉为风结，寸缓皮肤有不仁。**

**关缓胃虚不能食，尺中如有足虚频。**

缓为风结。寸口缓，皮肤不仁；关脉缓，腹中有风结，脾胃气不足，不能食；尺脉缓，下焦有寒。左右缓，皆主虚。又曰：尺脉缓，足有虚肿也。

## 涩脉歌

**涩为血滞兼为痹，寸卫关荣定气虚。**

**尺涩足中须逆冷，腹脐鸣响似雷居。**

涩为血滞。寸口脉涩，阳气虚，卫气不足；关脉涩，心血气

---

① 各随：原作"八髓"，据《脉要秘括·八里脉歌·微脉歌》改。

② 气：《脉要秘括·八里脉歌·微脉歌》作"聚"。

虚，荣气不足①；尺脉涩，足胫逆冷，腹中雷鸣。左右涩，皆主气不足也。

### 迟脉歌

**迟脉为寒本属阴，寸迟胸胁气难任。**

**关中如见中焦冷，脐下寒从尺内寻。**

迟为寒。寸口脉迟，上焦冷；关中脉迟，中焦冷；尺脉迟，下焦冷。左右迟，皆寒。

### 伏脉歌

**伏物虽然为物聚，寸中如伏气冲胸。**

**若形关上为溏泄，尺脉脐边疝癖攻。**

伏为积聚。寸脉伏，胸中有痰；关伏，水气溏泄；尺伏，水谷不化，小腹痛，疝癖。

### 濡脉歌

**濡脉寻之有似无，寸濡多汗气兼虚。**

**在关下重偏羸弱，寒热须来尺部居。**

濡为虚损。寸濡，气少、虚损、多汗；关濡，下重虚羸；尺濡，发热、恶寒。左右皆主②虚损。

### 弱脉歌

**弱脉如绵筋已痿，寸中如弱汗淋漓。**

**当关胃气虚兼热，尺见酸疼入四肢。**

弱为风邪。寸弱，阳气虚自汗；关弱，胃气不足，小热大虚；尺弱，主骨肉酸疼。

## 奇经八脉歌

**脉有奇经八脉者，阴阳各自有维跷。**

---

① 关脉……不足：此 11 字原脱，据上文及《脉要秘括·八里脉歌·涩脉歌》补。

② 主：原作"至"，据《脉要秘括·八里脉歌·濡脉歌》改。

更兼冲督任并带，十二经非共贯条。

《二十七难①》曰：脉有奇经八脉者，不拘于十二经，何谓也？然：有阳维、阴维、阳跷、阴跷，有冲，有督，有任，有带之脉。凡此八脉者，皆不拘于经，故曰奇经八脉也。经有十二，络有十五，凡二十七，气相随上下，何独不拘于经也？然圣人图设沟渠，通利水道，以备不虞。倘天雨降下，沟渠溢满，当此之时，霶霈妄行，圣人不能复图也。此络脉②满溢，诸经之所以不能复拘也。杨氏曰：奇者，异也。此八脉与十二经不相拘制，别道而行，与正经有异，故曰奇经。其数有八，谓之曰八脉也。《二十八③难》又曰：其奇经八脉者，既不拘于十二经，皆何起何止也？督脉者，起于下极之腧，并于脊里，上至风府，入属于脑；任脉者，起于中极之下，以上毛际，循腹里，上关元，至咽喉；冲脉者，起于气冲，并足阳明之经，夹④脐上行，至胸中而散也；带脉者，起于季胁，回身一周；阳跷脉者，起于跟中，循外踝上行，至入风池；阴跷脉者，亦起于跟中，循内踝上行，至咽喉交贯冲脉；阳维、阴维者，维络于身，溢蓄不能环流溉灌诸经者也。故阳维起于诸阳会也，阴维起于诸阴交也。比⑤于圣人图设沟渠，满溢流于深湖，故圣人不能拘通者也。而人脉隆盛，入于八脉⑥，故十二经亦不拘之。其受邪气，蓄则肿热，砭射之也。

## 阴阳维主病歌

阴阳脉病不相维，失志溶溶不自持。
病在阳维主寒热，阴维心痛不须疑。

---

① 二十七难：原作"七十二难"，据《脉要秘括·奇经八脉歌》改。

② 络脉：原作"格脉"，据《脉要秘括·奇经八脉歌》改。

③ 八：原作"七"，据《难经·二十八难》改。

④ 夹：原作"自"，据《脉要秘括·奇经八脉歌》改。

⑤ 比：原作"此"，《脉要秘括·奇经八脉歌》同，据《难经·二十八难》改。

⑥ 脉：此后《脉要秘括·奇经八脉歌》有"而不环周"4字。

经曰：阳维维于阳，阴维维于阴①，阴阳不相维持，怅然失志，溶溶不能收持。又曰：阳维为病苦寒热，阴维为病苦心痛。吕氏谓：阳为卫，故寒热；阴为荣，荣为血，血者心，故心痛也。

## 阴阳跷主病歌

**阴跷为病阴偏急，若在阳跷阳不宽。**

**缓急阴阳何处是，踝之内外可寻看。**

经曰：阴跷为病，阳缓而阴急。谓阴跷在内踝，病即其脉从内踝上急，外踝以上缓也。阳跷为病，阴缓而阳急。谓阳跷在外踝，病即其脉从外踝以上急，内踝以上缓也。

## 冲督任带主病歌

**冲脉里急气冲胸，**

经曰：冲之为病，逆气而里急。谓②冲脉从关元上至咽喉，故其为病，逆气而里急，

**脊强根从督脉中。**

经曰：督之为病，脊强而厥。谓督脉在脊③，病则其脉急，故令脊强。

**任脉病当为疝瘕，**

经曰：任之为病，其内留结，男子为七疝，女子为瘕聚。谓任脉起于胞门、子户，其脉结，为七疝、瘕聚之病也。

**带填腹满体溶溶。**

经曰：带之为病，腹满而体④溶溶，若坐水中。吕氏谓：带脉回带人之身体，病则其脉缓，故令体溶溶也。

---

① 阳维维于阳，阴维维于阴：原作"阳维维于阴，阳维维于阴"，据《脉要秘括·奇经八脉歌·阴阳维主病歌》改。

② 谓：原作"于"，据《脉要秘括·奇经八脉歌·冲督任带主病歌》改。

③ 督脉在脊：原作"脊脉在肾"，据《脉要秘括·奇经八脉歌·冲督任带主病歌》改。

④ 体：《脉要秘括·奇经八脉歌·冲督任带主病歌》及《难经·二十九难》均作"腰"。

# 七独脉

刘氏曰：此原作"七诊脉"，然阴阳盛衰偏出，独无所兼，故有此七脉也。通真子以此为"七诊"，恐误。愚故易"诊"以为"独"。

## 一 独大脉歌

**皮肤壮热喘来冲，诊得三关脉气通。**

**入少出多如太过，此知独大命须终。**

独大者，皮肤壮热而气息上冲，其脉通度三关，为出多入少，与太过相似，病势①已极，此不治之候也。

## 二 独小脉歌

**四体微寒中膈闭，复冲两胁脉沉沉。**

**此名独小三关上，不治都缘病已深。**

独小者，四肢欲寒，中膈②气闭，复冲两胁，其脉沉沉。度于三关，名曰独小。小者，气也，不治之症也。

## 三 独寒脉歌

**伏阳在内四肢寒，指下沉沉似烂绵。**

**极按不知其所在，独寒形证定归泉。**

独寒者，恶寒也。四肢俱冷，伏阳在内。其脉指下沉沉如绵，极按之不知所在，此不治之症。

## 四 独热脉歌

**四肢俱热脉浮洪，脏腑元来亦一③同。**

**此病经中名独热，解肌汤散有神功。**

独热者，四肢俱热，脏腑亦热，其脉洪数，故曰独热，则为可治之症也。

---

① 势：原作"热"，据《脉要秘括·奇经八脉歌·七诊脉歌》改。
② 膈：原作"胸"，据《脉要秘括·奇经八脉歌·七诊脉歌》改。
③ 一：原作"不"，据《脉要秘括·奇经八脉歌·七诊脉歌》改。

### 五 独迟脉歌①

**气在皮肤不大时，脉居三部至皆迟。**

**独迟疾候还知此，七诊之中极易医。**

独迟者，其脉三部俱迟，气在皮肤，故有不安，此为易治之症也。

### 六 独疾脉歌

**寸关急数尺中微，头痛唇干鼻塞时。**

**热在胃中名独疾，此为可治要君知。**

独疾者，寸关急数，尺脉微甚。主胃中虚热，口干心燥，鼻塞头疼，可治之症。

### 七 独陷脉歌

**脉软藏于肌肉间，阴阳表里尽皆然。**

**四肢不举疼归骨，独陷犹来易得痊。**

独陷者，其脉软，隐在肌肉，阴阳表里皆然。主手足不举，疼痛至骨，名曰独陷。此可治之症。

## 脏腑病证歌

**病欲见人亦欲寒，此为腑病作阳看。**

**欲温不见人寒者，属脏为阴不一般。**

经曰：病有欲得温者，有欲得寒者，有欲得见人者，有不欲得见人者，而名不同，其病在何脏腑也？然：病欲得见人者，病在腑也；病欲得温而不欲见人者，病在脏也。何以言之？腑者阳，阳病欲得寒，又欲见人；脏者阴，阴病欲得温，又欲闭户独处，恶闻人声。故以是别其脏腑之病也。

### 心中风歌②

**心中风时惟偃卧，汗流唇赤灸心腧。**

---

① 歌：原脱，据上下文例补。
② 心中风歌：此前《脉要秘括》目录有"五脏中风候歌五首"8字。

灸一百壮。

**青黄黑白唇间见①，纵遇秦和亦少苏。**

《圣惠方》云：夫体虚之人，腠理疏泄，风邪外伤，薄于血脉，入于手少阴之经②，则心神颠倒，言语謇涩，舌强口干，面赤头痛，翕翕发热，胸背拘急，手心热盛，但多偃卧，不得倾侧，怔悸汗出，恍惚不定，皆风邪伤于心经所致。若唇间青黄白黑，面目眴，时时掉③动者，则不可治也。秦和，良医名。

## 肝中风歌

**肝风踞坐不低头，唇目俱青疗可瘳。**

灸肝腧一百壮。

**目若一黄兼一白，神丹虽下愈无由。**

《圣惠方》曰：夫肝中风者，是体虚之人，腠理开疏，肝气不足，风邪所伤也。其筋脉拘挛，手足不能动，风入肝，踞坐不得低头，背胸强直，两胁胀满，目眩心烦，言语謇涩，是其候也。唇目俱青黄色，黄者可治；若唇青而目一黄一白者，不可活也。

## 脾中风歌

**踞而腹满吐痰涎，身若通黄**灸灸脾腧一百壮**可壮。**

**手足青时脾已坏，不须疗治命难延。**

《圣惠方》曰：夫脾气虚弱，肌肉不实，则腠理开疏，风邪乘虚入于足太阴之经，则令身体怠惰，多汗恶风，舌强④，言语謇涩，口面㖞斜，肌肤不仁，腹胀心烦，翕翕发热，神思如醉，手足不能动荡，其脉浮缓者，是其候也。身黄汗出者，可治；若手

---

① 见：原作"烂"，据《脉要秘括·脏腑病证歌·心中风歌》改。

② 手少阴之经：原脱，据《太平圣惠方·治心脏中风诸方》《脉要秘括·脏腑病证歌·心中风歌》补。

③ 掉：摇动。《脉要秘括·脏腑病证歌·心中风歌》作"悚"。

④ 舌强：《太平圣惠方·治脾脏中风诸方》同，《脉要秘括·脏腑病证歌·脾中风歌》作"舌本强"。

足青者，则不治也。

## 肺中风歌

**肺风偃卧胸中满，短气其人冒闷多。**

**口鼻白时尤可治，**<sub>灸肺腧一百壮。</sub>**色黄欲救奈伊何。**

《圣惠方》曰：夫肺中风者，由腠理开疏，气血①虚弱，风邪所侵，伤于脏腑也。肺主气，气为卫，卫②为阳，阳气行于表，荣华于皮肤。若卫气虚少，风邪相搏，则胸满短气，冒闷汗出，嘘吸无神③，语声断绝，身体沉重，四肢痿弱，其脉浮散者，是肺中风之候也。自眼鼻下至口唇，白色者可治，色黄者不可治之也。

## 肾中风歌

**踞而腰痛风伤肾，视胁两边未有黄。**

**如此可医宜灸胁，**<sub>灸胁腧一百壮。</sub>**面如土色定知亡。**

《圣惠方》曰：夫肾气虚弱，风邪所侵，则踞而腰痛，不得俯仰，或时冷痹，或时偏枯，两耳虚鸣，语声浑浊，面多浮肿④，骨节酸而疼，志意沉⑤昏，喜怒好忘，肌色墨黑，身体沉重，多汗恶风，隐曲不利，则是肾中风之候也。视胁左右，未有黄色者可治；若有黄，面色如土者，则不可治之也。

## 察色歌

**五脏精明面上窥，假如肝病面青时。**

**三春白气如形见，此候须亡余仿之。**

经曰：望而知之者，望见其五色而知其病也。杨氏曰：望色者，假令肝部见青色者，肝自病；见赤者，心乘肝，肝亦病。故

---

① 血：原作"由"，据《脉要秘括·脏腑病证歌·肺中风歌》改。

② 卫：原脱，据《脉要秘括·脏腑病证歌·肺中风歌》补。

③ 无神：《脉要秘括·脏腑病证歌·肺中风歌》作"颤掉"。

④ 肿：原作"肌"，据《脉要秘括·脏腑病证歌·肾中风歌》改。

⑤ 沉：原作"弦"，据《脉要秘括·脏腑病证歌·肾中风歌》改。

见五色知其病也，此举肝脏以为诸脏例。夫五色者，五脏之色也，心赤、肺白、肝青、肾黑、脾黄者是也。人将有事，则神光应之，故色光见于面部，可以察之。春三月，肝用事，若白色入口及耳鼻者，肺乘肝。肝属木，肺属金，金克①木为逆，不治。余仿此。

## 其 二

**目如赤白并青黑，面若黄时病易瘳。**

凡面黄目赤、面黄目白、面黄目黑，皆不死，言奇脉也，以与色不相偶合也。凡面见黄色，为有胃气，乃知其不死也。

**目黑与青并赤白，面无黄色救无由。**

面青目赤、面赤目白、面青目黑、面黑目白、面赤目青，皆死候也，谓无胃气。

## 听声歌

**肝怒声呼心喜笑，脾为思念发为歌。**

**肺金忧虑②形为哭，肾主呻吟恐亦多。**

经曰：闻而知之者，闻其五音，以别其病也。杨氏曰：五音谓宫、商、角、徵、羽也，以配其五脏也。假令病人好哭者，肺病也；好歌者，脾病也；好笑者，心病也；好呼，肝病也；好呻吟者，肾病也。故云闻其音而知其病也。

## 审味歌

**肝酸心苦及脾甘，肺爱于辛肾合咸。**

**所好即知其脏病，更将色脉与相参。**

经曰：问而知之者，问其所欲五味，以知其病之所起所在也。杨氏谓：问病人，云好辛味则知肺病也，好食冷则知内热，故云知所起所在也。盖酸生肝，苦生心，甘生脾，辛生肺，咸生肾，

---

① 克：原作"死"，据《脉要秘括·察色歌》改。

② 虑：《脉要秘括·听声歌》作"愁"。

谓生长也，言五味皆生长于五脏也。假令病好酸，则病在肝也，余仿此。

## 原梦歌

**阳盛火光阴大水，阴阳俱盛见伤夷。**

**下虚飞去上虚堕，喜怒悲歌随脏推。**

阳气盛，则梦大火；阴气盛，则梦大水而恐惧也；阴阳俱盛，则梦兵戈战争。下虚，则梦飞；上虚，则梦堕。肝气盛，则梦怒；心气盛，则梦喜；肺气盛，则梦哭；脾气盛，则梦歌；肾气盛，则梦呻吟也。

## 诊杂病歌十首

**春温夏热及伤寒，水病调和①亦一般。**

**已上脉须洪大好，若还沉细救应难。**

温病三四日不得汗，脉大疾者生，沉细者死。若病濈濈②大热，其脉若见细小者死。热病未得汗，脉盛躁而得汗者生，不躁者难瘥。热病已得汗，而脉静者生，盛躁者死。其热病躁盛而不得汗者，阳极也，十死不治。寒病已得汗，脉当躁盛，而气反微者亦死。水病浮肿③，其脉散④大者生，沉细而虚小者死。寒病腹大如鼓，其脉浮大⑤者生，虚小者死。消渴脉实而疾大者可治，脉小而坚实者不可治，脉散而大者生，沉小而浮⑥者决死。

### 其二论癫病

**癫病尤宜脉实坚，沉重细小命难延。**

**腹心痛脉当迟小，疾大坚时病少痊。**

---

① 调和：《脉要秘括·诊杂病歌》作"痛中"。

② 濈濈（jíjí 及及）：汗出貌。

③ 浮肿：《脉要秘括·诊杂病歌》作"阴病"。

④ 散：《脉要秘括·诊杂病歌》作"浮"。

⑤ 浮大：《脉要秘括·诊杂病歌》作"实"。

⑥ 浮：此后《脉要秘括·诊杂病歌》有"短"字。

癫病，脉实坚者生，脉沉细者死。心腹痛不得息，脉细而小者必生，脉坚大而疾者定死也。

### 其三 论咳嗽

**咳嗽脉来浮软生，伏沉坚大命须倾。**
**面浮上气脉嫌大，数散先难与死争。**

咳嗽，脉浮软者生，沉伏者死。咳嗽而羸瘦，脉坚大者死。上气面肿而喘息，其脉大者不可治，吐利者必死。吐血而嗽，上气，其脉数，有热结胸①者亦死。咳嗽上气，而脉散者死，谓其肺损故也。

### 其四 论泄胀

**泄而腹胀仍嗽呕，此脉由来尽怕弦。**
**积聚其上坚急好，弱而沉小亦归泉。**

咳嗽而呕，腹胀而泄，其脉弦弦欲绝者死。大小有常②，其脉劲急者生，沉小者死。心腹积聚，其上下③坚者生，虚弱者死。

### 其五 论腹癖

**腹癖频频下血脓，脉沉滑大要相通。**
**急坚弦涩皆凶兆，寒者无妨热不中。**

腹癖，下脓血，脉沉小而流连者生，数疾而大热者死。又曰：大小无妨，身体不热，脉弱而大滑者生，弦涩④者死。又有寒者生，有热者死也。

### 其六 论下痢⑤

**痢而白色本因寒，浮脉须亡沉脉安。**
**洞泄脉当微小好，急而坚者治应难。**

---

① 结胸：《脉要秘括·诊杂病歌》作"不得下"。
② 有常：《脉要秘括·诊杂病歌》作"生热"。
③ 下：原作"急"，据《脉要秘括·诊杂病歌》改。
④ 弦涩：原作"弱而濡"，据上文及《脉要秘括·诊杂病歌》改。
⑤ 痢：原作"病"，据《脉要秘括·诊杂病歌》改。

肠癖下白痢①，其脉沉者生，浮者死。洞泄食不化，下脓血，脉数而微小者生；脉坚而急者，其候死也。

**其七** 论尸厥

**卒然尸厥体无知，耳内声音似啸时。**

**汗出身温当自愈，唇青身冷死为期。**

尸厥者，冷气逆也，此由阳脉卒下，随阴脉卒上，阴阳离居，荣卫不通，真气厥乱，客邪乘之。其状如死，犹微②有息而不常，其脉涩动，而形无知也。听其耳内有如啸音而尚鸣者，故当以尸厥治之。诊其寸口脉沉大而滑③，沉即为实，滑即为气④，气实相搏，身温而汗，此为入腑，虽卒厥不知人，气复则自愈也。若唇青身冷，此为入脏，亦卒厥不知人，死也。

**其八** 论胃痛⑤

**胃脘生痛何以测，脉当沉细气非和。**

胃者水谷之海。其血盛气壮，而反脉沉细者，是逆常平也。

**结喉旁畔人迎盛，热聚知于胃口多。**

人迎盛则热聚于胃口而不行，故胃脘有痛也。

**其九** 论霍乱

**清浊相干霍乱时，脉如微细是相宜。**

**不言气劣微迟小，此候神仙亦莫医。**

霍乱而其脉微细者生，不言气劣而脉迟者死。

**其十** 论金疮

**金疮出血宜沉小，实大而浮救亦难。**

**坠压内伤宜小弱，坚强之脉免求安。**

---

① 痢：《脉要秘括·诊杂病歌》作"脓"。

② 犹微：原作"听声"，据《脉要秘括·诊杂病歌》改。

③ 滑：原作"涩"，据《脉要秘括·诊杂病歌》改。

④ 实滑即为气：原脱，据《脉要秘括·诊杂病歌》补。

⑤ 胃痛：原作"胃脘"，据《脉要秘括·诊杂病歌》改。

金疮出血太多，脉虚沉者生，实大者死；沉小者生，浮大者死。从高坠压，内腹胀满，脉小而弱者生，坚而强者死也。

## 诊妊娠脉歌

**身中有病无邪脉，**

经曰：身有病而无邪脉，何也？言经脉闭，尺脉来断绝者，经闭也。经闭，脉乃如常，是妊娠之证候。

**脉动兼看手少阴。**

《灵枢经》曰：少阴无腧①者不病，主孕。岐伯云：外经病而脏不病。故独取其经于掌后锐骨②之间，此之谓也。动，动脉也。动脉者，大如豆，厥厥动摇，阴阳相搏，则寸口动也。

**六部无邪身有孕，亦须诊得寸中盈。**

《内经》曰：阴搏阳别，谓之有子。脉得寸洪而尺大，肝大而肺微，有子之脉也。

## 其 二

**左疾为男右为女，实沉浮大亦同推。**

经曰：妊娠四月，欲知男女之法，左疾为男，右疾为女。又云：左手沉实为男，右手浮大为女孕也。

**双浮而大为双女，两实而浮两个儿。**

左右手俱浮大生二女，俱沉实主二男也。

## 看小儿脉歌

**小儿三岁至五岁，呼吸须将八至看。**
**九至不安十至困，短长小大有邪干。**

小儿脉三岁至五岁，其脉何看？候与大人异，呼吸八至是其

---

① 腧：原作"腧"，据《脉要秘括·诊妊娠脉歌》及《灵枢·逆顺肥瘦》改。

② 锐骨：原作"腕骨"，据《脉要秘括·诊妊娠脉歌》及《灵枢·邪客》改。

常，九至者病，十至者困。其脉乍短乍长、乍大乍小而不等者，是有祟邪之脉也。

## 其 二

**小儿脉紧是风痫，沉脉须知乳化难。**

**腹痛紧牢弦实秘，沉而数者骨中寒。**

小儿脉紧者，是风痫也；脉沉者，乳不消也；脉紧而弦，腹痛；牢而大者，大肠秘；沉数者，骨①之间有冷。

## 其 三

**胸陷唇干目直视，口中冷气卧如痴。**

**身形强直手足软，掌冷头低尽莫医。**

胸陷唇干，肺脏②绝；目睛直视，肝气绝；口中冷气偃卧，乃风痰闭其九窍；心绝，其状③如鱼口者，脾胃绝也。血脉不应，则身体强。胃气已绝，则手足软。筋绝则头低。胃绝则掌冷。已上证候，皆不可治也。

---

① 沉数者骨：原脱，据《脉要秘括·看小儿脉歌》补。

② 肺脏：原作"脉肺"，据《脉要秘括·看小儿脉歌》改。

③ 状：原作"脉"，据《脉要秘括·看小儿脉歌》改。

医学汇函

二四四

## 一难经脉荣卫度数图

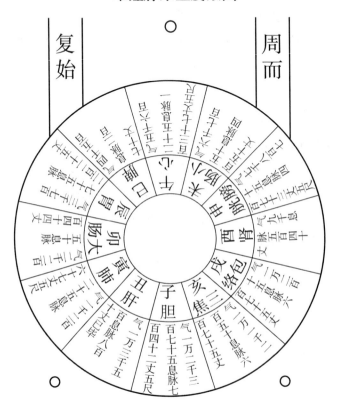

　　呼吸气二百七十息，脉行十六丈二尺②为一周。五十度周身，计一万三千五百息，脉行八百一十丈，从寅复起。

## 一难经解

**曰：十二经皆有动脉，独取寸口，以决五脏六腑死生吉凶之**

---

① 人：原脱，据文义补。
② 十六丈二尺：原作"三十六丈二尺"，据《灵枢·五十营》改。

法，何谓也？

然：寸口者，脉之大溪①，手太阴之脉动也。

经，径也，谓无所不通，言其有常也。脉者，元气也，十二经脉皆系生气之源。所谓生气者，十二经之根本也。故各经皆有动脉，如足阳明经脉动冲阳，足少阴经脉动太溪之类。寸口者，右手气口也。《内经》曰：气口何以独为五脏主？岐伯曰：胃者，水谷之海，六腑之大源也。五味入口，藏于胃，变现于气口。又曰：脉会太渊。寸口是太渊穴也。是知寸口为脉大会之处，故能断决五脏六腑生死吉凶矣。

人一呼脉行三寸，一吸脉行三寸，呼吸定息，脉行六寸。人一日一夜，凡一万三千五百息，脉行五十度，周于身。漏水下百刻，荣卫行阳二十五度，行阴亦二十五度，为一周也，故五十度复会于手太阴。寸口者，五脏六腑之所终始，故法取于寸口也。

呼者从阳出，吸者从阴入。一呼，脉动二至，行三寸；一吸，脉动二至，亦行三寸②；一呼一吸为一息，故一息之间脉动四至，共行六寸。凡③计一万三千五百息，每④一息六寸，推论总得八百一十丈。人身之经脉，计长一十六丈二尺，以八百一十丈等除之，即得五十度之数。脉荣⑤于周身，一日一夜经过五十次。荣为血属阴，卫为气属阳。荣行脉中，卫行脉外。人之荣卫，于铜壶漏水一日一夜下一百刻之中，行阳二十五度，行阴亦二十五度，为一周也。人脉之始，起于右手肺，其终复会于右手太阴太渊穴。故诊脉之法，必取右手⑥，以断生死吉凶。

又云：一息脉行六寸，二百七十息，脉行一十六丈二尺，为一度，循环周身。故行阳二十五度，行阴亦二十五度。从子时至

---

① 溪：《素问·气穴论》："肉之大会为谷，肉之小会为溪。"《难经·一难》作"会"。

② 寸：原作"尺"，据《俗解八十一难经》改。

③ 凡：《俗解八十一难经》后有"人一日一夜通"6字。

④ 每：原作"等"，据《俗解八十一难经》改。

⑤ 荣：《俗解八十一难经》作"循环"。

⑥ 右手：《俗解八十一难经》作"右寸"。

巳，阳也；从午时至亥，阴也。

## 二难脉尺寸图

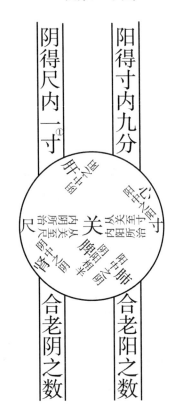

## 二难经解

曰：脉有尺寸，何谓也？

然：尺寸者，脉之大要会也。从关至尺是尺内，阴之所治也；从关至鱼际是寸口内，阳之所治也。故分寸为尺，分尺为寸。

脉有三部，寸、关、尺也。关，界也。关界乎中。从关至尺

---

① 尺内一寸：原作"寸内九寸"，据下文及《俗解八十一难经》改。

泽穴当一尺，名曰一尺；从关至鱼际穴当一寸，名曰寸。关界之上，寸口所属，为阳所主治；关界之下，尺之所属，为阴所主治。故自鱼际穴起，一寸之后分为尺；自尺泽穴起，一尺之前分为寸。

故阴得尺中①一寸，阳得寸内九分，尺寸终始一寸九分，故曰尺寸。

一寸者，十数偶也，故阴得尺内一寸，应老阴之数；九分者，九数奇也，故阳得寸内九分，应老阳之数。寸尺之分，阴阳②所属，终始一寸九分，是脉要会之去处，可察病之来由。

### 三难关格覆溢之图

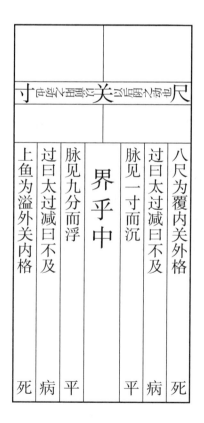

---

① 尺中：《俗解八十一难经》同。《难经·二难》作"尺内"。

② 阳：原脱，据《俗解八十一难经》补。

# 三难经解

曰：脉有太过，有不及，有阴阳相乘，有覆有溢①，有关有格，何谓也？

然②：关之前者，阳之动也，脉当九分而浮。过者，法曰太过；减者，法曰不及。遂上鱼为溢，为外关内格，此阴乘之脉也。关以后者，阴之动也，脉当见一寸而沉。过者，法曰太过；减者，法曰不及。遂入尺为覆，为内关外格，此阳乘之脉也。

关前寸口，阳脉之动，当现九分而浮，合阳奇九数；关后尺部，阴脉之动，当现一寸而沉，合阴偶十数。二者之脉，皆为平也。尺寸分别，阴阳相济，不可偏胜。一有偏胜，则脉有太过、不及，覆溢、关格见焉。若阴气太甚，拒于阳，使阳气不得相营于下，故脉上出于鱼际，是名曰溢，谓之外关内格。阴偏胜而乘于阳，是阴太过而阳不及也。若阳气太甚，拒于阴，使阴气不得相营于上，故脉下入于尺泽，是名曰覆，谓之内关外格。阳偏胜而乘于阴，是阳太过而阴不及也。

**故曰覆、溢，是其真脏之脉，人不病而死也。**

覆如③上倾而下也，溢如内泛出外也。覆溢之脉，是阴阳不相济，各自偏胜，所谓孤阳不生，独阴不成，以致上下相离，是为真脏之脉。是无胃气以和之，人虽不病，脉则死也。

---

① 溢：原作"盖"，据下文注释及《俗解八十一难经》改。

② 然：原作"耴"，据上下文例及《俗解八十一难经》改。

③ 如：原作"于"，据《俗解八十一难经》改。

# 四难脉有阴阳之图

| 沉则为阴 | 吸入肾肝俱沉也阴浮而 | 呼吸之间脾中缓 | 呼出肺心俱浮也阳浮而 | 浮则为阳 |
|---|---|---|---|---|
| | 实濡长牢者 | 味谷受 缓而 | 涩短散大者 | |
| 吸随阴入 | 膀胱脉 肾脉 胆脉 肝脉 | 盛者脾脉 微者胃脉 | 大肠脉 肺脉 小肠脉 心脉 | 呼自阳出 |
| | 阴中之阳 阴中之阴 | 阴阳之中 | 阳中之阳 阳中之阴 | |

## 四难经解

曰：脉有阴阳之法，何谓也？

然：呼出心与肺，吸入肾与肝，呼吸之间，脾受谷味也，其脉在中。

脉有阴阳气分，吹嘘在乎呼吸而已。心与肺在上，为阳，主气之呼出也；肾与肝在下，为阴，主气之呼入也。脾虽不主呼吸，惟主受纳谷味①，然其位居心肺肝肾之中，其脉亦在于四脏呼吸之

---

① 味：原作"位"，据《俗解八十一难经》改。

中。详见下文。

浮者阳也，沉者阴也，故曰阴阳也。心肺俱浮，何以别之？

然：浮而大①散者，心也；浮而短涩者，肺也。

肝肾俱沉，何以别之？

然：牢②而长者，肝也；按之濡，举指来实者，肾也；脾者中州，故其脉在中。是阴阳之法也。

大、散、长者，俱阳也；短、涩、牢、实、濡者，皆阴也。实，即石也。升腾于上者，谓之浮，为阳，按之不足，举之有余；降潜于下者，谓之沉，为阴，则轻手不见，重手乃得。心肺在上，故脉俱浮；肾肝在下，故脉俱沉。分别言之，浮而大散者，为正阳，是心脉③也；浮而短涩者，为阳中之阴，是肺脉也；牢而长者，为阴中之阳，是肝脉也；按之濡，举指来实者，为至阴，是肾脉也。所谓正阳者，纯阳也；至阴者，纯阴④也；阳中之阴、阴中之阳者，半阴半阳者也。脾属土，象中州，故居心肺肾肝之中，而播敷于⑤四脏。不言脉者，脉在其中矣。是谓阴阳之法也。

脉有一阴一阳、一阴二阳、一阴三阳，有一阳一阴、一阳二阴、一阳三阴。如此之言，寸口有六脉俱动耶？

然：此言者，非有六脉俱动也，谓浮、沉、长、短、滑、涩也。浮者，阳也；滑者，阳也；长者，阳也；沉者，阴也；短者，阴也⑥；涩者，阴也。所谓一阴一阳者，谓脉来沉而滑也；一阴二阳者，谓脉来沉滑而长也；一阴三阳者，谓脉来浮滑而长，时一沉也。所言一阳一阴者，谓脉来浮而涩也；一阳二阴者，谓脉来长而沉涩也；一阳三阴者，谓脉来沉涩而短，时一浮也。各以其经所在，名病顺逆也。

---

① 大：原作"不"，据下文注释及《俗解八十一难经》改。
② 牢：原作"劳"，据下文注释及《俗解八十一难经》改。
③ 脉：原作"肺"，据《俗解八十一难经》改。
④ 阴：原作"阳"，据《俗解八十一难经》改。
⑤ 于：此前原衍"在"字，据《俗解八十一难经》删。
⑥ 短者阴也：此4字原脱，据《俗解八十一难经》补。

一阴一阳者，谓脉来沉而滑。现于左手尺部，是肾与膀胱之顺脉也；现于左手寸口，是心与小肠之逆脉也。一阴二阳者，脉来沉滑而长。此脉现于阴部，是阳乘阴也。一阴三阳者，脉来浮滑而长，时一沉也。尺部现之，阳中伏阴①也。一阳一阴者，脉来浮而涩。现于右手寸口，是肺与大肠之顺脉也；现于左手关中，是肝胆之逆脉也。一阳二阴②者，脉来长而沉涩也。此脉现于阳部，是血气俱虚，为阴乘阳也。一阳三阴者，脉来沉涩而短，时一浮也。寸部现之，阴中伏阳也。各以十二经所在，审四时之候，察六脉之变，可知病名之逆顺，以决其吉凶也。

### 五难脉有轻重等第之图

| 菽重 | 等第 | 脏（天为清轻……地为浊重） | 脉 | 主 |
|---|---|---|---|---|
| 菽三重 | 等一 | 天为清轻 月中 肺 | 浮 | 主皮毛 |
| 菽六重 | 等二 | 心 主君 | 洪 | 主血脉 |
| 菽九重 | 等三 | 中州人部 脾 戴四菽重 | 缓 | 主肌肉 |
| ③菽二十重 | 等四 | 肝 | 弦 | 主筋 |
| 菽五十重 | 等五 | 肾 地为浊重 | 沉 | 主骨 |

---

① 阴：原作"也"，据《俗解八十一难经》改。

② 一阳二阴：原作"二阳一阴"，据文义及《俗解八十一难经》改。

③ 十二菽：原作"十五菽"，据《俗解八十一难经》改。

# 五难经解

曰：脉有轻重，何谓也？

然：初持脉，如三菽之重，与皮毛相得者，肺部也；如六菽之重，与血脉相得者，心部也；如九菽之重，与肌肉相得者，脾脉也；如十二菽之重，与筋平过①者，肝部也；按之至骨，举指②来疾者，肾脉也。故曰轻重也。

轻清浮于上者为天，重浊沉于下者为地。人禀天地之气所生，五脏之脉亦有轻重浮沉，同天地之气也。菽，豆也。故脉之轻重，将菽而较其等第。盖肺为四脏之华盖，最③居等上，凡持肺脉，要轻手按之，如三菽之重，只在皮毛之间，是肺脉也。故肺主皮毛。心在肺下，居次等，凡持心脉，要略重些④手，按之如六菽之重，与血脉相得者，心脉也。故心主血脉。脾在心之下，居第三等，诸脏之中，凡持脾脉，要半轻半重，手按之如九菽之重，与肌肉相得者，脾脉也。故脾主肌肉。肝在脾之下，居第四等，凡持肝脉，要重些，手按之，如十二菽之重，与筋平过者，肝脉也。故肝主筋。肾在四脏之最下，第五等，凡持肾脉，须要重下手，按之至骨⑤，举⑥指来疾者，肾脉也。故肾主骨。肾不言菽者，推之当如十五菽之重矣。此章之难，惟较脉有轻重之法，不云诊切，故谓持脉。

---

① 过：《俗解八十一难经》无此字。
② 指：原作"措"，据下文注释及《俗解八十一难经》改。
③ 最：原脱，据《俗解八十一难经》补。
④ 些：原作"此"，据《俗解八十一难经》改。
⑤ 骨：原脱，据《俗解八十一难经》补。
⑥ 举：此后原衍"重"字，据《俗解八十一难经》删。

## 六难脉有阴阳虚实之图

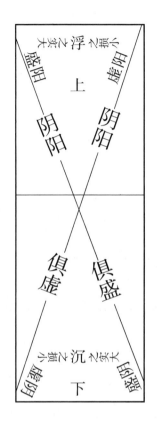

## 六难经解

曰：脉有阴盛阳虚，阳盛阴虚，何谓也？

然：浮之损小，沉之实大，故曰阴盛阳虚；沉之损小，浮之实大，故曰阳盛阴虚。是阴阳虚实之意也。

阴阳偏胜，则有虚实之变。此谓寸口脉本浮，今反减损而小；尺部本沉，今反更实大：是名阳不足而阴太过，此阴盛阳虚也。尺部脉本沉，今反沉之又加沉；寸口本浮，今反浮[①]而加实大：是

---

① 浮：原作"沉"，据《俗解八十一难经》改。

名阴不足而阳有余，此阳盛阴虚也。

## 七难王脉图①

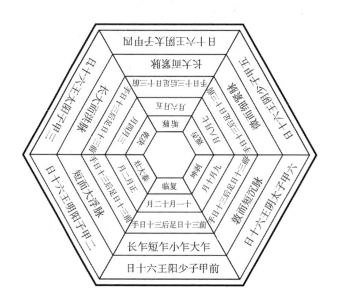

正二月，阳气渐盛，其候始暄；三四月，阳气渐太盛，其候已热；五六月，阴气初王，时候湿暑；七八月，阴气渐盛，其候清凉；九十月，阴气极盛，其候寒凝；十一十二月，阳气尚微，时候尚寒。故脉不同也。

## 七难经解

曰：经言少阳之至，乍大乍小②，乍短乍长；阳明之至，浮大而短；太阳之至，洪大而长；太阴之至，紧大而长；少③阴之至，紧细而微④；厥阴之至，沉短而敦⑤。此六者，是平脉耶？将病脉耶？

---

① 七难王脉图：图原脱，据《图注八十一难经》补。
② 小：原作"少"，据《俗解八十一难经》改。
③ 少：原作"太"，据下文注释及《俗解八十一难经》改。
④ 微：《脉经·扁鹊阴阳脉法》作"长"。
⑤ 敦：《脉经·扁鹊阴阳脉法》作"紧"。

然：皆王脉也。

其气以何月，各王几日？

然：冬至之后，得甲子少阳王，复得甲子阳明王，复得甲子太阳王，复得甲子太<sup>①</sup>阴王，复得甲子少<sup>②</sup>阴王，复得甲子厥阴王。王各六十日，六六三百六十日，以成一岁。此三阴三阳之王时日大要也。

阴阳二气，迭更乎四时。冬至则阴极阳生，夏至则阳极阴生。此谓冬至后得甲子日，少阳初气始生，王六十日。当此之时，其气尚微，其候尚寒，故脉进退无常，大小长短不定。第二甲子日，或在正月，或在二月，或三月，交阳明二气，王六十日。当此之时，其气始萌未盛，其候始晖<sup>③</sup>，故脉来浮大而短。第三甲子日，或在三月，或四月，或五月，交太阳三气，王六十日。当此之时，其气大盛，其候大热，故脉来洪大而长。夏至后得第四甲子，交太阴四气，王六十日。当此之时，其气承夏余阳，阴气初生，其候暑湿，故脉紧大而长。第五甲子，或在七月，或八月，或九月，交少阴五气，王六十日。当此之时，阳气衰微，阴气渐盛，其候清凉，故脉紧细而微。第六甲子日，或在九月，或在十月，交厥阴终气，王六十日。当此之时，阴气极盛，其候寒凝，故脉沉短而敦敦者重也。凡此六者，非谓平脉，亦不言病脉也，是三阴三阳所王时候之要诀也。

---

① 太：《俗解八十一难经》同。《难经·七难》作"少"。
② 少：《俗解八十一难经》同。《难经·七难》作"太"。
③ 晖：《俗解八十一难经》作"暄"。

## 八难寸口脉平而死之图

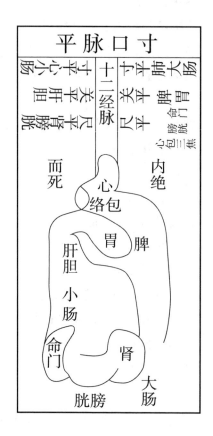

## 八难经解

曰：寸口脉平而死者，何谓也？

然：诸十二经脉者，皆系于生气之原。所谓生气之原者，谓十二经之根本也，谓肾间动气也。此五脏六腑之本，十二经脉之根，呼吸之门，三焦之原。一名守邪之神。

万物所生，必有其原。夫人生气之原者，肾间动气是也。肾之动脉，在足内踝骨上动脉陷中，名曰太溪穴，是足少阴肾之经。男子以右肾为命门，女子以左肾为命门，主生死之要，故谓命门脉。此系生气之原，脏腑经络之根本，通呼吸之门，究三焦之原。又名守邪之神者，言其能建立根本，保守形真，扶卫内外，不使诸邪伤其身也。

**故气者，人之根本也，根绝则茎叶枯矣。寸口脉平而死者，生气独绝于内也。**

故此动气，是人之根本也。譬如树之有根，根本坚固，则枝叶茂盛，根绝则枝叶枯矣。寸口脉平而死者，是此生气之动脉已绝矣。凡病必诊太溪脉之有无，以知其死生也。

## 九难别知脏腑病图

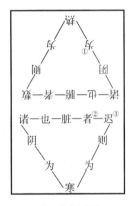

## 九难经解

**曰：何以别知脏腑之病也？**

**然：数者腑也，迟者脏也。数则为热，迟则为寒。诸阳为热，诸阴为寒。故以别知脏腑之病也。**

《伤寒论》太阳、阳明、少阳三阳受病属腑，腑为阳，阳主热也；太阴、少阴、厥阴三阴受病属脏，脏为阴，阴主寒也。是知诸阳为热，诸阴为寒。寒则脉迟，热则脉数。故可别④知脏腑之病。

---

① 为：原作"弱"，据文义及《俗解八十一难经》改。
② 者：原作"诸"，据文义及《俗解八十一难经》改。
③ 迟：原作"建"，据文义及《俗解八十一难经》改。
④ 别：原脱，据跃剑山房第二次刻本补。

# 十难一脉十变之图

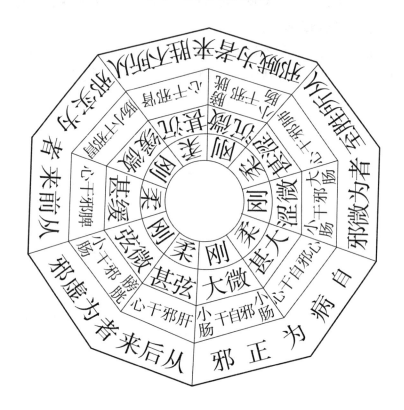

## 十难经解

**曰：一脉为十变者，何谓也？**

**然：五邪刚柔相逢之意也。**

五邪者，虚邪、实邪、微邪、贼邪、正邪也。刚柔者，阴阳也。刚为阳曰甚，柔为阴曰微。此谓一部之脉，相生相克，遂分五邪；刚柔相逢，则或甚或微，遂成十变。今以心部为例，说见下文，余部放①此而推。

**假令心脉急甚者，肝邪干心也；心脉微急者，胆邪干小肠也。**

---

① 放：仿照。

急犹弦也，肝之脉也。假如心脉当王之时，反见弦急之甚者，肝邪干心也；心脉微急者，胆邪干小肠也。木生火，谓母来生我，为从后来者，为虚邪也。

**心脉大甚者，心邪自干心也；心脉微大者，小肠邪自干小肠也。**

大犹洪也，心部脉见大，是自家之脉，心邪自干心，为正①邪。

**心脉缓甚者，脾邪干心也；心脉微缓者，胃邪干小肠也。**

缓，慢也，脾土之脉，心部见之，火生土，是我去生子，为从前来者，为实邪。

**心脉涩甚者，肺邪干心也；心脉微涩者，大肠邪干小肠也。**

涩，肺之脉，心部见之，火克金，是夫乘妻，从其所胜者，为微邪。

**心脉沉甚者，肾邪干心也；心脉微沉者，膀胱邪干小肠也。**

沉者肾脉也，心部见之，水克火，鬼来克我，是从所不胜者，为贼邪。

**五脏各有刚柔邪，故令一脉辄变为十也。**

五脏之脉，各有五邪，而五邪各分刚柔，邪②变二五为十，故一脏之脉有十变也。此止言心之一脏，其余肝、肾、肺、脾四脏，各仿此而推之。

---

① 正：原作"王"，据《俗解八十一难经》改。
② 邪：《俗解八十一难经》作"二"。

# 十一难五脏上脉图

**一 脏 无 气**

肺心脾肝 数动

三十三 三十四 三十五 三十六息
二十五 二十六 二十七 二十八息
十七 十八 十九 二十息
九 十 十一 十二息
一 二 三 四息

五 六 七 八息
十三 十四 十五 十六息
二十一 二十二 二十三 二十四息
二九 三十 三十一 三十二息
三十七 三十八 三十九 四十息

**十五动无止五脏受气之图**

**天 生 地 成**

肺心脾肝肾 数动

四十一 四十二 四十三 四十四 四十五息
三十一 三十二 三十三 三十四 三十五息
二十一 二十二 二十三 二十四 二十五息
十一 十二 十三 十四 十五息
一 二 三 四 五息

六 七 八 九 十息
十六 十七 十八 十九 二十息
二十六 二十七 二十八 二十九 三十息
三十六 三十七 三十八 三十九 四十息
四十六 四十七 四十八 四十九 五十息

## 十一难经解

曰：经言脉不满五十动而一止，一脏无气者，何脏也？

然：人吸者随阴入，呼者因阳出。今吸不能至肾，至肝而还，故知一脏无气者，肾气先尽也。

五十合天地造化之数。《易·系辞》曰：大衍之数，五十乃备。一是数之始，十是数之极。人之脉息，昼夜循环五脏，脉一动循一脏，五动循环五脏遍，周而复始，五十动则是十次，五脏循环遍，则数皆至极数，而不见止脉者，五脏皆平，故无病也。今不满五十动而见止脉，是一脏无气，谓平人。一呼脉两动，一动肺，一动心；一吸脉两动，一动肝，一动肾。心肺阳也，故云呼因阳出；肝肾阴也，故云吸随阴入；脾居中位，脉动呼吸两界之间。平人脉亦有一息五至者，一动是脾脉也。假如一呼一吸脉四动，初动肺，二动心，三动脾，四动肝，而止却还复动肺，是不至肾也，故肾脏无气。如此只在肺、心、脾、肝四脏循环，皆满十之极数，则四十动后乃见止脉，是知肾之一脏无气而先绝也。

## 十二难脉绝反实图

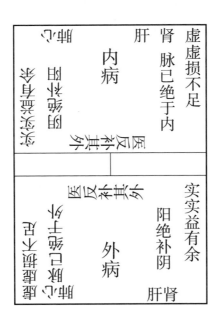

# 十二难经解

曰：经言五脏脉已绝于内，用针者反实其外；五脏脉已绝于外，用针者反实其内。内外之绝，何以别之？

然：五脏脉已绝于内者，肾肝脉①已②绝于内也，而医反补其心肺；五脏脉已绝于外者，其心肺脉已绝于外也，而医反补其肾肝。阳绝补阴，阴绝补阳，是谓实实虚虚，损不足而益有余。如此死者，医杀之耳。

五脏之中，心肺在上为阳，应乎外，主气血皮毛，故曰呼出心与肺，则呼因阳出于外也；肾肝在下为阴，应乎内，主筋骨，故云吸入肾与肝，则吸随阴入于内也。今所云五脏之脉绝于外者，心肺脉绝于外③也，医反以针补其内④之肾肝⑤；五脏之脉绝于内者，肾肝脉绝于内也，医反以针补其外之心肺。是谓阳绝补阴，阴绝补阳也。经云：虚者补之，实者泻之。今心肺之脉浮大之盛，此心肺有余之实热，是当泻之，医反以药补其心肺，而泻其肾肝；肾肝之脉迟涩之盛，此肾肝不足之虚寒，是当补之，医反以药泻其肾肝，而补其心肺。是谓实其实，虚其虚，损其不足，益其有余。如此而死者，医杀之明矣。冯氏谓：此篇当在《六十难》之后，与用针补泻之类相从。

---

① 脉：《俗解八十一难经》同。《难经·十二难》作"气"。下句"脉"同。

② 已：原脱，据《俗解八十一难经》补。下句"已"同。

③ 外：原作"内"，据《俗解八十一难经》改。

④ 内：原作"外"，据《俗解八十一难经》改。

⑤ 肝：原作"脉"，据《俗解八十一难经》改。

## 十三难五行相生相胜图

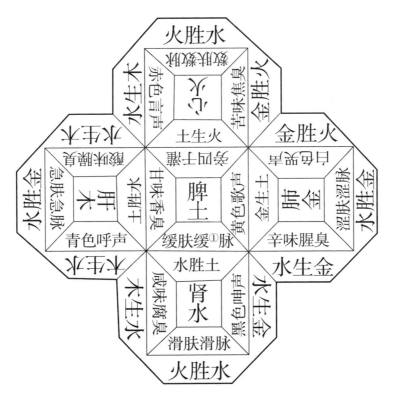

每一脏俱有两胜、两生。色之与脉、尺之皮肤与脉、声色臭味与脉，皆见本脏，谓之相应，否则不相生即相胜矣。下工知一，中工知二，上工则知斯三者矣。

## 十三难经解

**曰：经言见其色而不得其脉，反得相胜之脉者即死；得相生之脉者，病即自愈。**

见其色而不得其脉者，是色与脉不相应也。假如肝之青色见于面，而脉反浮涩而短者，是肺脉也，肺金克肝木，为贼邪，是相胜之脉，病即死也；若得沉滑，肾②之脉，肾水生肝木，是相生

---

① 缓：原作"蕴"，据《图注八十一难经》改。
② 肾：原作"脊"，据文义及《俗解八十一难经》改。

之脉，其病自愈也。

**色之与脉，当参相应，为之奈何？**

**然：五脏有五色，皆见于面，亦当与寸口、尺内①相应。假令色青，其脉当弦而急；色赤，其脉浮大而散；色黄，其脉中缓而大；色白，其脉浮涩而短；色黑，其脉沉涩②而滑。此所谓五色之与脉，当参相应也。**

五脏五色，肝青、心赤、脾黄、肺白、肾黑也。若一色现于面，即当与寸、关、尺脉之相应，是色与脉当参相应也。假如青色现于面，其脉弦而急，是肝之顺脉，此相应也。其余放此而推。

**脉数，尺之皮肤亦数；脉急，尺之皮肤亦急；脉缓，尺之皮肤亦缓；脉涩，尺之皮肤亦涩；脉滑，尺之皮肤亦滑。**

尺者，晞范指尺泽穴，是臂内也。数，心脉也；急，肝脉也；缓，脾脉也；涩，肺脉也；滑，肾脉也。假如脉数，臂之皮肤亦数，是脉与皮肤内外相应，故无病；若脉滑，而臂之皮肤反涩，是皮肤与脉内外不相应，故病也。

**五脏各有声、色、臭、味，当与寸口、尺内相应，其不相应者病也。**

肝脉弦，其色青，其声呼，其臭臊，其味酸；心脉洪，其色赤，其声笑，其臭焦，其味苦③；脾脉缓，其色黄，其声歌，其臭香，其味甘；肺脉涩，其色白，其声哭，其臭腥，其味辛；肾脉沉，其色黑，其声呻④，其臭腐，其味咸：此谓相应也。假如肝病色白多哭，好辛喜腥，此谓不相应也。声、色、臭、味皆肺之证，金克木曰贼邪，故病也。

**假令色青，其脉浮涩而短，若大而缓，为相胜；浮大而散，若小而滑，为相生也。**

色青是肝木，其脉浮涩而短是肺脉，金克木也，是为贼邪；

---

① 尺内：指尺肤，即腕肘之间的内侧皮肤。下文"尺之皮肤"即指此。

② 涩：《俗解八十一难经》与《难经·十三难》皆作"濡"。

③ 苦：原作"若"，据《俗解八十一难经》改。

④ 呻：原作"啼"，据《俗解八十一难经》改。

若大而缓，是脾脉，木克土也，是为微邪：此二者皆谓之相胜。其脉浮大而散，是心脉，木生火也；若脉小而滑，是肾脉，水生木也：二者皆谓之相生。余色仿此。

经言知一为下工，知二为中工，知三为上工。上工者十全九，中工者十全八①，下工者十全六。此之谓也。

上工者，能知五脏声、色、臭、味，而为五脏之病，又知寸口尺内脉之相应，又知相胜相生之理，知此三者，可②治病十可全九。中工者，能知五脏声、色、臭、味，及寸口尺内脉之相应，而不知相胜相生之理，则知病十可全八。下工者，但知五脏声、色、臭、味而已，则治病十可全六。

## 十四难损至脉之图

| 脉至 | | 脉损 |
|---|---|---|
| 命绝死夺精离经平 | | |
| 寸脉有尺脉无 | 至脉从肾而至肺 | 肺心脾肝肾 | 损脉从肺而至肾 | 寸脉无尺脉有 |
| 吐当人其 | | | | 害为能无 |

---

① 八：《俗解八十一难经》同。《难经·十三难》作"七"。

② 可：《俗解八十一难经》作"则"。

# 十四难经解

曰：脉有损至，何谓也？

然：至之脉，一呼再至曰平，三至曰离经，四至曰夺精，五至曰死，六至曰命绝。此死之脉也。何谓损？一呼一至曰离经，二呼一至曰夺精，三呼一至曰死，四呼一至曰命绝。此谓损之脉也。至脉从下上，损脉从上下也。

损者，不及也；至者，太过也。从下渐增于上，曰至；从上渐减于下，曰损。脉之一呼再至，即一息四至，平脉也；一呼三至，即一息六至，数脉；一呼一至，即一息二至，败脉。此二者，一至一损，皆曰离经。离经者，离其常经而病也。一呼四至，即一息八至，脱脉；二呼一至，即一息一至，败脉。此二者，一至一损，皆曰夺精。夺精者，气耗血枯，神惨色瘁，其精华犹如夺去也。一呼五至，即归墓脉；三呼一至，即二呼一吸得一至。此二者，一至一损，皆曰死也。一呼六至，即绝魂脉；四呼一至，即两息一至，怪脉。此二者，一至一损，皆曰命绝。命绝者，脏败神去，气绝则死也。本经云：此死之脉也。"死"字当作"至"。

**损脉之为病奈何？**

然：一损损于皮毛，皮聚而毛落；二损损于血脉，血脉虚少，不能荣于五脏六腑也；三损损于肌肉，肌肉消瘦，饮食不充于②肌肤；四损损于筋，筋缓不能自收持；五损损于骨，骨痿不能起于床。反此者，至于床病也③。从上下者，骨痿不能起于床者死；从下上者，皮聚而毛落者死。

五脏最居于上者为肺。盖肺为诸脏之华盖，内受诸经百脉之朝会，外主荣于皮毛。今损脉为病，自上而下，先损肺，故皮枯

---

① 一：此后原衍"呼"字，据《图注八十一难经》删。

② 充于：《俗解八十一难经》及《难经·十四难》均作"能为"。

③ 至于床病也：《俗解八十一难经》及《难经·十四难》均作"至于收病也"。《难经本义》滑注："至于收病也，当作至脉之病也。"下文注释言："是至脉之病也。"当从。

而毛折也；其次曰心，心在肺下，为之君主，专主血脉，故二损损于心，则身无主宰，血脉枯虚，不能荣华五脏六腑也；其次曰脾。脾在心之下，受纳五谷之气，外充肌肉，内养脏胃①，故三损损于脾，则饮食不化，肌肉消瘦也；其次曰肝，肝在脾之下，主受心血，内养于筋，外华在爪，故四损损于肝，则筋衰缓纵，不能收拾维持也；肾最在下，主受五脏六腑之精华，外主荣发，内主养骨②，故五损损于肾，则骨枯髓竭，痿弱不能起也。盖此五者，谓之损脉之病，是从上而下，从肺损至肾也。反此五者，谓从下而上，从肾至肺，是至脉之病也。本经言：至于床病也。"于床"二字当作"脉之"二字，恐传写之误也。

**然治损之法奈何？**

**然：损其肺者，益其气；损其心者，调其荣卫；损其脾者，调其饮食，适其寒温；损其肝者，缓其中；损其肾者，益其精：此治损之法也。**

形寒饮冷则伤肺。肺主气，故损于肺者，当补益其气，气调百脉，则精华润于皮毛③。忧愁思虑则伤心。心主血脉，故损于心者，当调和其荣卫，则血脉贯通。饮食劳倦则伤脾。脾旺四季，主饮食，故损于脾者，当以饮食之性味随四时寒温之气而调适其宜，则自然充养肌肉。恚怒气逆则伤肝。肝主怒，故损于肝者，当宜食甘物，如粳米、牛肉、枣、葵之类；甘属脾土，味性缓，肝之性急，故食甘味以缓之，则筋脉自然营运。久坐湿地，强力房劳则伤肾。肾藏精，为养身之本，故损于肾者，当调其④咸味，以补益其精，精气充满⑤，则能养其骨髓也。此五者，治损之要法也。治至之法，以意类推之也。

**脉有一呼再至，一吸再至；脉有一呼三至，一吸三至；脉有**

---

① 胃：《俗解八十一难经》作"腑"。
② 骨：原作"肾"，据《俗解八十一难经》改。
③ 毛：原作"肤"，据《俗解八十一难经》改。
④ 其：《俗解八十一难经》作"宜"。
⑤ 满：《俗解八十一难经》作"备"。

一呼四至，一吸四至；脉有一呼五至，一吸五至；脉有一呼六至，一吸六至；有一呼一至，一吸一至；有再呼一至，再吸一至；有呼吸再至。脉来如此，何以别知其病也？

有呼吸再至，即一呼一至、一吸一至也，谓疑似衍文也。此一节重说损至之脉动数，详见下文。

**然：脉来一呼再至，一吸再至，不大不小曰平。一呼三至，一吸三至，为适得病，前大后小，即头痛目眩①；前小后大，即胸满短气。**

脉来一呼再至，一吸再至，不大不小，至数匀调，即平人之脉也。一呼三至，一吸②三至，名曰数脉，适始③初也。前大后小者，寸前之大也。寸为上部，法天，主胸以上至头之有疾，故头脑疼痛，眼目眩运。前小后大者，寸后之大也。关主中部，法人，主胸下至脐之有疾，故胸膈胀满而气息促短。

**一呼四至，一吸四至，病欲甚。脉洪大者，苦烦满；沉细者，腹中痛。滑者伤热；涩者中雾露。**

此言一息八至之脉，是病渐进至甚也。脉若洪大者，病在三阳，为阳甚之脉，故主心胸满闷，苦于烦热④也；若脉沉细者，病在三阴，为阴甚之脉，故主虚寒不足，腹中疼痛。滑者，阳气有余，主伤热毒；涩者，气虚血少，因中雾露，冒触寒邪。

**一呼五至，一吸五至，其人当困。沉细夜加；浮大昼加；不大不小，虽困可治；其有小大者，为难治，细大昼甚之脉。**

八至曰脱，九至曰死，此言一息十至，是归墓也，其病当困。若脉沉细，是阴之旺⑤，主夜必剧；若脉浮大，是阳之极，主昼必剧；不大不小、不浮不沉，病虽困剧，亦可愈；其有乍大乍小、乍数乍迟者，死也。

---

① 头痛目眩：原作"头气有眩"，据《俗解八十一难经》改。
② 一吸：原作"二呼"，据《俗解八十一难经》改。
③ 始：原作"如"，据《俗解八十一难经》改。
④ 烦热：原作"寒热"，据《俗解八十一难经》改。
⑤ 旺：《俗解八十一难经》作"极"。

**一呼六至，一吸六至，为死脉也。沉细夜死，浮大昼死也。**

一息十二至，谓之绝魂，为阳极之脉也。若得沉细，遇夜必死；若浮大，昼日必死，阴阳之分也。已上四段说至脉。

**一呼一至，一吸一至，名曰损。人虽能行，犹当着床，所以然者，血气皆不足故也。**

此已下说损脉。一息二至，一息一至，皆为败脉，故名曰损，谓五脏六腑之虚损也。荣涩①虚耗，脏腑失于滋养，是皆血气不足，虽能强力而行，犹当着床而卧也。

**再呼一至，再吸一至，名曰无魂。无魂者当死也，人虽能行，名曰行尸。**

即一息一至。魂属阳，魄②属阴，无魂是阳绝而魄去也，人虽能行动，其尸已死矣，故曰行尸。

**上部有脉，下部无脉，其人当吐，不吐者死；上部无脉，下部有脉，虽困，无能为害。所以然者，譬如人之有尺，树之有根，枝叶虽枯槁，根本将自生。脉有根本，人有元气，故知不死。**

"譬如"二字，当在"人之有尺"下。寸部有脉，尺部无脉，是邪实在上，即当发吐，不吐者生气绝也③，故知必死。盖尺内左候肾，右命门，乃神精所舍，原气所系。今寸部无脉，尺部有脉，其人虽困④，是元气尚在，犹能安愈。人之有尺，譬如树之有根，枝叶虽枯槁，根本还自生。脉有根本，是人有元气，故知其不死也。

---

① 涩：《俗解八十一难经》作"卫"。

② 魄：原作"魂"，据《俗解八十一难经》改。

③ 绝也：《俗解八十一难经》作"独绝于内也"。

④ 虽困：原作"当吐"，据《俗解八十一难经》改。

## 十五难四时胃气之图

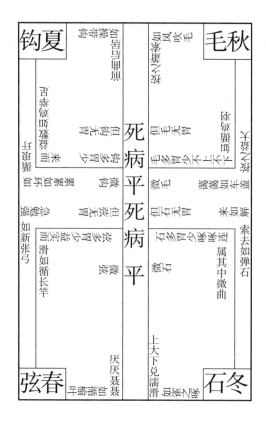

## 十五难经解

曰：经言春脉弦，夏脉钩，秋脉毛，冬脉石。果王脉耶？抑将病脉耶？

然：弦、钩、毛、石者，四时之脉也。春脉弦者，肝东方木也，万物始生，未有枝叶，故其脉之来，濡弱而长，故曰弦；夏脉钩者，心南方火也，万物之所茂，垂枝布叶，皆下曲如钩，故其脉之来，来疾去迟，故曰钩；秋脉毛者，肺西方金也，万物之所终，草木叶华，皆秋而落，其枝独在，若毫毛也，故其脉之来，轻虚以浮，故曰毛；冬脉石者，肾北方水也，万物之所藏也，极冬之时，水凝如石，故其脉之来，沉濡而滑，曰石。此四时之脉也。

此言四时之脉，本经说之详矣。盖谓春之脉，濡弱而长曰弦，非甚弦也，是微弦也；夏之脉，来疾而去迟，曰钩，是微洪也；秋之脉，轻虚以浮，曰毛，谓浮涩而短，如风吹毛，如水浮萍，是微浮也。冬之脉，沉濡而滑，曰石，是微沉也。春微弦，夏微洪，秋微浮，三者是九候内之浮中脉也；冬微沉者，是九候内之中沉脉也。中为胃气。故四微者，皆有中之胃气，故为平脉。

**如有变奈何①？**

**然：春脉弦，反者为病。**

**何谓反？**

**然：其气来实强，是谓太过，病在外；气来虚微，是谓不及，病在内。气来厌厌聂聂，如循榆叶，曰平；益实而滑，如循长竿，曰病；急而劲益强②，如新张弓弦者③死。**

春脉微弦曰平，弦多胃气少曰病，但弦无胃气曰死，各以胃气为本④。谓春脉⑤当弦，若与弦脉相反，则为肝病。方春少阳用事之时，脉得微弦，是有胃气。今脉气之来实弦⑥，是弦之太过，此阳太盛也。其病则外症面青善怒，弦冒癫走。厥阴养于筋，其脉弦，今更虚微，是弦之不及。此阴处乎中，其病在内，则令人胸胁痛满，转筋。方春少阳、厥阴二气，俱合其脉之来，厌厌聂聂，如春风吹榆叶，濡弱而调者，是微弦也。谓有胃气在中，故曰平脉。若益实而滑，如循长竿者，即前实强之谓。是九候浮、

---

① 如有变奈何：此后《俗解八十一难经》有"此总持起四时之脉，如有更变者何如"15字注释。

② 如循榆叶……益强：此21字原脱，据《俗解八十一难经》补。

③ 者：《俗解八十一难经》作"曰"，义长。

④ 春脉微弦曰平……为本：此26字《俗解八十一难经》无。

⑤ 脉：原作"秋"，据《俗解八十一难经》改。

⑥ 弦：《俗解八十一难经》作"强"。

中、沉，浮多而中之胃气少也，故曰病。若急而劲①益强，如新张②弓，是真弦脉。独见此无胃气，故曰死。复论③微弦者，如九候内浮、中、沉，弦是浮也，微弦是中之胃气，故曰平脉。弦多而中之胃气少者，是二分浮一分中也。弦④者只见其浮而无中⑤之胃气，为真脏之见，必死。是故四季五脏之气，皆以胃气为本。胃者，水谷之海。人受气于谷，谷入于胃，乃传与五脏六腑。此说皆以胃气为本。其余四季⑥，并皆仿此。

**夏脉钩，反者为病。何谓反？**

**然：气来实强⑦，是谓太过，病在外；气来虚微，是谓不及，病在内。其脉来累累如环，如循琅玕⑧，曰平；来而益数，如鸡举足者，曰病；前曲后倨，如操带钩，曰死。夏脉微钩曰平，钩多胃气少曰病，但钩无胃气曰死。夏以胃气为本。**

谓夏脉当钩，若与钩脉相反，则为心病。方夏太阳用事之时，脉当⑨微钩，是有胃气。今反实强，是钩之太过。外证面赤口干，喜笑，身热，肤痛。夏心火少阴盛旺，今反脉见虚弱⑩，是钩之不及。内证烦心心痛，上见咳血，下为气泄。其脉来累累如珠，如循琅玕，即浮大而散，是微钩也。谓有胃气在中，故曰平脉。心脉本当浮散，今反数，如鸡举足而走者，是盛⑪多而胃气少，故心有病也。脉来前钩曲而无力，后倨然而不动，如劲直操执革带之

---

① 劲：原作"断"，据《俗解八十一难经》改。
② 张：原作"长"，据《俗解八十一难经》改。
③ 论：原作"逾"，据《俗解八十一难经》改。
④ 弦：《俗解八十一难经》前有"故病但"三字。
⑤ 中：原作"秋"，据《俗解八十一难经》改。
⑥ 季：《俗解八十一难经》作"脏"。
⑦ 强：《俗解八十一难经》作"弦"。
⑧ 琅玕（láng gān 狼干）：玉石光润如珠者。此处形容脉来像圆如珠的玉石。
⑨ 当：《俗解八十一难经》作"得"。
⑩ 弱：《俗解八十一难经》作"微"。
⑪ 盛：《俗解八十一难经》作"钩"。

钩者，是但钩而无胃气，故死也。复论钩者，浮大也；以浮、中、沉论，钩属于浮；微钩者，浮大而散，是有中之胃①气，故曰平脉。此说夏以胃气为本。

**秋脉毛，反者为病。何谓反？**

**然：其气来实强，是谓太过，病在外；气来虚微，是谓不及，病在内。其脉来蔼蔼②如车盖，按之益大，曰平；不上不下，如循鸡羽，曰病；按之萧索，如风吹毛，曰死。秋脉微毛，曰平，毛多胃气少曰病，但毛无胃气曰死。秋以胃气为本。**

谓秋脉当毛，若与毛脉相反，则为肺病。方秋太阴用事之时，脉得微毛，是有胃气，今反实强，是毛之太过。外证面白善嚏，悲愁欲哭，气逆背痛。秋肺金阳明之气，今反脉见虚微，是毛之不及也。内证喘咳，洒淅寒热。其脉之来，如小车之盖，轻浮蔼蔼然，按之益大，是微毛也，知③有胃气，故曰平脉。按之中间坚，两旁虚，不上不下，如循鸡羽，涩涩然，是毛多胃气少，是故病。按之消索，如风吹毛，纷纷然飘腾无归者，是但毛而无胃气也，故曰死。此曰秋以胃气为本。

**冬脉石，反者为病。何谓反？**

**然：气来实强，是谓太过，病在外；气来虚微，是谓不及，病在内。脉来上大下兑④，濡滑如雀之喙，曰平；啄啄⑤连属，其中微曲，曰病；来如解索，去如弹石，曰死。冬脉微石曰平，石多胃气少曰病，但石无胃气曰死。冬以胃气为本。**

谓冬脉当石，若与石脉相反，则为肾病。方冬厥阴用事之时，脉得微石，是有胃气，今反实强，是石之太过。外证面黑善恐，

---

① 胃：原作"实"，据《俗解八十一难经》改。
② 蔼蔼：盛大貌。原作"蔼"，据《俗解八十一难经》改。
③ 知：原作"如"，据《俗解八十一难经》改。
④ 兑：通"锐"，尖。《墨子·备蛾傅》："木长短相杂，兑其上而外内厚涂之。"孙诒让《墨子闲诂》引苏时学曰："兑，同锐。"
⑤ 啄：原作"喙"，据《俗解八十一难经》改。

欠，少气寡言。冬寒水太阳①之气，今反脉见虚微，是石之不及。内证气逆，小腹疼急下泄，胫寒。雀啄，谓本大末小。上大者，足太阳应手而大也；下兑者，足少阴诊之去而小也。阴阳得所，为胃气强，故曰平脉，是为微石，即沉濡而滑也。若脉啄啄②而相连属，其中缓而微曲者，脾脉克肾，谓石多而胃气少也，故曰病脉。若来如解索之迟缓，去如弹石之急疾者，是但沉而无中之胃气，故曰死脉。此言冬③以胃气为本。

**胃者，水谷之海，主禀四时，皆以胃气为本。是谓四时之变病，生死之要会也。**

胃大一尺五寸，长二④尺六寸，盛留谷二斗、水一斗五升，故为水谷之海。四时春夏秋冬，皆禀受胃气为根本。所以春弦多胃少，夏钩多胃少，秋毛多胃少，冬石多胃少，皆能为四时之变病。是知有胃气即生，无胃气即死，故胃为死生之要会也。胃气者，脉来不大不小，不长不短，不浮不沉，不滑不涩，不紧不缓，应手⑤中和，意思欣欣，难以名状者，是谓之胃气也。

**脾者，中州也，其平和不可得见，衰乃见耳。来如雀之啄，如水之下漏，是脾之衰见也。**

胃为水谷之海，广能容纳水谷。脾居四脏之中，主行水谷之精气⑥而敷播于五脏六腑，通灌于上下四旁，故号中州。其平和之脉，寄旺于四季，故不可得见。脾衰乃见雀啄、屋漏之脉。雀啄之状，来而急数，频绝而止，良久准前复来，如雀啄食，谓来三而去一也。水漏之状，如屋之漏滴，不相连续，而或来或止也。故王叔和谓：见此两脉，终不可治也。

---

① 阳：原作"阴"，据《俗解八十一难经》改。

② 啄啄：原作"喙喙"，据《俗解八十一难经》改。

③ 冬：原作"名"，据《俗解八十一难经》改。

④ 二：原作"一"，据《俗解八十一难经》改。

⑤ 手：原作"乎"，据《俗解八十一难经》改。

⑥ 精气：原作"清气"，据《俗解八十一难经》改。

## 十六难五脏脉证之图

| 证内得证外 |
| --- |

**肝脉** 青目 呼善 怒 按之牢若濡 脐左有动气
其病四肢满闭淋溲便难转筋

**心脉** 口赤面 笑善 脐上有动气 按之牢若濡
其病烦心心痛掌中热而哕

**脾脉** 面黄善噫 善思善味 当脐有动气 按之牢若濡
其病腹胀满食不消体重筋痛怠惰嗜卧四肢不收

**肺脉** 面白善嚏 悲 愁不乐欲哭 脐右有动气 按之牢若濡
其病喘咳洒淅恶寒

**肾脉** 面黑善恐 欠 脐下有动气 按之牢若濡
其病气逆小腹急痛泄如下重足胫寒而逆

## 十六难经解

曰：脉有三部九候，有阴阳，有轻重，有六十首，一脉变为四时，离圣久远，各自是其法，何以别之？

然：是其病，有内外证。

其病为之奈何？

"三部九候"详见《十八难》，"阴阳"详见《四难》，"轻重"详见①《五难》，"六十首"详见《七难》。谓自冬至后，甲子少阳

---

① 四难轻重详见：此6字原脱，据《俗解八十一难经》补。

至之，类六甲而终于一岁是也。一脉变为①四时，五邪十变也，详见《十难》。此五者，各自是一法也。诊脉之要，今去上古圣人久远，何以分别之？当视其病证②有内外证，而与脉之相应也。证之与脉，不可偏废，说见下文③。本经云"然是其病"，"是"字当作"视"。

然：假令得肝脉，其外证善洁，面青善怒；其内证脐左有动气，按之牢若痛；其病四肢满闭，淋溲便难，转筋。有是者肝也，无是者非也。

善，喜也。肝与胆相为表里，胆为清净之府，故善洁净；面青，肝胆之色；胆为中正之官，正直无私，专主决断。为外证。其内证，动气即积气也。肝之积气，曰肥气。肝在左，故在脐之左，按之坚牢若痛。肝主四肢，今肝木病，不能制脾土，故四肢满闭。肝脉循阴器，故癃溲小便淋涩也。肝在下部，今肝病，则气逆不行于下，故大便不通。肝含血以养筋，肝受病则血衰而筋转也。

假令得心脉，其外证面赤，口干，喜笑；其内证脐上有动气，按之牢若痛；其病烦心心痛，掌中热而哕。有是者心也，无是者非也。

心色赤，生热，故面赤、口干燥；心在声为笑，故喜笑。此外证也。内证脐上有动气。心在上，故心之积在脐上，名曰伏梁。心为五脏之君，一身之主，凡有病皆烦心。心之常痛也，乃心包络也，正心不受病。真心痛则旦发夕死，夕发旦死也。手少阴心经有此证者，心病也；无是证者，非也。

假令得脾脉，其外证面黄善噫，善思善味；其内证当脐有动气，按之牢若痛；其病腹胀满，食不消，体重节痛，怠惰嗜卧，四肢不收。有是者脾也，无是者非也。

① 为：原作"于"，据《俗解八十一难经》改。
② 证：《俗解八十一难经》作"各"。
③ 下文：原作"这"，据《俗解八十一难经》改。

脾色黄；脾胃不和，中焦不能腐化水谷，故喜噫也；脾在志为思，其病喜思；脾受五谷之味，有病则喜味。此为外证。其内证①脐中之动气；脾居中，故脾之精在脐中，名曰痞气；脾恶湿，湿气盛令人胀满，食不能消；脾主四肢，脾既病，则体重即痛，怠惰好卧，四肢不能收拾也。假令得肝脉，有此证者，肝病也；无是证者，非也。

**假令得肺脉，其外证面白善嚏，悲愁不乐，欲哭；其内证脐右有动气，按之牢若痛；其病喘咳，洒淅寒热。有是者肺也，无是者非也。**

白乃肺之色，肺有病，其色现于面；鼻为肺之窍，肺受风寒通于鼻②，故善嚏；肺在志为悲，在声为哭，脾主歌乐，今子病母忧③，故悲愁不乐而欲哭。此外证也。其内证脐右有动气。肺居右，故肺之积在脐右，名曰息贲。肺主气，为诸脏华盖，最喜清虚，受风邪则气道涩，故喘急咳嗽；肺④主皮毛，受风寒则洒洒恶寒，洒淅发热，言在皮毛之表⑤而不在里也。假令得肺脉，有此证者，肺之病也；无此者，非也。

**假令得肾脉，其外证面黑，善恐欠；其内证脐下有动气，按之牢若痛；其病逆气，小腹急痛，泄如下重，足胫寒而逆。有是者肾也，无是者非也。**

黑，肾之色也；肾在志为恐，若有病则恐欠，怖惧而不安。此外证也。其内证，脐下有动气。肾居下部，故肾之积在脐下，名奔豚。肾藏津液，若病则津液不流行，故气逆上而喘；足少阴肾脉，循小腹至足内踝上动脉，肾之病，故小腹急痛而足胫寒逆，

① 动气即积气……其内证：此352字原脱，据《俗解八十一难经》补。
② 肺受风寒通于鼻：原作"肺受气寒遍于鼻"，据《俗解八十一难经》改。
③ 子病母忧：原作"子母栖皆"，据《俗解八十一难经》改。
④ 肺：原作"脾"，据《俗解八十一难经》改。
⑤ 表：原作"里"，据《俗解八十一难经》改。

或泄利，里急后重，名曰大瘕泄，是肾之泄也。假令得肾脉①，有此证者，肾之病也；无此者，非也。

## 十七难脉有当得反得图

```
肝脉病反得死

肝脉强而急而长
闭目不欲见人  短脉而涩

紧实而数
开目渴心下牢  沉而微涩

吐血复鼽衄血  沉细
浮大而牢

身有热  谵语妄言  洪大
沉细手足厥逆而微冷

大腹而泄  微细而涩  紧大而滑
```

## 十七难经解

曰：经言病或有死，或有不治自愈，或连年月不已。其死生存亡，可切脉而知之耶？

然：可尽知也。

"然：可以尽知也"，谓切脉可以尽知矣。下文止说死证而已，其"不治自愈""连年月不已"两证未见，此下当有阙文。

---

① 假令得肾脉：此5字原脱，据《俗解八十一难经》补。

诊病①若闭目而不欲见人者，脉当得肝脉强急而长，而反得肺脉浮短而涩者，死也。病若开目而渴、心下牢者，脉当得紧实而数，而反得沉濡而微者，死也。病若吐血，复衄衊血者，脉当得沉细，而反浮大而牢者，死也。病若谵言妄语，身当有热，脉当洪大，而反手足厥冷，脉沉细而微者，死也。病若大腹而泄者，脉当微细而涩，反紧大而滑者，死也。

闭目是肝家病，不见强急而长肝病之脉，而反得浮短而涩之肺脉，是肺金克肝木也。开②目而渴、心下坚者，是心家病，不见紧实而数心病之脉，而反得沉濡③而微是肾脉，肾水克心火，谓阳病见阴脉者死。衄衊，鼻出血者。吐血衄衊，此失血而虚，脉当沉细而涩，与病相应；今反得浮大而牢之实脉，是病与脉相违。谵言，呢喃也；妄语，狂言错乱也。热乘于心，主谵言妄语，身当有热，脉当洪大，方与④相应；今反手足逆冷，脉沉细而微，是病与脉相反也。腹大而泄者，湿气乘于脾，故脉当微细而涩⑤，是为相应；反得紧大而滑者，肝木克脾土，虚⑥也。凡此五者，病不应脉，脉不应病，病脉相反，皆死症也。

---

① 病：原作"脉"，据《俗解八十一难经》改。
② 开：原作"闭"，据《俗解八十一难经》改。
③ 濡：原作"涩"，据《俗解八十一难经》改。
④ 与：《俗解八十一难经》作"为"。
⑤ 涩：原作"濡"，据《俗解八十一难经》改。
⑥ 虚：《俗解八十一难经》无，疑衍。

# 十八难三部九候图

三部　九等之候　九处之候

寸主胸已上关主膈下至尺主脐已下

上部法天　天地人　头角　口耳目　齿
至头有疾　浮中沉　心脾肝　肺胃肾

中部法人　天地人　胸心肺
脐之有疾　浮中沉　心脾肝　肺胃肾

下部法地　天地人　肾脾胃肝
至足有疾　浮中沉　心脾肝　肺胃肾

## 十八难经解

曰：脉有三部，部有四经，手有太阴、阳明，足有太阳、少阴，为上下部，何谓也？

三部，寸、关、尺也。部有四经，通两手而言，每部各有四经，合为十二经也。肺最居上，肾最在下。肺为手太阴，大肠手阳明，二者属金，相为表里。金浮于上，居于上部。肾为足少阴，膀胱足太阳，二者属水，相为表里。水性下流，居下部。此言何谓？见下文。

然：手太阴、阳明，金也；足少阴、太阳，水也。金生水，水流下行而不能上，故在下部也。足厥阴、少阳，木也，生手太阳、少阴火，火炎上行而不能下，故为上部。手心主、少阳火，生足太阴、阳明土，土主中宫，故在中部也。此皆五行子母更相生养者也。

手太阴肺、手阳明大肠二经属金，足少阴肾、足太阳膀胱二经属水。金能生水，金浮于上而不下，故为上部；水性下流而不能上，故为下部。足厥阴肝、足少阳胆二经属木，手少阴心、手太阳小肠二经属火。木能生火，火性炎上而不下，故为上部。手少阳三焦、手厥阴心包络二经亦属火，足太阴脾、足阳明胃二经属土，手心主相火，与三焦之火共生土，五行以土主中宫，故谓中部。十二经之脉，始于右寸金，生左尺水，水生左关木，木生左寸君火，君火与右尺相火相应，生右关土，土又生右寸金，此是脉中之五行母子相生相养之道。

**脉有三部九候，各何所主之？**

**然：三部者，寸、关、尺也。九候者，浮、中、沉也。上部法天，主胸已上至头之有疾也；中部法人，主膈已下至脐之有疾也；下部法地，主脐已下至足之有疾也。审而刺之者也。**

三部，寸、关、尺也。人之一身，可分作三停，为上、中、下三部，每部又分天、地、人三候，而三候之中，各有浮、中、沉三证，三三见九，是为九候。浮为阳，沉为阴；中者浮沉之中，阴阳相半也，当详《十五难》胃气以明之。寸为上部，法象乎天，主胸已上至头之有疾；关为中部，而应乎人，主膈已下至脐之有疾；尺为下部，而应乎地，主脐已下至足之有疾。然诊者须当详审而刺，中其证候也。此一节当是《十六难》答辞错简在此。

**人病有沉滞久积聚，可切脉而知之耶？**

**然：诊病①在右胁有积气，得肺脉结。脉结甚则积甚，结微则气微。**

---

① 病：原作"脉"，据《俗解八十一难经》改。

肺之积气曰息贲，可切脉以知其病之甚微。肺有积，其脉当得结。脉来缓，时①一止，复来，曰结，阴盛则结也。脉得结之甚，则积亦甚；脉得结之微，则气亦微也。

**诊不得肺脉，而右胁有积气者，何也？**

**然：肺脉虽不见，右手脉当沉伏。**

**其外瘤疾同法耶？将异也？**

**然：结者，脉来去时一止，无常数，名曰结也。伏者，脉行筋下也。浮者，脉在肉上行也。右左表里，法皆如此。假令脉结伏者，内无积聚；脉浮结者，外无瘤疾；有积聚，脉不结伏；有瘤疾，脉不浮结：为脉不应病，病不应脉，是为死病也。**

此言右胁有肺之积，虽然肺脉不见结，亦当右手之脉见沉伏也，气积于脏属里，故脉当沉伏。倘若见之瘤疾，同此诊法否。是不同也。结者，脉来去时一止，无常数也。伏者，脉行筋下，属里。浮者，脉行肉上，属表。不问积之在左、在右，脉之在表、在里，凡诊之法，皆同如此。推之，假令脉得结而伏属里②，而内无脏之积；脉得浮结属表，而外无瘤疾；或有积气者，脉不见结；伏有瘤疾者，脉不见浮结：此四者，是皆相反为病，与脉不相应，皆③死病也。上二节当是《十七难》"连年不已"答辞。

---

① 时：原脱，据《俗解八十一难经》补。

② 里：原作"表"，据《俗解八十一难经》改。

③ 皆：原作"者"，据《俗解八十一难经》改。

# 十九难男女有相反图

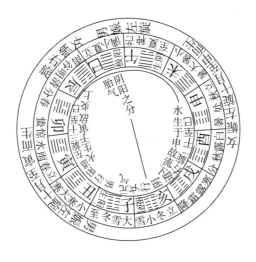

## 十九难经解

曰：脉有逆顺，男女有恒，而反者，何谓也？

然：男子生于寅，寅为木，阳也。女子生于申，申为金，阴也。故男脉在关上，女脉在关下。是以男子尺脉恒弱，女子尺脉恒盛，是其恒也。反者男得女脉，女得男脉也。

恒，常也。脉有阴阳逆顺之道，男女各有常理，今而反者如何？且如岁时，冬至后从子至巳为阳，夏至后从午至亥为阴。人之元气者，皆始于子。子者坎位，天一生水，万物之所始也。男子从子左行三十至巳，阳也，故三十而娶；女子从子右行二十至巳，阴也，故二十而嫁。巳者，阴阳之分也，从巳怀娠。男娠①自巳左旋十月而生于寅，子至寅三阳全也；女娠自巳右旋十月而生于申，子至申三②阴全也。又曰：寅为木，木生火，火生在寅而性

① 娠：原作"子"，据《俗解八十一难经》改。
② 三：原作"二"，据《俗解八十一难经》改。

炎上，故男脉在关上；申为金，金生水，水生于申而性流下，故女脉在关下。所以男脉在关上，故尺脉常弱；女脉在关下，故尺脉常盛。反者是男子尺脉盛，而女子尺脉反弱也。

**其为病何如？**

**然：男得女脉为不足，病在内；左得之，病在左，右得之，病在右：随脉言之也。女得男脉为太过，病在四肢；左得之，病在左，右得之，病在右：随脉言之。此之谓也。**

男以阳用事，今阳脉不见于寸口，而寸口反得女子阴弱之脉，是为不及。阴主内，故病在内。左手得之，病在内之左；右手得之，病在内之右。女子以阴用事，寸口脉当①沉弱，今反得男子阳盛之脉，为太过。阳主外，故病在四肢。病得左右，亦随脉在左右手而言。

---

① 当：《俗解八十一难经》作"常"。

## 二十难脉有伏匿图

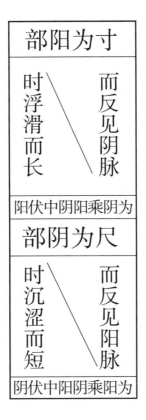

部阳为寸

时浮滑而长 而反见阴脉

阳伏中阴阳乘阴为

部阴为尺

时沉涩而短 而反见阳脉

阴伏中阳阴乘阳为

## 二十难经解

曰：经言脉有伏匿。伏匿于何脏而言伏匿耶？

然：谓阴阳更相乘、更相伏也。脉居阴部而反阳脉见者，为阳乘阴也，脉虽时沉涩而短，此谓阳中伏阴也；脉居阳部而反阴脉见者，为阴乘阳也，脉虽时浮滑而长，此谓阴中伏阳也。

伏匿者，阴阳偏胜，更相乘、更相伏也。尺之阴部见浮滑长大之脉，为阳乘阴也。阴虚不足，故阳入乘之。又于①寸口阳脉之

---

① 于：原作"为"，据《俗解八十一难经》改。

中，有时或见沉涩短小之脉，是阳中伏阴也。若寸口阳部见沉涩微短之脉，为阴乘阳也，阳虚不足，故阴往乘之。又于尺部阴脉之中，有时或见浮滑长大洪数之脉，是阴中伏阳也。

**重阳者狂，重阴者癫。脱阳者见鬼，脱阴者目盲。**

重阳者，谓阳部中更加洪大滑数浮长之脉，故令人发狂，弃衣登高也。重阴者，谓阴部中更加微涩沉短之重，故令人发癫①，僵仆于地，闭目不醒，长久复苏也。脱阳者，无阳气也，谓寸脉微细之甚，则令人见幽阴之鬼；脱阴者，无精气也，谓尺脉细微之甚，是阴气已脱，五脏不能营于目，故目盲无所视也。此节当在《五②十九难》，错简在此。

## 二十一难形脉相反之图

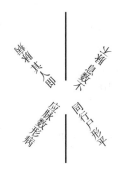

## 二十一难经解

曰：经言人形病，脉不病，曰生；脉病，形不病，曰死。何谓也？

然：人形病，脉不病，非谓不病者也，谓息数不应脉数也。此大法。

---

① 癫：原作"狂"，据《俗解八十一难经》改。
② 五：原作"上"，据《俗解八十一难经》改。

脉病形不病，名曰行尸。谓人虽能行，其尸已死矣。人形病脉不病者，岂有不病者耶？谓病形已具，而脉反得和缓而平，是病形既羸瘦，气血不足，呼吸迟缓，则脉之动息亦迟，不能如平人，一日一夜计一万三千五百息之数，是为①息数不能②与脉数相应也。此难答文似当有阙误。

## 二十二难一脉变为二病之图

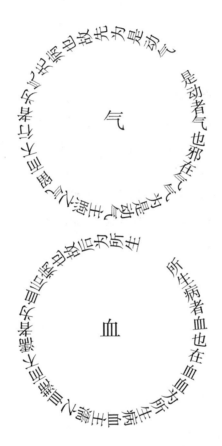

---

① 为：原作"如"，据《俗解八十一难经》改。

② 能：此后衍"如"字，据《俗解八十一难经》删。

# 二十二难经解

曰：经言脉有是动，有所生病。一脉辄变为二①病者，何也？

然：经言是动者，气也；所生病者，血也。邪在气，气为是动；邪在血，血为所生病。

仲景言动脉是数脉，见于关上，上下无头尾，如豆大，厥厥动摇者，名曰动，阴阳之气相搏耳。气为阳，血为阴，二者相为表里而循经络。气先中于邪，则气为之是动。气既受邪，必传与血，故血壅不行，而病所由生。此谓一脉之动变为气②血两般之病也。

气主煦之，血主濡之。气留而不行者，为气先病也；血滞③而不濡者，谓血后病也。故先为是动，后所生也。

煦，吹嘘也；濡，润泽也。气主吹嘘，往来而不息；血主润泽经络而不枯。气为风邪所搏，则留止而不行，而为之是动。此气之先病而传与血，血复受风邪，故壅滞而不濡，而血亦从而病焉。是知气先病乃有是动，血后病之所由生也。

---

① 二：《俗解八十一难经》作"一"。
② 气：原脱，据《俗解八十一难经》补。
③ 滞：《俗解八十一难经》同。《难经·二十二难》作"壅"。

## 二十三难经脉丈尺之数合天文宿度始从中焦流注图

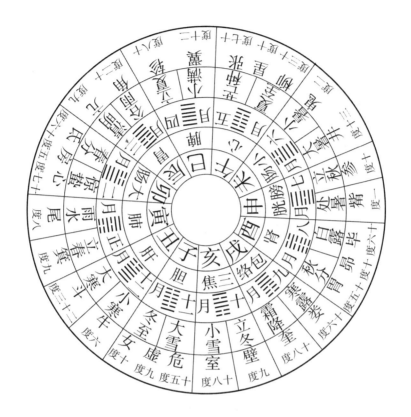

宿度每度俱有零数，图内止举其成数耳，不及备言其零。欲得其详，必如五星通轨度分，斯可矣。推抑度无零数也。

## 二十三难经解

曰：手足三阴三阳，脉之度数，可晓耶不？

然：手三阳之脉，从手至头，长五尺，五六①合三丈。手三阴之脉，从手至胸中，长三尺五寸，三六一丈八尺，五六三尺，合

---

① 五六：原作"六寸"，据《俗解八十一难经》改。

二丈一尺。足三阳之脉，从足至头，长八尺，六八四丈八尺①也。足三阴之脉，从足至胸，长六尺五寸，六六三丈六尺，五六三尺，合三丈九尺。人两足跷脉，从足至目，长七尺五寸，二七一丈四尺，二五一尺，合一丈五尺。督脉、任脉，各长四尺五寸，二四八尺，二五一尺，合九尺。凡脉长一十六丈二尺，此所谓经脉长短之数也。

手足各有三阴三阳，为十二经。纪氏②曰：十二数③，周行一身，分流如派④，其尺寸之数，然各有长短⑤。手之三阳，从手走至头；手之三阴，从腹走至手；足之三阳，从头下走至足；足之三阴⑥，从足上走入腹。又兼⑦督、任、阳跷之脉，其相通灌，周游于身，然阳跷与督、任、脉非十二经数，乃奇经也。奇经八脉独此三经与十二经相灌，余经不得相通者。谓阳维与阴维皆维络于身；带脉回身一周；冲脉起于气冲，并足阳明之经，夹⑧脐上行而散。阴跷起于跟中，上行至咽喉，交贯冲脉。谓行经尽，不能与⑨十二经相继，以此不得相通灌，故此不言长短之数。今十二经与督、任、阳跷之脉长短丈尺之数，共合得一十六丈二尺。

**经脉十二，络脉十五，何始何穷也？**

**然：**经脉者，行血气，通阴阳，以荣于身者也。其始从中焦，注手太阴、阳明；阳明注足阳明、太阴；太阴注手少阴、太阳；

---

① 尺：原作"寸"，据《俗解八十一难经》改。

② 纪氏：指金代医家纪天锡。字齐卿，泰安（今属山东）人。著有《集注难经》五卷，今佚。

③ 数：《俗解八十一难经》作"经"。

④ 派：江河支流。

⑤ 长短：此后原衍"马"字，据文义删。

⑥ 阴：原作"阳"，据《俗解八十一难经》改。

⑦ 又兼：原作"尺无"，据《俗解八十一难经》改。

⑧ 夹：原作"大"，据《二十九难经解》改。

⑨ 与：原作"行"，据《俗解八十一难经》改。

太阳注足太阳、少阴；少阴注手心主、少阳；少阳注足少阳、厥阴；厥阴复还注手太阴。

别络十五，皆因其原，如环无端，转相灌溉，朝于寸口、人迎，以处百病，而决死生也。

经者，径也。经脉流行血气，流①通经络，往来以荣华一身者也。络者，经之旁出者也。络之余曰孙络。十二经即有十二络，余三络，阴跷、阳跷之络及脾之大络也，共成十五络也。人每平旦血脉流通，始从中焦而起，先注肺与大肠，大肠注胃与脾，脾注心、小肠，小肠注膀胱与肾，肾注心包络、三焦，三焦注胆与肝，血脉至肝而藏，明日平旦从中焦复还注肺。余十五络，因随经之本原以相流通，血②脉循环终而复始，灌溉经络之中，每平旦则诸脉皆朝于右手寸口。寸口即气口也。本经言"人迎"，盖传写之误也。寸口乃脉之大会，故能知五脏六腑之病，以决其吉凶也。

经云：明知终始，阴阳定矣。何谓也？

然：终始者，脉之纪也。寸口、人迎，阴阳之气通于朝会③，如环无端，故曰始也。终者，三阴三阳之脉绝，绝则死。死各有形，故曰终也。

万物各有阴阳，故终始在阴阳之所定，乃脉道之纪纲也。本经"人迎"亦当作"气口④"，言三阴三阳之经脉，自平旦朝会于右寸气口而始循环者。始也，阳也。终至三阴三阳之脉绝而死者。终也，阴也。死各有形者，谓足少阴气绝之形在齿长而枯肉濡，足太阴气绝之形在肉满⑤唇反，足厥阴气绝之形在舌卷卵缩，手太

---

① 流：原作"疏"，据《俗解八十一难经》改。
② 血：原作"而"，据《俗解八十一难经》改。
③ 会：《俗解八十一难经》及《难经·二十三难》作"使"。
④ 口：原作"言"，据《俗解八十一难经》改。
⑤ 满：原作"反"，据《俗解八十一难经》改。

阴气绝之形在皮枯毛折，手少阴气绝之形在面①黑如黛②，三阴气绝之形在目眩目瞑③，六阳气俱绝在汗出如珠。气之将绝而死，则各见其形以示终也。

## 二十四难阴阳气绝之图

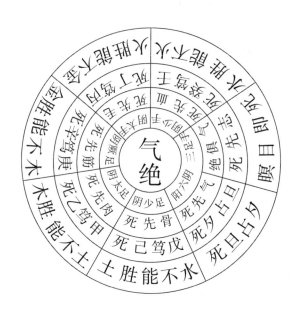

## 二十四难经解

曰：手足三阴三阳气已绝，何以为候？可知其吉凶不？

然：足少阴气绝，即骨枯。少阴者，冬脉也，伏行而温于骨髓。故骨髓不温，即肉不着骨；骨肉不相亲，即肉濡而却；肉濡而却，故齿长而枯，发无润泽；无润泽者，骨先死。戊日笃，己日死。

---

① 面：原作"齿"，据《俗解八十一难经》改。
② 黛：青黑色的颜料。《俗解八十一难经》作"黧"。
③ 目瞑：原作"口噢"，据《俗解八十一难经》改。

却，缩也。吉凶生死之兆，可候其证而知之。此言足少阴肾之经，内主骨，外荣发，今肾之绝则骨枯发焦，先示死之兆。肾属水，故死于戊己土日，土克水也。

**足太阴气绝，则脉不营其口唇。口唇者，肌①肉之本也。脉不营，则肌肉不滑泽；肌肉不滑泽，则肉满；肉满，则唇反；唇反，则肉先死。甲日笃，乙日死。**

足太阴脾之经，主肌肉，其华在唇，其窍在口。脾之绝，则肉满唇反，先示死之兆。脾属土，故死于甲乙木日，木克土也。

**足厥阴气绝，即筋缩引卵与舌卷。厥阴者，肝脉也。肝者，筋之合也。筋者，聚于阴气而络于舌本。故脉不营，即筋缩急；筋缩急，即引卵与舌；故舌卷卵缩，此筋先死。庚日笃，辛日死。**

足厥阴肝之经，内主筋，外营爪。肝之绝则筋缩爪枯，先示死之兆。肝属木，故死于庚辛金日，金克木也。

**手太阴气绝，即毛皮焦。太阴者，肺也，行气温于皮毛者也。气弗营，则皮毛焦；皮毛焦，则津液去；津液去，则皮节伤；皮节伤，则皮枯毛折，此毛先死②。丙日笃，丁日死。**

手太阴肺之经，主皮毛，肺之绝③则皮枯毛折，先示死之兆。肺属金，故死于丙丁火日，火克金也。

**手少阴气绝，则脉不通；脉不通，则血不流；血不流，则色泽去；故面色黑如黧，此血先死。壬日笃，癸日死。**

手少阴心之经，主血脉。心之绝，则血脉不营，故面④色如黧，是血脉先示死之兆。心属火，故死于壬癸水日，水克火也。

---

① 肌：原作"肤"，据《俗解八十一难经》改。
② 此毛先死：《难经·二十四难》作"毛折者，则毛先死"。
③ 绝：原作"络"，据《俗解八十一难经》改。
④ 面：原作"黑"，据《俗解八十一难经》改。

三阴气俱绝，则目眩转目瞑①；目瞑者，为失志；失志者，则志先死。死，即目瞑也。

眩转，目反也。瞑，目闭也。志者，五志也，肝志②怒，心志喜，脾志思，肺志忧，肾志恐。五脏之脉，皆属于三阴，皆应会于目。三阴之气绝，五脏之脉绝矣。五脏之脉既③绝，不能营于目，故目或反或闭，而不识人，安能志乎喜、怒、思、忧、恐也哉？欲知五脏之绝，先察其志；欲知其志，先观其目之眩瞑也。是志先死也。

六阳气俱绝，则阴与阳相离；阴阳相离，即腠理泄，绝汗流④出，大如贯珠，转出不流，则⑤气先死。旦占夕死，夕占旦死。

六阳者，手足三阳腑⑥也。手三阳通天气，曰阳；足三阳通地气，曰阴。天地否隔，阴阳相离，则腠理开泄，故汗出不流，此气之先死也。诊⑦者知不满一日而死。

---

① 瞑：原作"冥"，据《俗解八十一难经》改。
② 志：原作"急"，据《俗解八十一难经》改。
③ 既：原作"即"，据《俗解八十一难经》改。
④ 流：《俗解八十一难经》作"乃"。
⑤ 则：《俗解八十一难经》作"即"。
⑥ 腑：原作"肝"，据《俗解八十一难经》改。
⑦ 诊：《俗解八十一难经》作"占"。

# 二十五难十二经图

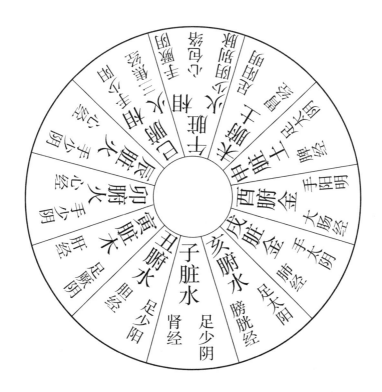

## 二十五难经解

曰：有十二经，五脏六腑十一耳，其一经者，何等经也？

然：一经者，手少阴与心主别脉也。心主与三焦为表里，俱有名而无形，故言经有十二也。

手少阴是真心脉，为君火；手心主是心包络脉，为相火。相火与三焦合为表里，二者俱有其名而无其形。心包络乃漫脂，之外有细莥膜如丝与心肺相连属。手厥阴经，以凑五脏六腑为十二经也。三焦详见《三十一难》。

# 二十六难络有十五之图

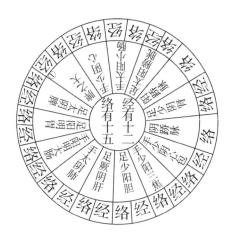

## 二十六难经解

曰：经有十二，络有十五，余三②络者，是何等络也？

然：有阴络，有阳络，有脾之大络。阳络者，阳跷之络；阴络者，阴跷之络。故络有十五焉。

经之支派而旁出者为络。按十二经有十二络，余三络者，阳跷、阴跷之络也，除小络之外有一大络，是脾之络，是故共有十五络。跷解见下难。

---

① 经：据下文经解，当删。
② 三：原作"一"，据《俗解八十一难经》改。

# 二十七难经别八脉之图

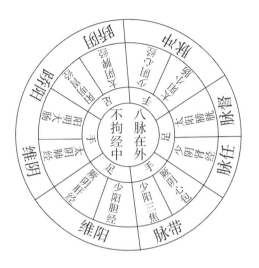

## 二十七难经解

曰：脉有奇经八脉者，不拘于十二经，何谓也？

然：有阳维，有阴维，有阳跷，有阴跷，有冲，有督，有任，有带之脉。凡此八脉者，皆不拘于经，故曰奇经八脉也。

经者，常经而不变也。奇经者，奇异各别于正①经，不在十二经之拘制也。

经有十二，络有十五，凡二十七气，相随上下，何独不拘于经也？

然：圣人图设沟渠，通利水道，以备不然。天雨降下，沟渠溢满，当此之时，霶霈妄行，圣人不能复图也。此络脉满溢，诸经不能复拘也。

十二经、十五络，合二十七气，相随上下，此奇经②八脉，何故不拘于经？圣人既设沟渠，通利水道，以防不测，忽然天降猛

---

① 正：原作"此"，据《俗解八十一难经》改。
② 经：原作"脉"，据《俗解八十一难经》改。

雨，沟渠满溢，圣人不能复设计图，仍霶霈泛滥横流，譬若经脉隆甚满溢，泛流于奇经八脉，别道而行，是则诸经所①从，妄行别道，不能拘束之也。

## 二十八难奇经八脉图

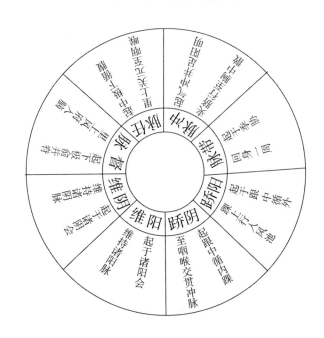

## 二十八难经解

曰：其奇经八脉者，既不拘于十二经，皆何起何继也？

八脉既不伏十②二经之拘束，然始从何起，终从何继断处也。

然：督脉者，起于下极之俞，并于脊里，上至风府，入属于脑。

下极，长强穴也，在脊骶。风府穴，在脑后发上③三寸。督，

---

① 所：《俗解八十一难经》作"听"。
② 十：原作"于"，据《俗解八十一难经》改。
③ 上：原作"下"，据《俗解八十一难经》改。

都也。人背为阳，故督脉能督行诸脉，复能收拾诸脉，而为阳脉之都纲。

**任脉者，起于中极之下，以上至毛际，循腹里，上关元，至咽喉。**

脐下三寸曰关元，四寸曰中极。毛际，阴毛之际也。任①内心

① 任：此后《俗解八十一难经》有"者，妊也。犹人生养之元气。冲脉者，起于气冲，并足阳明之经，夹脐上行，至胸中而散也。气冲穴在少腹毛中，两旁各二寸，足阳明脉之所发处。已上三者之脉，皆始于气冲，一原而三歧：督脉行背，而应乎阳；任脉行腹，而应乎阴；冲脉若街之冲，而直行于上，为十二经脉之海，总领诸经者也。带脉者，起于季胁，回身一周。季胁，在胁下接腰骨之间，即章门穴也。回，绕也，绕身一周，如束带，故曰带也。阳跷脉者，起于跟中，循外踝上行，入风池；阴跷脉者，亦起于跟中，循内踝上行，至咽喉，交贯冲脉。循外踝，申脉也。风池穴在项后发际陷中。循内踝，照海穴也。外踝至风池，脉行于背，应乎阳，为阳跷；内踝至咽喉，脉行于腹，应乎阴，为阴跷。跷者，捷疾也。言此脉之行，如动足之行步，而捷疾也。阳维、阴维者，维络于身，溢蓄，不能环流灌溉诸经者也，故阳维起于诸阳会也，阴维起于诸阴交也。维，持也。阳维，持诸阳；阴维，持诸阴。包络诸经，维持一身。谓诸阳之会，如府会太仓之类是也。诸阴交者，如足太阴之循胻骨，交出厥阴之前，足厥阴之脉，交出太阴之后此类是也。溢蓄不能环流，溉灌诸经者也。此十二字，或云衍文，或云当在下文，亦不能拘之之下。比于圣人图设沟渠，沟渠满溢，流于深湖，故圣人不能拘通也。而人脉隆甚，入于八脉，而不还周，故十二经亦不能拘之。其受邪气，蓄则肿热，砭射之也。此之八脉，比如圣人设沟渠，水满流于胡，圣人复不能拘通。人脉隆甚，泛溢横流于八脉，别道而行，却不环流于诸经。故十二经脉，亦不能拘制。故八脉因此受其邪，遂蓄热在内，则为疮疡。热肿当以砭石而射之。射，犹刺也。《二十九难》曰：奇经之为病，何如？然：阳维维于阳，阴维维于阴，阴阳不能自相维，则怅然失志，溶溶不能自收持。阴跷为病，阳缓而阴急；冲之为病，逆气而里急；督之为病，脊强而厥；任之为病，其内若结，男子七疝，女子瘕聚；带之为病，腹满，腰溶溶若坐水中；阳维为病，苦寒热；阴维为病，苦心痛。此奇经八脉之为病也。阳维维持诸阳之脉，阴维维持诸阴之脉。二脉既受邪，阴阳不能相维持，则怅然惊恐而失志，溶溶然如恍惚不能自收拾、主持其身。故阳维病在外属表，故外有寒热；阴维病在内属里，阴为血，血，心之所主，故"746字。本段内容《医学汇函》诸本均无，见于明成化八年鳌峰熊氏中和堂本《勿听子俗解八十一难经》第四十一至四十二页，当为《医学汇函》原版引用该书时漏刻第四十一至四十二页四面内容，误将第四十三页首行"内心痛"接于四十页尾字"任"字之后所致，"内心痛"后之内容实为《二十九难》熊氏之俗解。

痛；阴跷为病，邪在阴经，故阴脉紧，为阳不受邪，其脉自舒缓；阳跷为病，邪在阳经，故其脉紧急，为阴不受邪，其脉自舒缓也；冲脉有邪，其气逆而不上，是不能冲于胸中而散，乃结聚于腹中而急痛也；督①之病，督脉在脊，督为阳，阳②受邪，阴阳不能相顺接，故脊强而手足厥冷也；任之病，为主腹内结积而不散，男子因气之结积为七疝之疾，女子因血之停聚为八瘕之疾；带之为病，主腹胀满，缘带脉绕身一周，故其腰不知所之，溶溶然如坐水中也。

## 二十九难八脉为病之图

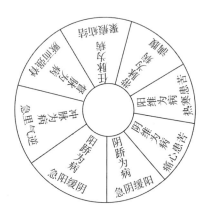

## 二十九难经解③

**曰：奇经之为病何如？**

**然：阳维维于阳，阴维维于阴，阴阳不能自相维，则怅然失志，溶溶不能自收持。**

阳维之脉，维持诸阳；阴维之脉，维持诸阴。苟或阳维不能

---

① 督：原作"肾"，据《俗解八十一难经》改。下"督"同。

② 阳：原脱，据《俗解八十一难经》补。

③ 二十九难经解：本难经解不见于《俗解八十一难经》。其出处存疑待考。

医学汇函

三〇〇

维持诸阳，阴维不能维持诸阴，阴阳不能维于一身，则神思不爽，怅然失志也，身体懈怠，不便收持也。溶溶，缓慢貌，即懈怠也。

**阴跷为病，阳缓而阴急①。**

诸阴脉盛，散入于阴跷，阴跷受邪，病在阴分而不在阳也，故阳缓而阴急。缓急，即虚实之义也。阴跷循内踝而上行，病则内踝上急，而外踝上缓。洁古云：阳病则寒，其治风府②也。阳曰表，阴曰里。在表宜汗，在里宜下。此不易之定论也。

**冲之为病，逆气而里急。**

冲脉起于气冲。气冲，穴名，见阳明经也。脉循足少阴而行，与足阳明胃经相并，夹脐上行，至于胸中而散。肾气不足，伤于③冲脉。逆气，不上行也；里急，腹胀痛也。

**督④之为病，脊强而厥。**

脊者，脉所过之处也。厥者，逆也。督脉受邪为病，脊而厥逆，可灸身柱一穴，轻者即愈，重者可减其半。

**任之为病，其内若结，男子七疝，女子瘕聚。**

任脉起于中极下，以上毛际，循腹里，上关元，至于⑤咽喉。病则腹内若结不通，男子为病七疝者，一厥、二盘、三寒、四癥、五腑、六脉、七气也；女子为病作瘕聚于腹，多因停血所以致。瘕者，假物之情也。瘕名有八：一曰蛇瘕，二曰脂瘕，三曰青瘕，四曰黄瘕，五曰燥瘕，六曰血瘕，七曰孤瘕，八曰鳖瘕。此所谓瘕是也。聚者，聚成块而无常处也。

**带之为病，腹满，腰溶溶若坐水中。**

带脉起于季胁，回身一周。病则肚腹膨满，腰闰⑥缓慢，畏

---

① 阴急：此后《难经·二十九难》有"阳跷为病，阴缓而阳急"9字，疑脱。

② 风府：原作"府风"，据《奇经八脉考》改。

③ 伤于：原作"阳下"，据《难经集注》改。

④ 督：原作"当"，据下文注释及《难经·二十九难》改。

⑤ 于：原作"手"，据文义改。

⑥ 闰：义未详，疑误。

寒，故溶溶然若坐水中。洁古有云：带脉者，太阴所主。何以知之？观仲景有云：大病瘥后，腰已下有肿气者，用牡蛎泽泻汤主之；若不已，可灸章门二穴。

**阳维为病苦寒热。**

阳为卫而主表，盖卫者气也，气在表而不在里，故阳维受邪，为病在表而不在里，是以有苦寒热之证也。

**阴维为病苦心痛①。**

阴为荣而主里，盖荣者血也，血在里而不在表，故阴维受邪，为病在里而不在表，是以有苦心痛也。

**此奇经八脉之为病也。**

总结上文之意。

## 三十难荣卫相随之图

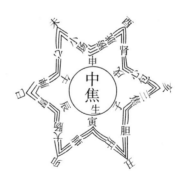

黑者为荣而居白中，白者为卫而居黑外。阴阳相贯，如环无端。

## 三十难经解

**曰：荣气之行，常与卫气相随不？**

**然：经言人受气于谷，谷入于胃，乃传与五脏六腑，五脏六**

---

① 阴维为病苦心痛：《难经·二十九难》此句与"阳维为病苦寒热"位于前文"溶溶不能自收持"之后。

腑皆受于气。其清者为荣，浊者为卫，荣行脉中，卫行脉外，营周不息，五十而复大会。阴阳相贯，如环无端，故知荣卫相随也。

荣者，华也。卫者，护也。人之一身，必资血气以荣华护卫，故曰血为荣，气为卫也。人之血气，必资饮食之所养，故受气于谷。谷入于胃，乃输精为脾，脾乃散①之于五脏六腑，是皆受气于胃者也。五脏六腑，各得胃之气，复以清浊而分之。清者属阴②，为血为荣，行于脉内；浊者属阳，为气为卫，行于脉外。二者相为表里，内外相合，随脉往来，营运不息，昼行二十五度，夜行二十五度，至平旦之时，诸脉大会于寸口手太阴。阴阳相合，贯串流通，如环之旋转无端，故知荣卫之相从随也。五十度数，详见《第一难》经解。

## 三十一难三焦图

主内而不出

上焦　　口上胃在膈下下心在　　其治在膻中

中焦　　下不上不　脘中胃在　　主腐熟水谷　其治在脐旁

下焦　　口　上　胱膀　当　　主分别清浊出而不以传导　其治在脐下一寸是也

---

① 散：原作"藏"，据《俗解八十一难经》改。

② 阴：原作"阳"，据《俗解八十一难经》改。

## 三十一难经解

曰：三焦者，何禀何生，何始何终，其治常在何许？可晓欤不？

然：三焦者，水谷之道路，气之所终始也。

纪氏曰：三焦者，禀元气以资，始合胃气以资生，上达胸中而为用，往来贯通①，宣布无穷，造化出内，作水谷之道路，为气之所终始也。

上焦者，在心下下膈，在胃上口，主内而不出；其治在膻中，玉堂②下一寸六分，直两乳间陷者是。中焦者，在胃中脘，不上不下，主腐熟水谷；其治在脐旁。下焦者，在脐下，当膀胱上口，主分别清浊，主出而不内，以传道③也；其治在脐下一寸。故名曰三焦，其府在气街。一本云"气冲④"。

上焦之治在膻中，本经说之明矣。中焦之治在脐旁，脐之两旁各一寸，天枢穴也。下焦之治在脐下一寸，阴交⑤穴也。气街⑥者，阴阳之道路，原气之所藏，在少腹毛中各二寸是，乃阳明⑦脉之所发处，足阳明胃化谷之气。夫三焦发用贯通十二经络，往来上下，腐熟水谷，营运血气，皆三焦所主，虽假原气而为用，必资胃气以为本，是知气街为三焦之府。一作气冲者，气⑧冲者，十二经之根本，诸经⑨行气之府，其义亦通。

---

① 贯通：《俗解八十一难经》作"通贯"，疑倒。

② 堂：原作"常"，据《俗解八十一难经》改。

③ 道：《俗解八十一难经》同。《难经·三十一难》作"导"。

④ 一本云气冲：原作"一本云冲"。"气"据《俗解八十一难经》补。今本《难经·三十一难》无此 5 字。

⑤ 阴交：原作"天枢"，据《俗解八十一难经》改。

⑥ 气街：原作"气冲"，据《俗解八十一难经》改。此前原衍"下焦之治在脐下一寸，是交穴也"13 字，据《俗解八十一难经》删。

⑦ 明：原作"气"，据《俗解八十一难经》改。

⑧ 气：原脱，据《俗解八十一难经》补。

⑨ 经：此前原衍"盛"字，据《俗解八十一难经》删。

# 三十二难心肺在膈上图

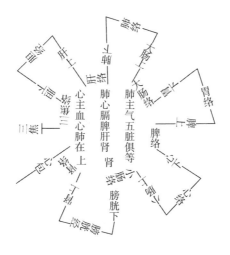

心者血，肺者气。血为荣，气为卫，相随上下，谓之荣卫。通行经络，荣周于外。

## 三十二难经解

曰：五脏俱等，而心肺独在膈上者，何也？

然：心者血，肺者气。血为荣，气为卫，相随上下，谓之荣卫。通行经络，营周于外，故令心肺在膈上也。

心主血，肺主气。血为荣，气为卫。荣行脉中，卫行脉外①。循②游经络，营周于外，通天之气，应阳之象而生，主乎动，位尊乎上也。

---

① 外：原作"中"，据《俗解八十一难经》改。
② 循：此前原衍"卫行脉外"4字，据《俗解八十一难经》删。

## 三十三难肝肺色象浮沉之图

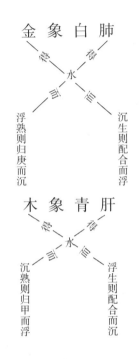

金 象 白 肺

沉生则配合而浮

浮熟则归庚而沉

木 象 青 肝

沉熟则归甲而浮

浮生则配合而沉

## 三十三难经解

曰：肝青象木，肺白象金。肝得水而沉，木得水而浮；肺得水而浮，金得水而沉。其意何也？

然：肝者，非为纯木也，乙角也，庚之柔。大言阴与阳，小言夫与妇。释其微阳，而吸其微阴①之气，其意乐金，又行阴道多，故令肝得水而沉也。肺者，非为纯金也，辛商也，丙之柔。大言阴与阳，小言夫与妇。释其微阴，婚而就火，其意乐火，又行阳道多，故令肺得水而浮也。肺热②而复沉，肝热而复浮者，何

---

① 阴：原作"阳"，据《俗解八十一难经》改。

② 热：《俗解八十一难经》同。《难经·三十三难》作"熟"，下一"热"同。

也？故知辛当归庚，乙当归甲也。

　　阴乃沉①，阳乃浮②，自然之理也。言，犹论也。夫妇亦阴阳之道。若论肝，当随③木而浮，今反得水而沉者，肝属木，阳也，然非纯木，亦非纯阳。甲属阳，乙属阴④，乙带金⑤之气，是金之变运，木虽属阳，金乃属阴。此从大论法阴阳也，又从小可论夫妇之道也。肝属东方甲乙木，是角音，畏西方庚辛金。甲兄释其乙妹，嫁与庚为妇，是庚之柔也，遂释⑥去随甲兄微阳之性，而吸受乙阴之气，以怀金之性以乐金之意。又况木受胞胎之气，在七月长，生在十月。自七月至十二月皆阴道，故木行阴道多，此肝所以得水而沉也。肝既热⑦而复浮，是死则复归于甲⑧，而还木之元性。肺当随金而沉，今⑨反得水而浮者，肺属金，阴也，然非纯金，亦非纯阴。庚属阳，辛属阴⑩，金用火方成器，是带火之性。金属阴，火属阳，此是大论法阴阳也，又从小可论夫妇之道。肺属西方庚辛金，是商音，畏南方丙丁火。辛妹释去，随庚兄微阴之性，嫁与丙为妇，归就于火，以从火之性，以乐火之意。又况金受胞胎之气，在于寅长，生于巳。自寅至未皆阳道，故金⑪行阳道多，此肺所以得水而浮也。肺既热而复沉，是死则复归于庚，而还金之元性也。

---

① 沉：原作"浮"，据《俗解八十一难经》改。
② 浮：原作"沉"，据《俗解八十一难经》改。
③ 随：原作"循"，据《俗解八十一难经》改。
④ 阴：原作"阳"，据《俗解八十一难经》改。
⑤ 金：原作"甲"，据《俗解八十一难经》改。
⑥ 释：原作"乙"，据《俗解八十一难经》改。
⑦ 热：《俗解八十一难经》作"熟"。下一"热"同。
⑧ 甲：原作"用"，据《俗解八十一难经》改。
⑨ 今：原作"金"，据《俗解八十一难经》改。
⑩ 阴：原作"金"，据《俗解八十一难经》改。
⑪ 金：原脱，据《俗解八十一难经》补。

# 三十四难五脏七神之图

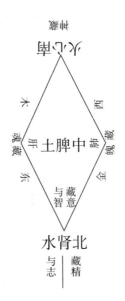

《五脏各有声色臭味之图》已具《十三难》，故不重立，止立《七神图》。

## 三十四难经解

曰：五脏各有声、色、臭、味、液①，皆可晓知欤不？

然：《十变》②言：肝色青，其臭臊，其味酸，其声呼，其液泣；心色赤，其臭焦，其味苦，其声言，其液汗；脾色黄，其臭香，其味甘，其声歌，其液涎；肺色白，其臭腥，其味辛，其声哭，其液涕；肾色黑，其臭腐，其味咸，其声呻，其液唾：是五脏声、色、臭、味、液也。

---

① 液：原脱，《俗解八十一难经》同。据下文注释及《难经·三十四难》补。下文"是五脏声、色、臭、味、液"中"液"同。

② 十变：古医籍名，已佚。

五脏各有所主：肝主①色，应甲乙木；心主臭，应丙丁火；脾主味，应戊己土；肺主声，应庚辛金；肾主液，应壬癸水。五脏各有声、色、臭、味、液，五者之变，合五脏则为十变也。肝主五色之变，五脏之色由肝木之气更相灌布，各从其类。肝属东方木，木之发，其色青；得火之变，其臭臊；木曲直作酸，其味酸，取其收敛也；木受金之变，发声为呼；目为肝之窍，水行液于肝，主泣在目也。心位南方火，木之布色在火则赤；五臭之变在乎火，五脏五臭，火盛则焦苦，其臭焦；其味苦，取其燥泄也；金变入火，成夫妇之道，相见必发声为言；水行液于火，水火交泰②，蒸而成汗。脾属中央土，木之布色在土乃黄；火之化土，其臭香；脾土缓，其味亦缓，故行五味以供五脏，其味在本脏则甘，故从本类；金变其声歌，金土相生，母子相见，发声歌乐；水行液于脾为涎，口乃脾之窍，故涎从口出也。肺属西方金，木之布色至肺乃白；火之变在金在腥，土受味于肺为辛，取其散润也；五音之发在乎金，金主肃杀，凄怆悲愁，其声主悲；鼻乃肺之窍，水行液在肺为涕，故从鼻中出也。肾属北方水，木之布色在肾乃黑；水主臭，在水其臭腐；土之受味在水，则润下作咸，取其柔软也；金变其声呻，子之见母，乃发娇呻之声；五液皆出于水，水分五液，分灌五脏，诸脏各有液，肾主骨，则肾之液从齿中而生为③唾也。

**五脏有七神，各何所藏耶？**

**然：脏者，人之神气所舍藏。故肝藏魂，肺藏魄，心藏神，脾藏意与智，肾藏精与志也。**

神者，灵也。七神者，魂、魄、精、神、志、意、智也。随神往来者谓之魂，并精出入者谓之魄，两精相薄谓之神，两神相

---

① 主：原作"正"，据《俗解八十一难经》改。
② 泰：原作"太"，据《俗解八十一难经》改。
③ 为：原作"于"，据《俗解八十一难经》改。

薄谓之精。神者，精气之化也；精①者，神气之本也。在心为志，心有所发谓之意，辨别是非谓之智。此七者之神分于五脏②，以舍藏之。故肝藏魂，肺藏魄，心藏神，脾藏意与智，肾藏精与志也。若其脏一亏，则神无所守，正邪相并，各随其脏而变通。

## 三十五难五腑不同之图

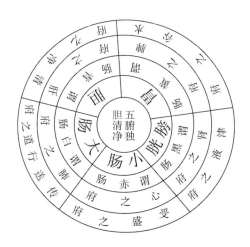

## 三十五难经解

曰：五脏各有所腑，皆相近，而心、肺独去大肠、小肠远者，何谓也？

然③：经言心荣肺卫，通行阳气，故居在上；大肠、小肠，传阴气而下，故居在下。所以相去而远也。

五脏六腑，胃近脾，胆近肝，膀胱近肾，而心、肺在膈上，大肠、小肠在膈下，何故不相近？心主血为荣，肺主气为卫，血

---

① 精：此前原衍"精者，神气之化也"7字，据《俗解八十一难经》删。

② 脏：原作"五"，据《俗解八十一难经》改。

③ 然：原脱，据上下文例及《难经·三十五难》补。

与气皆轻清阳动之物，心、肺通行，阳浮于上，故在上部；大肠、小肠传导迎送重浊秽污阴静之物，阴沉于下，故在下部。

又诸腑者，皆阳也，清净之处。今大肠、小肠、胃与膀胱皆受不净，其意何也？

然：诸腑者，谓是非也。经言：小肠者，受盛之府也；大肠者，传泻行道之府也；胆者，清净之府也；胃者，水谷之府也；膀胱者，津液之府也。一府犹无两名，故知非也。小肠者，心之腑；大肠者，肺之腑；胃者，脾之腑；胆者，肝之腑；膀胱者，肾之腑。小肠谓赤肠，大肠谓白肠，胆者谓青肠，胃者谓黄肠，膀胱者谓黑肠。下焦所治也。

诸腑皆阳经，最为清净之处。今诸腑皆受不净之物，何哉？谓诸腑各有名，如小肠名受盛之府，大肠名传导之府，胃名水谷之府，膀胱名津液之府。各有其名，皆非名清净，惟胆名清净之府也，是胆之一腑更无别名，故知诸腑皆非是清净也。腑之肠色，各随其脏之色而变通，为下焦之所主治也。

## 三十六难肾与命门之图

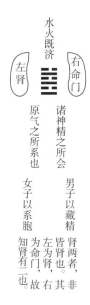

# 三十六难经解

曰：脏各有一耳，肾独有两者，何也？

然：肾两者，非皆肾也。其左者为肾，右者为命门。命门者，诸精神之所舍，原气之所系①也，故男子以藏精，女子以系胞②。故知肾有一也。

命门属火，肾属水③，虽名位不同，所属亦异，然其气则相通矣，故命门取论与肾同。肾居坎位，坎卦初六、六三是坤象，九二④是乾象，乾坤之交而成坎。乾为父，坤为母，夫人之原气，感父母之交所生。坎属水⑤，司子位，天一生水，地六成之，所以原气始于子。故人之所生，先生命门。命门与肾通，故云原气之所系也。原气者，生气之源，为十二经之根本，呼吸之门，三焦之原，诸神精所注⑥之处，是知男子以藏精，女子以系胞胎。

## 三十七难五脏上关九窍之图

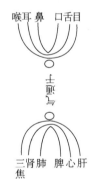

---

① 系：原作"察"，据下文注释及《俗解八十一难经》改。
② 胞：指子宫。原作"胎"，据《俗解八十一难经》改。
③ 肾属水：原作"与肾水"，据《俗解八十一难经》改。
④ 二：原作"一"，据《俗解八十一难经》改。
⑤ 水：原作"生"，据《俗解八十一难经》改。
⑥ 注：《俗解八十一难经》作"聚"。

# 三十七难经解

曰：五脏之气，于何发起，通于何许，可晓软不？

然：五脏者，当上关于九窍也①。故肺气通于鼻，鼻和则知香臭矣；肝气通于目，目和则知白黑矣；脾气通于口，口和则知谷②味矣；心气通于舌，舌和则知五味矣；肾气通于耳，耳和则知五音矣。五脏不和，则九窍不通；六腑不和，则留结为痈。

九窍，耳、目、口、鼻为阳七窍，大小便为阴二窍。鼻为肺之窍，以司闻；目为肝之窍，以司视；口为脾之窍，以司食；舌③为心之窍，以司味；耳为肾之窍，以司听。五脏之气和，则其窍闻而辨，视而明，听而聪，食而知其味；五脏不和，则荣卫不通，邪气不得外泄，故九窍壅滞，则鼻不闻香臭，目不见青白，耳不听五音，口不思谷气，食不知五味矣。九窍既壅滞，致六腑阳气亦不得通和于内，内外不通，故留结为痈疽。

邪在六腑，则阳脉不和；阳脉不和，则气留之；气留之，则阳脉盛矣。邪在五脏，则阴脉不和；阴脉不和，则血留之；血留之，则阴脉盛矣。阴气太盛，则阳气不得相营也，故曰格；阳气太盛，则阴气不得相营也④，故曰关⑤；阴阳俱盛，不得相营也，故曰关格⑥。关格者，不得尽其命而死矣。

血为荣是阴，气为卫是阳⑦。阴阳交泰，营卫调和，血气自然相营运，是谓曰和。邪在六腑为阳邪，是气留在外⑧，则阳气不

---

① 当上关于九窍也：《俗解八十一难经》同。《灵枢·脉度》作"常内阅于上七窍也"。

② 谷：原作"声"，据下文注释及《难经·三十七难》改。

③ 舌：原作"口"，据《俗解八十一难经》改。

④ 相营也：此后《难经·三十七难》有"故曰关；阴阳俱盛，不得相营也"12字，疑脱。

⑤ 关：此后原衍"格"，据《俗解八十一难经》删。

⑥ 阴阳……关格：此13字原脱，据下文注释及《俗解八十一难经》补。

⑦ 卫是阳：原作"阳是卫"，据《俗解八十一难经》乙正。

⑧ 外：原作"内"，据《俗解八十一难经》改。

和，故阳脉盛矣；邪在五脏为阴邪，是血留在内，则阴气不和，故阴脉盛矣。阴阳不可偏胜，阴盛则拒于阳，使气不相通也，故曰隔；阳盛则闭于阴，使血不能行也，故曰关；阴阳俱盛，则阴中无阳，阳中无阴，阴阳相离，使荣卫否塞，血气不相营运，此则五脏六腑皆受邪也，故曰关格。关格者，是不得尽其命而死也。

经言气独行于五脏，不营于六腑者，何也？

然：夫气之行，如水之流，不得息也。故阴脉营于五脏，阳脉营于六腑，如环无端，莫知①其纪，终而复始，而不覆溢。人气内温于脏腑，外濡于腠理。

三阴之脉属于脏，三阳之脉属于腑。脏腑之脉俱营，则阴阳不偏，使血气营运，往来无滞，出入脏腑，周流一身，日夜循行，如环无端，终而复始，无有尽纪，此血气均平，则脉无覆溢之患。故人之气血在内，则温养脏腑；在外，则濡②润腠理皮肤也。覆溢解见第三难。

### 三十八难脏五腑六之图

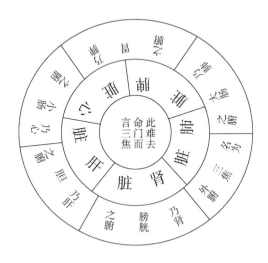

---

① 知：原作"如"，据《难经·三十七难》改。

② 濡：原作"滞"，据《俗解八十一难经》改。

## 三十八难经解

曰：脏唯①有五，腑独有六者，何也？

然：所以腑有六者，谓三焦也。有原气之别焉，主持诸气，有名而无形，其经属手少阳。此外腑也，故言腑有六焉。

五脏，心、肝、脾、肺、肾也。每一脏有一腑，小肠、大肠、胆、胃、膀胱也。今腑有六②，是一腑三焦也。三焦详见《三十难》"原气指命门"也，见《三十六难》"三焦专一主持诸气，有名无形，是为外腑，故有六腑也"。

## 三十九难腑五脏六之图

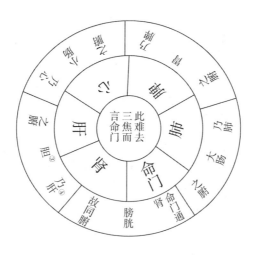

## 三十九难经解

曰：经言腑有五，脏有六者，何也？

然：六腑者，止有五腑也。然五脏者，亦有六脏也。六脏者，谓肾有两脏也，其左为肾，右为命门。命门者，谓精神之所舍也；

---

① 唯：原作"难"，据《难经·三十八难》改。
② 六：原作"之"，据《俗解八十一难经》改。
③ 胆：原作"大肠"，据文义改。
④ 肝：原作"肺"，据文义改。

男子以藏精，女子以系①胞。其气与肾通。故言脏有六也。

腑有五者，何也？

然：五脏各一腑，三焦亦是一腑，然不属于五脏，故言腑有五焉。

腑②实只有五，今有六者，一腑是三焦，有③名无形者也。脏④本五脏，此言六者，是肾分为两脏，左为肾，右为命门。命门之脉，取论与肾脉相同，故⑤实只有五脏。

## 四十难发明耳闻鼻臭图

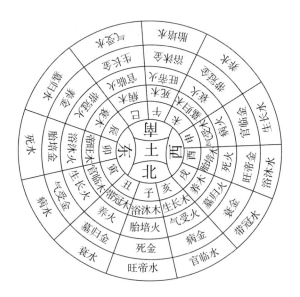

此图言五行左旋，而属阳者也；阴则以培胎之位，为受气之位，而右旋也。上则寄王四季，于辰戌丑未之月，各王一十八日。万物所知所能者，在长生之时，不在临官帝旺之位。

① 系：原作"怀"，据《俗解八十一难经》改。
② 腑：原作"其"，据《俗解八十一难经》改。
③ 有：原作"一"，据《俗解八十一难经》改。
④ 脏：原作"一"，据《俗解八十一难经》改。
⑤ 故：原作"其"，据《俗解八十一难经》改。

# 四十难经解

曰：经言肝主色，心主臭，脾主味，肺主声，肾主液。鼻者，肺之候，而反知香臭；耳者，肾之候，而反闻声。其意何也？

然：肺者，西方金也，金生于巳；巳者南方火，火者心，心主臭，故令鼻知香臭。肾者，北方水也，水生于申；申者，西方金，金者肺，肺主声，故令耳闻声。

纪氏曰：肝，主色者。谓肝属木而应春，当春物皆有色，故肝主色。心主火而应夏，火主焦物，故心主臭。脾主土而应季夏，味自土生，故脾主味。肺属金而应秋，金之有声，故肺主声①。肾主水而应冬，水性濡润，故肾主液。鼻为肺之候，肺主声而反知香臭；耳为肾之候，肾主液而反闻声。其意何如？

然：肺者西方金也，金受气于寅，长生于巳；巳为火，火者心，心主臭，金长生在于心之位，乃得心之气，故鼻闻其香臭矣。肾者北方水也，水受气于巳，长生于申；申为金，金者肺也，肺主声，水长生于申金之位，乃得金之气，故令耳闻其声矣。

---

① 声：原作"金"，据《俗解八十一难经》改。

# 四十一难肝有两叶之图

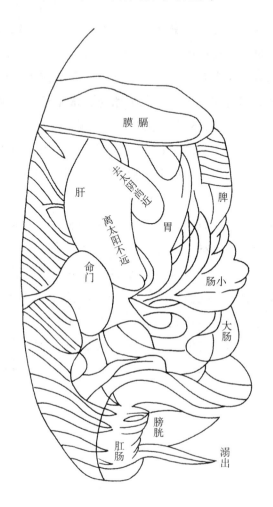

膜膈

长太阴尚近

肝

离太阳不远

胃

脾

命门

肠小

大肠

膀胱

肛肠

溺出

# 四十一难经解

曰：肝独有两叶，以何应也？

然：肝者，东方木也。木者，春也。万物之始生，其尚幼小，意无所亲，去太阴尚近，离太阳不远，犹有两心，故令有两叶，亦应木叶也。

肝属东方木，应于春，万物始生，尚幼小，离父母之怀抱尚近而不远，离恋间犹有两心，故肝有两叶，亦应木之有叶也。太阳①膀胱水，旺在冬，水能生木，为父之道；太阴脾土，旺四季，在三月土能滋养万物，为母之道。故云去太阴尚近，离太阳不远也。

## 四十二难脏腑形状之图

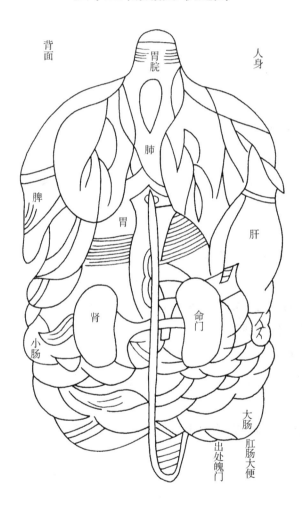

---

① 太阳：原作"大肠"，据《俗解八十一难经》改。

## 四十二难经解

曰：人肠胃长短，受水谷多少，各几何？

然：胃大一尺五寸，径五寸①，长二尺六寸，横屈，受水谷三斗五升，其中常留谷二斗，水一斗五升。小肠大二寸半，径八分分之少半，长三丈二尺，受谷二斗四升，水六升三合合之大半②。回肠大四寸，径一寸半，长二丈一尺，受谷一斗，水七升半。广肠大八寸，径二寸半，长二尺八寸，受谷九升三合八分合之一。故肠胃凡长五丈八尺四寸，合受水谷八斗七升六合八分合之一。此肠胃长短，受水谷之数也。

胃俗名肚也。大，围也。径，直也。回肠，即大肠也，当脐右回叠积十六曲，故名③回肠。广肠，即肛门也。

肝重四斤四两，左三叶，右四叶，凡七叶，主藏魂。

肝有七叶，应春木之有叶也。随神往来谓之魂，魂④者神明之辅弼⑤也。肝藏魂。

心重十二两，中有七窍三毛，盛精汁三合，主藏神。

心有七孔三毛，是上智之人也；五窍二毛，中智人也；三窍一毛，下智人也；常人心有二窍无毛；愚人心有一窍，甚小。心藏神，心无窍则神出入无门，故无色果。两精相搏⑥谓之神。神者，精气所化也。

脾重二斤三两，扁广三寸，长五寸，有散膏半斤，主裹血、温五脏，主藏荣。

散膏主裹血。脾受胃水谷之气，分散五脏，是温五脏。各脏

---

① 寸：原作"尺"，据《俗解八十一难经》改。
② 大半：原作"二十"，据《俗解八十一难经》改。
③ 名：原作"右"，据《俗解八十一难经》改。
④ 魂：原作"魄"，据《俗解八十一难经》改。
⑤ 辅弼：辅佐。
⑥ 搏：原作"传"，据《灵枢·本神》改。

受其气，化而为血脉，血为荣，故脾藏荣。一本作"藏意①"。

肺重三斤三两，六叶两耳，凡八叶，主藏魄②。

并精③出入谓之魄。魄者，精气之辅佐也。肺藏魄。

肾有二枚，重一斤二④两，主藏志。

肾二枚，左者肾，右者命门。意之所存者，谓之志。肾藏志。

胆在肝之短叶间，重三两三铢⑤，盛精汁三合。

胆是肝之腑，故在肝之短叶间。三铢秤是今之一钱二分半。胆为清净之府，不受私曲秽污，主果敢决断。

胃重二斤十四⑥两，纡曲屈伸，长二尺六寸，大一尺五寸⑦，径五寸，容谷二斗，水一斗五升。小肠重二斤十四两，长三丈二尺⑧，广二寸半，径八分分之少半，左回叠积十六曲，容谷二斗四升。水六升三合合之大半。大肠重二斤十二两，长二丈一尺，广⑨四寸，径一寸，当脐右回叠⑩积十六曲，盛谷一斗，水七升半。膀胱重九两二铢，广九寸，盛溺⑪九升九合。

口广二寸半，唇至齿长九分，齿已后至会厌，深三寸半，大容五合。舌重十两，长七寸，广二寸半。咽门重十两⑫，广二寸半，至胃长一尺六寸。喉咙重十二两，广二寸⑬，长一尺二寸，九

二卷

三二一

---

① 一本作藏意：指《难经·四十二难》作"藏意"。
② 魄：原作"魂"，据下文注释及《俗解八十一难经》改。
③ 精：原作"怙"，据《俗解八十一难经》改。
④ 二：《俗解八十一难经》同。《难经·四十二难》作"一"。
⑤ 铢：量词。二十四铢为一两。
⑥ 十四：《俗解八十一难经》同。《难经·四十二难》作"二"。
⑦ 寸：原作"尺"，据《俗解八十一难经》改。
⑧ 三丈二尺：原作"三尺二寸"，据本篇前文及《俗解八十一难经》改。
⑨ 广：原作"长"，据《俗解八十一难经》改。
⑩ 叠：原脱，据《俗解八十一难经》补。
⑪ 溺：原作"谷"，据《俗解八十一难经》改。
⑫ 十两：《俗解八十一难经》同。《难经·四十二难》作"十二两"。
⑬ 寸：原作"尺"，据《俗解八十一难经》改。

节。肛门重十二两，大八寸，径二寸大半，长二①尺八寸，受谷九升三合八分合之一。

广，大、围②也。二③铢，即今之八分。六铢，即二钱半也。纵，直也。会厌，咽喉也。咽，咽④也。咽门透胃，可咽物而至于胃也。喉咙，通气往来者也。咽、喉二者虽并行，其实各异。肛门，又名广肠。

## 四十三难不饮食七日死之图

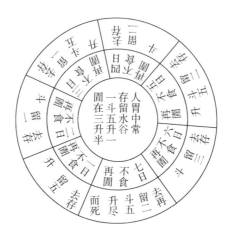

## 四十三难经解

曰：人不饮食，七日而死者，何也？

然：人胃中常有留谷二斗，水一斗五升。故平人日再至圊，一行二升半，日中五升，七日五七三斗五升，而水谷尽矣。故平人不饮食，七日而死者，水谷津液俱尽，即死矣。

人为万物之灵，必资饮食以为养。苟不饮食，则津液耗绝，

---

① 二：此后衍"二"字，据《俗解八十一难经》删。
② 围：原作"阔"，据《俗解八十一难经》改。
③ 二：原作"云"，据《俗解八十一难经》改。
④ 咽（yàn 验）：吞咽。

荣卫不行，筋脉失养，至七日，胃中水谷之气去尽则死矣。此指平人而论也。

## 四十四难七冲门图

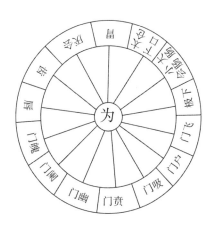

## 四十四难经解

曰：七冲门何在？

然：唇为飞门，齿为户门，会厌为吸门，胃为贲门，太仓下口为幽门，大肠、小肠会为阑门，下极为魄门，故曰七冲门也。

冲者，冲要往来者也。唇为飞门，动运关张，如物之飞来也。齿为户门，饮食由此得入，如家室之门户也。会厌，咽门，吸入也。会厌为吸门咽物，吸入而不可复出也。胃为贲门，饮食下咽，贲向聚于胃也。太仓亦胃也。太仓下口为幽门，在脐下三寸，谓居于幽暗之处也。大肠、小肠会为①阑门者，是大肠、小肠受物传化而相会于此，分别清浊糟粕，秽②浊入广肠，水液③渗泄入膀

---

① 为：原作"于"，据《俗解八十一难经》改。
② 秽：原作"清"，据《俗解八十一难经》改。
③ 液：原作"食"，据《俗解八十一难经》改。

胱，关阑分隔也。下极，肛门也。下极为魄门，主①出不主内②，上③通于肺，肺藏魄，故曰魄门。此④七门者，乃水谷变化相冲，出入之门路也。

## 四十五难八会之图

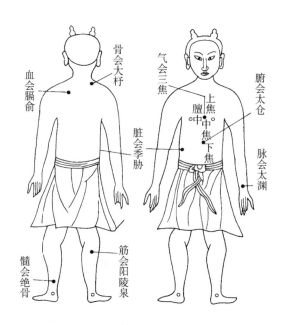

## 四十五难经解

曰：经言八会者何也？

然：腑会太仓，脏会季胁，筋会阳陵泉，髓会绝骨，血会膈俞，骨会大杼，脉会太渊，气会三焦，外一筋直两乳内也。热病在内者，取其会之气穴也。

---

① 主：原作"之"，据《俗解八十一难经》改。
② 内：此后衍"通"字，据《俗解八十一难经》删。
③ 上：原脱，据《俗解八十一难经》补。
④ 此：原作"先"，据《俗解八十一难经》改。

腑会太仓，中脘①穴也，在脐上四寸。脏会季胁，章门穴也，在脐上二寸、两旁各九寸是也。筋会阳陵泉，穴在膝下一寸外廉是也。髓会绝骨，绝骨是②骨名，穴在外踝上四寸，阳辅③穴是也。血会膈俞，穴在背第七椎下，两旁相去各一寸五分是也。骨会大杼，穴在背第一椎④两旁，相去各一寸五分。脉会太渊，穴在右手寸口⑤。气会三焦穴，膻中是也，在玉堂下一寸六分，直两乳间陷者是也。如⑥热病在内，当其热时，取其会之气穴以治之。

## 四十六难寤寐相反之图

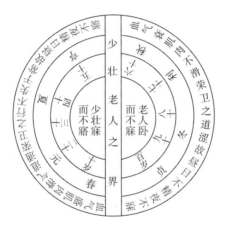

## 四十六难经解

**曰：老人卧而不寐，少者寐而不寤者，何也？**

---

① 脘：原作"腕"，据《俗解八十一难经》改。
② 绝骨是：三字原脱，据《俗解八十一难经》补。
③ 辅：原作"转"，据《俗解八十一难经》改。
④ 椎：原作"惟"，据《俗解八十一难经》改。
⑤ 气会……是也：此25字原脱，据《俗解八十一难经》补。
⑥ 如：原作"气"，据《俗解八十一难经》改。

然：经言少壮者血气盛，肌肉滑，血气相通①，荣卫之行不失于常，故昼日精，夜不寤也。老人血气衰，肌肉不滑，荣卫之道涩，故昼日不能精，夜不得寐也。故知老人不得寐也。

寐，睡去也。寤，醒来也。精，清爽也。

## 四十七难人面耐寒之图

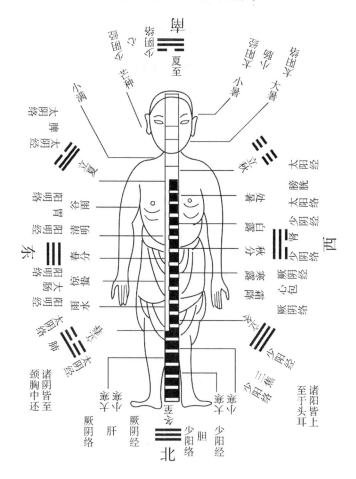

## 四十七难经解

**曰：人面独能耐寒者，何也？**

---

① 血气相通：原作"气道通"，据《俗解八十一难经》改。

然：人头者，诸阳之会也。诸阴脉皆至颈、胸中而还，独诸阳脉皆上至头耳，故令①面耐寒也。

诸阳者，谓手三阳从手走至头，足三阳从头下走至足，手三阴从腹走至手，足三阴从足上走入腹。是以三阴之脉皆至颈而还，惟诸阳脉皆至头而还。又风热在上，寒湿在下。头面诸阳之会，故耐②寒也。

## 四十八难三虚三实之图

| | 脉 | |
|---|---|---|
| 紧牢者<br>为实 | 脉 | 濡者<br>为虚 |
| 急言者<br>言不入者 | 病 | 出言者<br>言者缓者 |
| 快痒者<br>牢者 | 诊 | 濡者<br>痒痹者 |

## 四十八难经解

曰：人有三虚三实，何谓也？

然：有脉之虚实，有病之虚实，有诊之虚实也。

虚者，五脏自虚，真气内夺于外也；实者，内之本实，而外之邪气而中伤人也。脉之虚实，诊之而可得；病之虚实，察其证可见；诊之虚实，按之而可知矣。

脉之虚实者，濡者为虚，紧牢者为实。

濡，软同。指下寻之，似有再再还来，依前却去。病主少气

---

① 令：原作"合"，据《俗解八十一难经》改。
② 耐：此后衍"其"字，据《俗解八十一难经》删。

力，五心烦热，脑转耳鸣，下元冷极，岂不为虚也。乃脏真气自夺，病自内出矣①。紧，坚固也，三关通度，按之有余，举之甚数，状若洪弦。主风寒伏阳上冲，目眩头痛②，此外感邪气自外入而甚实③也。

病之虚实者，出者为虚，入者为实；言者为虚，不言者为实；缓者为虚，急者为实。

出者为虚，脏真自病，自内而出于外也；入者为实，风寒暑湿自外而入于内也。言者为虚，五内自病，悝静而言；不言为实，外感邪气，郁冒昏蒸，故而不言。缓者为虚，病自内出，稽延迟慢；急者为实，外邪所中，风寒湿热，则死生期日之速耳。

诊之虚实者，濡者为虚，牢者为实；痒者为虚，痛者为实；外痛内快，为外实内虚；内痛外快，为内实外虚。故曰虚实也。

"濡虚牢实"说见前。痒为虚，谓气血耗虚，不能充其形体，故皮肤痒也；痛者实，气血壅热，滞塞不通而为痛也。轻按之则痛，病在外而浅，邪在外而不在内，故外痛而内快，此外实内虚也；重按之乃痛，病在内而深，是邪气塞于内而不在外，故内痛而外快，此内实而外虚也。学者当察之。

---

① 耳鸣……病自内出矣：此22字原在"主风"之后，据《俗解八十一难经》乙正。

② 头痛：原作"通"，据《俗解八十一难经》改。

③ 实：原作"费"，据《俗解八十一难经》改。

# 四十九难五邪为病之图

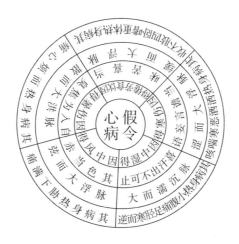

举心病为例，除自干独见本经，余皆三经杂见，各脏可以类推。

## 四十九难经解

曰：有正经自病，有五邪所伤，何以别之？

然：经言忧愁思虑则伤心；形①寒饮冷则伤肺；恚怒气逆，上而不下则伤肝；饮食劳倦则伤脾；久坐湿地，强力入水则伤肾。是正经自病也。

心宜静以养之，忧愁思虑太多则劳其神，神劳则疲，是伤于心也。肺宜温，主皮毛，饮冷而冒寒者故伤肺。肝主怒②恚，怒则气逆而上，则血滞不行，壅积于心胸，而不归养肝，是肝之有伤也。饮食有节，起居有常，是养生之道也。《素问》云：饮食自倍，肠胃乃伤。若饮食不节，劳役过度，是致脾有伤也。久坐湿地，肾气不能宣行，或强力房事，肾本属水，反入水湿，则邪之

---

① 形：原作"胃"，据《俗解八十一难经》改。

② 怒：原作"恶"，据《俗解八十一难经》改。

胜真，是伤于肾。此五者，正经自生病也。

何谓五邪？

然：有中风，有伤暑，有饮食劳倦，有伤寒，有中湿。此之谓五邪。

中风者，人之体虚，故风得以中之，是肝所主也。夏之热甚曰暑，冒于热甚①，谓之伤暑，得于火，心所主也。饮食不节，劳役过度而怠倦，以致胸膈膨胀，是脾所主也。冬月辛②苦之人，感冒寒邪，始自皮肤而得之，肺主皮毛，故伤寒肺所主也。中湿者，风雨山泽蒸气③之袭，人多中之，谓肾属水，外受水湿邪气而蒸袭成之，是肾所主也。此谓之五邪。

假令心病，何以知中风得之？

然：其色当赤。何以言之？肝主色，自入为青，入心为赤，入脾为黄，入肺为白，入肾为黑。肝为心邪，故知当赤色也。其病身热，胁下满痛，其脉浮大而弦。

五脏有五色，本经言之详矣。假如心病，何以知中风而得之？是见其面色之赤而脉带弦也。肝主五色，今④乃肝为心之邪，故色见于面。其病身热，本心火之正病；胁下痛者，肝风之证也；浮大是心脉，弦者肝脉也。是知肝之风病干⑤于心也。

何以知伤暑得之？

然：当恶臭。何以言之？心主臭，自入为焦臭，入脾为香臭，入肝为臊臭，入肾为腐臭⑥，入肺为腥臭。故知心病伤暑得之，当恶臭。其病身热而烦，心痛，其脉浮大而散。

五脏有五臭，本经言之详矣。是心主之，今知伤⑦暑因心而

① 热甚：原作"善恶"，据《俗解八十一难经》改。
② 辛：原作"严"，据《俗解八十一难经》改。
③ 气：原作"风"，据《俗解八十一难经》改。
④ 今：原作"金"，据《俗解八十一难经》改。
⑤ 干：原脱，据《俗解八十一难经》补。
⑥ 入肾为腐臭：原脱，据《俗解八十一难经》补。
⑦ 伤：原脱，据《俗解八十一难经》补。

得，是观其证当恶五臭。身热，烦而心痛，皆心之证；浮大而散，心之脉也。是知夏之伤暑，心邪自干心也。

**何以知饮食劳倦得之？**

**然：当喜苦味也。虚为不欲食，实为欲食，何以言之？脾主味，入肝为酸，入心为苦，入肺为辛，入肾为咸，自入为甘。故知脾邪入心，为喜苦味也。其病身热而体重嗜卧，四肢不收，其脉浮大而缓。**

五脏五味，本经言之详矣。假如心病，何以知饮食劳倦而得？脾主五味，见其喜苦味也。脾虚，不能消谷，故不欲饮食；脾实，消谷善饥，故欲食。其病身热，本心火所主；体重嗜卧①，四肢不收者，脾之证也。浮大，心脉；缓，脾脉也。因知脾邪干于心也。

**何以知伤寒得之？**

**然：当谵言妄语。何以言之？肺主声，入肝为呼，入心为言，入脾为歌，入肾为呻②，自入为哭。故知肺邪入心，为谵言妄语也。其病身热，洒洒恶寒，甚则喘咳，其脉浮大而涩。**

五脏五声，本经言之详矣。假如心病，何以知因伤寒得之？肺主五声，心发声为言，心受肺邪，故谵言妄语而无次也。其病身热，本心火所主；洒洒恶寒，是肺主皮毛，其邪在皮肤也；甚则喘咳者，肺主气，其性刚劲，邪击其肺，故声发于外，咳而喘。浮大，心脉；浮大而涩者，肺脉也。因知肺干于心③也。

**何以知中湿得之？**

**然：当喜汗出不可止。何以言之？肾主湿，入肝④为泣⑤，入心为汗，入脾为涎，入肺为涕，自入为唾。故知肾邪入心，为汗**

---

① 卧：原作"甘"，据上文及《俗解八十一难经》改。
② 呻：原作"呷"，据《俗解八十一难经》改。
③ 肺干于心：《俗解八十一难经》作"肺邪干心"。
④ 肝：原作"汗"，据《俗解八十一难经》改。
⑤ 泣：原作"液"，据《俗解八十一难经》改。

不可止①也。其病身热，小腹痛，足胫寒而逆，其脉沉濡而大。此五邪之法也。

五脏五液，本经言之详矣。假如心病，何以知中湿而得？中湿，乃水之蒸气中于人也。肾本属水，性濡湿，外受水湿之气而蒸，故中湿为肾之邪。且肾主五液，汗是心之液也。心受肾之湿邪，故令汗出不止；身热，本心火所主；小腹痛，足胫寒冷，肾之候也。沉濡，肾脉；大，心之脉也。是知肾邪干心也。

## 五十难发明五邪图

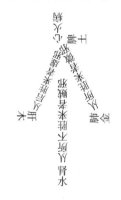

## 五十难经解

曰：病有虚邪，有实邪，有贼邪，有微邪，有正邪，何以别之？

然：从后来者为虚邪，从前来者为实邪，从所不胜来者为贼邪，从所胜来者为微邪，自病为正邪。

五脏各有五邪，今且以心脏言之。假如心火当旺之时反见肝

---

① 为汗不可止：《俗解八十一难经》同。《难经·四十九难》"止"后有"出"字。

木之脉，是从后来，木生火，母来生我，故为虚邪；如见脾土之脉，是从前来，火生土，我去生子，故内实邪；如见肾水之脉，是从我所不胜者，心不胜肾，鬼来克我，故为贼邪；如见肺金之脉，是从我所胜者，火克金，是夫克妻，故为微邪；如无他邪，但见心脉之甚者，是正经自病，故为正邪。是谓之五邪也。余脏仿此而推。

**何以言之？假令心病，中风得之为虚邪，伤暑得之为正邪，饮食劳倦得之为实邪，伤寒得之为微邪，中湿得之为贼邪。**

今以上文心病为例，如因中风得之，是肝木①生心火，母来生我，为虚邪也；伤暑得之，暑属心火，正经自病，为正邪也；饮食劳倦得之，心火生脾土，我去生子，为实邪也；伤寒得之，火克肺金，我克他，为微邪也；中湿得之，肾水克心火，鬼来克我，为贼邪也。

## 五十一难脏腑病异之图

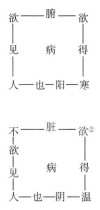

---

① 肝木：原作"脾土本"，据《俗解八十一难经》改。
② 欲：原作"独"，据《图注八十一难经》改。

## 五十一难经解

曰：病有欲得温①者，有欲得寒者，有欲得见人者，有不欲得见人者，而各不同，病在何脏腑也？

然：病欲得寒，而欲见人者，病在腑也；病欲得温，而不欲见人者，病在脏也。何以言之？腑者阳也，阳病欲得寒，又欲见人；脏者阴也，阴病欲得温，又欲闭户独处，恶闻人声。故以别知脏腑之病也。

腑，阳也；脏，阴也。阴阳消息，其证各殊。腑之病，阳主乎动而应乎外，故喜冷而欲见人；脏之病，阴主乎静而应乎内，故喜温而恶闻人声也。此乃分别脏腑之病。

## 五十二难脏腑病根不同之图

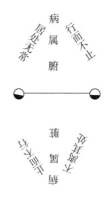

## 五十二难经解

曰：脏腑发病，根本等不？

然：不等也。

其不等者何？

---

① 温：原作"湿"，据《俗解八十一难经》改。本难"温"同。

然：脏病者，止而不行，其病不离其处；腑病者，仿佛贲响，上下行流，居处无常。故以此知脏腑根本不同也。

等，犹同也。脏属阴，主乎静，故病不动移，是不离其处也；腑属阳，主乎动，故病仿佛贲冲，行流上下，居止无常之定处也。此论脏腑发病根本之不同也。此章与《五十五难》互相发明。

## 五十三难七传间传之图

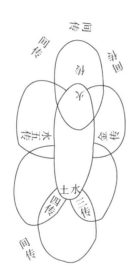

## 五十三难经解

曰：经言七传者死，间脏者生。何谓也？

然：七传者，传其所胜也。间脏者，传其子也。何以言之？假令心病传肺，肺传肝，肝传脾，脾传肾，肾传心，一脏不再伤，故言七传者死也。

七传者死，相克之道，传于我之所克者也。间脏者，说见下文。今以心病为例，余病放此。假如心之病，自心之始，相次而传，六传至心，心当再传肺，肺乃不受再传，是谓一脏不再伤，故言七传者死也。

间脏者，传其所生也。假令心病传脾，脾传肺，肺传肾，肾传肝，肝传心，是子母相传，周而复始，如环无端，故言生也。

间脏者，是与七传之脏相间而传也。此相生之道，故言不死。

## 五十四难脏腑病难易图

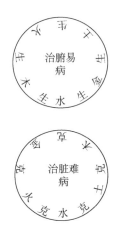

## 五十四难经解

曰：脏病难治，腑病易治，何谓也？

然：脏病所以难治者，传其所胜也；腑病易治者，传其子也。与七传、间脏同法也。

脏病难治，与七传同法，所以难治。腑病与间脏同法相传，所以易治也。与前难同意。

# 五十五难病积有聚之图

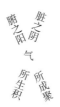

## 五十五难经解

曰：病有积，有聚，何以别之？

然：积者，阴气也；聚者，阳气也。故阴沉而伏，阳浮而动。气之所积名曰积，气之所聚名曰聚。故积者，五脏所生；聚者，六腑所成也。积者，阴气也，其始发有常处，其痛不离其部，上下有所终始，左右有所穷处；聚者，阳气也，其始发无根本，上下无所留止，其病无常处，谓之聚。故以是别知积聚也。

积聚，癥瘕、癖块是也。脏属阴，阴沉而静，其脉亦沉而伏，主病在五①脏。气之所积而成病曰积，其内各有常处。如肝在左，则积亦在左胁；肺在右，则积亦在右胁；心在脐上；肾在脐下；脾在中脘②：各脏之积，各随其处，是谓上下有终始，左右有穷处，故痛不离其部位。腑属阳，阳浮而动，其脉亦浮而动也，主病在外腑。气之所聚而成病曰聚，其病始发无根本，往来上下无定止，故痛亦无常处也。与《五十二难》同意。

---

① 五：《俗解八十一难经》作"内"。

② 脘：原作"腕"，据《俗解八十一难经》改。

## 五十六难腑脏积图

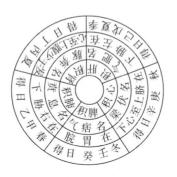

## 五十六难经解

曰：五脏之积，各有名乎？以何月何日得之？

然：肝之积名曰肥气，在左胁下，如覆杯，有头足，久不愈，令人发咳逆、痎疟，连岁不已，以季夏戊己日得之。何以言之？肺病传肝，肝当传脾，脾季夏适王，王者不受邪，肝复欲还肺，肺不肯受，故留结为积。故知肥气以季夏戊己日得之。

肥气者，如肉肥甚之状。肝居左，故病发于左胁下，久而不愈，令人咳逆、痎疟。咳逆，哕逆也。肝受肺之邪，当传于脾，脾正直旺，虽不受其传，致肝自病。缘脾旺止十八日，不久而衰，终被肝邪之所侵，脾胃必虚，故发咳逆、痎疟，寒热如期也。间日而发者曰痎，连日而发者曰疟。肝应东方①而生风，故痎疟如日从东升，常且②依期而见，如风之来，有发有止也③。肝应春，如万物始生之时，故小儿多有此病。

**心之积名曰伏梁，起脐上，大如臂，上至心下，久不愈，令**

---

① 方：原作"风"，据《俗解八十一难经》改。
② 常且：原作"当但"，据《俗解八十一难经》改。
③ 也：原作"曰"，据《俗解八十一难经》改。

人病烦心，以秋庚辛日得之。何以言之？肾病传心，心当传肺，肺秋适王，王者不受邪，心复欲还肾，肾不肯受，故留结为积，故知伏梁以秋庚辛日得之。

伏梁者，伏而不动，如屋之梁也。病发于脐上，心之部位也。烦心，心闷而烦也。

**脾之积名曰痞气，在胃脘，覆大如盘，久不愈，令人四肢不收，发黄疸，饮食不为肌肤，以冬壬癸日得之。何以言之？肝病传脾，脾当传肾，肾以冬适王，王者不受邪，脾复欲还肝，肝不肯受，故留结为积。故知痞气以冬壬癸日得之。**

痞者，否塞而不通也。脾在中央，其病在胃脘，绕脐而还也。脾主四肢，故四肢不收。黄，疸之色。疸，湿热也。疸受湿热，则饮食不为肌肉，故发黄疸。或成消中，此因脾积久不愈而致。

**肺之积名曰息贲，在右①胁下，覆大如杯，久不愈，令人洒淅寒热，喘咳，发肺郁②，以春甲乙日得之。何以言之？心病传肺，肺当传肝，肝以春适王，王者不受邪，肺复欲还心，心不肯受，故留结为积，故知息贲以春甲乙日得之。**

洒淅，恐惊之貌。息贲者，言其或息而或贲起也。肺居右，故病发于右胁下。肺主皮毛，肺积久不愈，令人皮肤之间森然而寒，翕然而热，故谓之洒淅寒热，非大寒热也。肺主气，故喘③。邪击其肺，故咳嗽久而肺郁也。郁，一本作"壅"。

**肾之积名曰贲豚，发于少腹，上至心下，若豚状，或上或下无时，久不愈，令人喘逆，骨痿少气，以夏丙丁日得之。何以言之？脾病传肾，肾当传心，心以夏适王，王者不受邪，肾复欲还脾，脾不肯受，故留结为积，故知④贲豚以夏丙丁日得之。此是五积之要法也。**

---

① 右：原脱，据下文注释及《难经·五十六难》补。

② 郁：《俗解八十一难经》同。《难经·五十六难》作"壅"。

③ 喘：原作"瑞"，据《俗解八十一难经》改。

④ 知：原脱，据《俗解八十一难经》补。

贲，奔也。心积曰伏梁，言伏而不动也。肾积曰贲豚，言动而不伏，如豚之奔也。肾居下，故其病发于少腹，久不愈，令人喘逆。肾是肺之子，子病母必忧，故喘逆而少气。肾主骨，故骨痿弱而不能行动也。此难说五积大要之法。

## 五十七难五泄之图

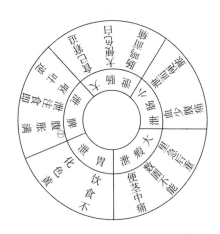

## 五十七难经解

曰：泄凡有几，皆有名不？

然：泄凡有五，其名不同。**有胃泄，有脾泄，有大肠泄，有小肠泄，有大瘕泄，名曰后重。**

五泄之证，说见下文。

**胃泄者，饮食不化，色黄。**

胃主腐熟水谷，以分清浊，输其精气于脾，脾乃散于五脏六腑，秽浊糟粕而归大肠。今胃气弱，因受寒邪，不能腐熟水谷，乃径传授于大肠，故泄黄色米谷，皆完出而不化也。是为胃泄。

**脾泄者，腹胀满，泄注，食即呕吐逆。**

胃虽腐熟水谷，清浊已分，今脾虚受邪，因而腹胀不能散胃

---

① 腹：原脱，据《图注八十一难经》补。

之精气于五脏六腑，只留在胃中。胃中气满，故食下而呕逆，使其精气混合秽浊糟粕同归大肠而泄下也。是为①脾泄。

**大肠泄者，食已窘迫，大便色白，肠鸣切痛。**

窘迫，谓②逼迫之意。大肠，肺之腑，故色③白。肠虚则鸣，肠寒则④痛。大肠有寒邪之气，所以食未毕而速急要去大便，而泄白色，肠鸣而割痛也。是为大肠泄也。

**小肠泄者，溲而便脓血，少腹痛。**

溲，小便也。小肠，心之腑。心主血，故小便利而大便泄脓血。小肠在少腹，既受寒邪，则少腹痛也。是为小肠泄。

**大瘕泄者，里急后重，数至圊而不能便，茎中痛。此五泄之法也。**

瘕，聚⑤也。圊，厕也。水谷糟粕皆从大肠而传送，大肠下口则广肠与膀胱也，大肠糟粕传送与广肠，水液则施化于膀胱。今大肠有寒邪，则里急欲速传糟粕于广肠⑥；广肠⑦有热气瘕聚，遂隐闲秽浊则后重，虽数欲去大便，而秽浊不能出肛门也。大肠、广肠俱受病，近于膀胱，致水液出少，茎中因涩而痛也。是为大瘕泄。大瘕，即痢也。然分赤、白二证。赤者热，白者寒也。谓大肠受寒邪之甚，大肠肺之腑，故色白；广肠受热气之极，热主火，故色赤；寒邪热气俱甚，则赤白相杂⑧。是皆寒热之邪气，肠中相搏而成也。此一难说五泄之法。

---

① 为：原作"谓"，据上下文例及《俗解八十一难经》改。

② 谓：《俗解八十一难经》作"极急"。

③ 色：原脱，据《俗解八十一难经》补。

④ 寒则：原作"切"，据《俗解八十一难经》改。

⑤ 聚：此前原衍"秽"，据《俗解八十一难经》删。

⑥ 广肠：此后《俗解八十一难经》有"而出"2字，疑脱。

⑦ 广肠：原脱，据《俗解八十一难经》补。

⑧ 杂：原作"离"，据《俗解八十一难经》改。

# 五十八难伤寒有五之图

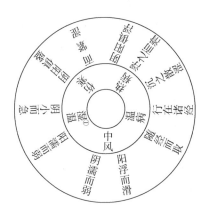

## 五十八难经解

曰：伤寒有几，其脉有变不？

然：伤寒有五，有中风，有伤寒，有湿温②，有热病，有温病。

有汗恶风者，谓之中风，即伤风也；无汗恶寒者，谓之伤寒；一身尽痛者，谓之湿温；冬感于寒，至夏方发，谓之热病；感不时之气而病，一家之中长幼皆相似者，谓之温病，即疫病也。

其所苦各不同。中风之脉，阳浮而滑，阴濡而弱；湿温之脉，阳浮而弱，阴小而急；伤寒之脉，阴阳俱盛而紧涩；热病之脉，阴阳俱浮，浮之而滑，沉之散涩；温病之脉，行在诸经，不知何经之动也，各随其经所在而取之。

苦，病苦也。阴阳，指尺寸也。伤风之脉，阳浮而滑。风伤于卫，故阳浮于上；滑是风脉，故头痛而恶风。阴濡而弱也，伤寒之脉。阴阳俱盛，谓尺寸一般紧，是寒伤于荣，涩是主无汗也。热病之脉，阴阳俱浮，是尺寸俱浮。轻手按浮而滑，心伤热也；

---

① 湿：原作"温"，据《图注八十一难经》改。

② 湿温：原作"湿病"，据《俗解八十一难经》改。下"湿温"同。

重手按之沉而散涩，是津液虚少也。温病之"温"当作"瘟"，乃四时不正之气。春当温而反寒，夏当热而反凉，秋当凉而反热，冬当寒而反温，非其时而有其气，故病长幼皆相似，此时行之瘟疫，非春之温病也。其证亦分阴阳。六经与伤寒无异，当审其病在何经，随其所在以治之。

**伤寒有汗出而愈，下之而死者；有汗出而死，下之而愈者，何也？**

**然：阳虚阴盛，汗出而愈，下之即死；阳盛阴虚，汗出而死，下之而愈。**

此言阴阳者，谓病在表为阳，病在里为阴也。邪之初中人，始在皮肤，发热恶寒，是表有邪，而里未有邪，是阳虚阴盛也。故宜汗之而愈，若误下之则死。或表不解，邪气则传里，不恶寒反恶热，烦躁谵语，是邪在里，为阴虚阳盛也。故当下之而愈，若误汗之则死。《伤寒论》云：桂枝下咽，阳盛则毙；承气入胃，阴盛乃亡。此汗下之误也。

**寒热之病，候之如何也？**

**然：皮寒热者，皮不可以近席，毛发焦，鼻槁，不得汗；肌寒热者，皮肤痛，唇舌槁，无汗；骨寒热者，病无所安，汗注不休，齿本**①**槁痛。**

皮寒热者，邪之初中人，始入肺经，肺②主皮毛，开窍于鼻，故皮不可近席，毛发焦燥，而鼻干槁，不得汗也。肌寒热者，邪入于脾，脾主肌肉，开③窍唇口，脾既受邪，津液不能温于肉以营乎唇口，故皮肤肌肉痛，唇口燥干，而唇槁无汗也。骨寒热者，骨属肾，肾主液，齿乃骨之余，肾之有邪不能主④液，而汗妄注不休，骨受寒热，其齿不荣而槁，故病无所安也。

① 本：原作"木"，据《俗解八十一难经》改。
② 肺：原脱，据《俗解八十一难经》补。
③ 开：原作"门"，据《俗解八十一难经》改。
④ 主：原脱，据《俗解八十一难经》补。

# 五十九难狂癫病异之图

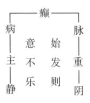

# 五十九难经解

曰：狂癫之病，何以别之？

然：狂之始发，少卧而不饥，自高贤也，自辨智也，自贵倨①也，妄笑，好歌乐，妄行不休是也。癫病始发，意不乐，直视，僵仆，其脉三部阴阳俱盛是也。

阴阳相和为平，阴阳偏胜为病。阳②邪内盛，而发越于外者，曰重阳。重阳者狂，阳动而阴静，故少卧，邪盛于内故不饥，妄自高能，强辨是非，尊贵倨傲，对空歌乐，登高逾垣，弃衣而走者是也。阴邪内盛，淫溢于外者，曰重阴。重阴者癫③。癫，倒也。阴主乎静，故病之发，不语不乐，默然直视而癫倒也。覆面而癫曰仆，仰面反张曰僵。三部俱阳脉之甚，狂也；三部俱阴脉之甚，癫。

---

① 贵倨：高贵傲慢。《难经·五十九难》作"倨贵"，疑倒。

② 阳：原作"阴"，据《俗解八十一难经》改。

③ 癫：原脱，据《俗解八十一难经》补。

# 六十难头心病之图

厥头痛　受风寒伏留不去者

真头痛　连入脑者四肢厥冷

死不可治

随经治之

痛

真心　痛甚但在心手足青者

厥心　其五脏气相干而作痛

# 六十难经解

曰：头、心之病，有厥痛，有真痛，何谓也？然手三阳之脉，受风寒，伏留而不去者，则名厥头痛；入连在脑者，名真头痛。其五脏气相干，名厥心痛；其痛甚，但在心，手足青者，即名真心痛。其真心痛①者，旦发夕死，夕发旦死。

手三阳之脉，皆从手走至头。三阳之经受风寒，伏留冲上于头而痛，名曰厥头痛。若非经之风寒，其邪自风府而入于脑髓，则痛连入脑，四肢厥冷，名曰真头痛也。心为君主，故不受邪。五脏皆属于心，五脏之气或干于心而痛者，非正心之痛，乃心包络痛也。心既不受邪，其痛但在心而痛甚者，是心自痛，必手足青色而厥，此名真心痛也。本经云其真心痛者，真字下当有"头痛"二②字，盖阙文也。真头痛、真心痛二者，皆旦发夕死，夕发

---

① 痛：原作"病"，据《俗解八十一难经》改。

② 二：原作"三"，据《俗解八十一难经》改。

旦死，喻其不可治之也。

## 六十一难四知图

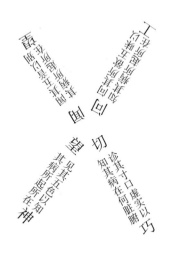

## 六十一难经解

曰：经言望而知之谓之神，闻而知之谓之圣，问而知之谓之工①，切脉而知之谓之巧。何谓也？

望其色，以知其病，曰神；闻其声，以知其病，曰圣；问其所欲何味，以知其病，曰工；切其脉，以知其病，曰巧。是谓其四知也。

然：望而知之，望见其五色，以知其病。闻而知之者，闻其五音，以别其病。问而知之者，问其所欲五味，以知其病所起所在也。切脉而知之者，诊其寸口，视其虚实，以知其病之在何脏腑也。

五色，青属肝，赤属心，黄属脾，白属肺，黑②属肾。假令肝

---

① 工：原作“功”，据《俗解八十一难经》改。下“工”同。
② 黑：原作“赤”，据《俗解八十一难经》改。

病①见青色，肝自病；见赤色，心乘肝也。此谓望色而知其病也。五音，歌、哭、呼、笑、呻之五声也。假令病人好②歌者，知脾病；好哭者，知肺病。此谓闻声而知其病也。五味者，肝喜酸，肺喜辛，肾喜咸，心喜苦，脾喜甘，此为问所欲食味而知其病也。假令诊脉之浮沉迟数、滑涩长短、阴阳虚实、至数多寡，以知病在何脏腑，此谓切脉而知其病也。昔人云医有四知，此之谓也。本经独言"诊其寸口者"，《一难》云"独取寸口，以决五脏六腑死生吉凶之法"也。

**经言：以外知之曰圣，以内知之曰神。此之谓也。**

听其声闻于外者，以知其病，故曰圣；观其形色，以知内腹之病者，曰神。如此之谓欤。

## 六十二难脏腑井荣③之图

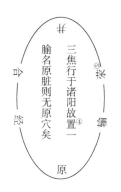

## 六十二难经解

**曰：脏井荣有五，腑独有六者，何谓也？**

---

① 病：原作"每"，据《俗解八十一难经》改。
② 好：原作"如"，据《俗解八十一难经》改。下一"好"同。
③ 荣：原作"荣"，据《俗解八十一难经》改。
④ 置：原作"致"，据《图注八十一难经》改。
⑤ 荣：原作"荣"，《图注八十一难经》同，据下文改。

然：腑者，阳也。三焦行于诸阳，故置一俞，名曰原。腑有六者，亦与三焦共一气也。

脏井荥有五，谓井、荥、输、经、合也；腑井荥有六，谓井、荥、输、原、经、合也。以三焦为原气之别使，主持原气之气而通行于诸阳，故又别置一俞，而名曰原。所言以腑有六者，与三焦共一气也。

## 六十三难井始之图

## 六十三难经解

曰：《十变》言五脏六腑荥合，皆以井为始者，何也？

然：井者，东方春也，万物之始生。诸蚑行喘息，蜎飞蠕动，当生之物，莫不以春生，故岁数始于春，月③数始于甲，故以井为始也。

"月"字当作"日"。纪氏曰：甲乙丙丁十变，言五脏六腑之荥合。今皆以井为始者，为井属东方木也。木者，春也，春为④万

---

① 荥：原作"荣"，《图注八十一难经》同，据下文改。
② 万：原作"苟"，据《图注八十一难经》改。
③ 月：《俗解八十一难经》同。《难经·六十三难》作"日"。
④ 为：原作"以"，据《俗解八十一难经》改。

物发生之始。至于诸蚑方为喘息，蜎飞小虫方始蠕动，草木蛰虫
当生之物，莫不以春而生。故一岁之始起于春①，日之数始于甲，
甲乙亦木之属于春②也，荥输经合以井为始者，亦应木之春也。

## 六十四难井荥能合之图

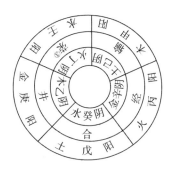

阴井配阳井，阴荥配阳荥，阴输配阳输，阴经配阳经，阴合
配阳合。阳刚阴柔，配合各从其类。

## 六十四难经解

曰：《十变》又言，阴井木，阳井金；阴荥水，阳荥火；阴输
土，阳输木；阴经金，阳经火；阴合水，阳合土。阴阳皆不同，
其意何也？

然：是刚柔之事也。阴井乙木，阳井庚金。阳井庚，庚者，
乙之刚也；阴井乙，乙者，庚之柔也。乙为木，故言阴井木也；
庚为金，故言阳井金也。余皆仿此。

井荥十变，是本于五行相生相克之理也。故阴井木生阴荥火，
阴荥火生阴输土，阴输土生阴经金，阴经金生阴合水；阳井为金，
阳井金生阳荥水，阳荥水生阳输木，阳输木生阳经火，阳经火生

---

① 日之……于春：此14字原脱，据《俗解八十一难经》补。
② 日之……于春：此14字原脱，据《俗解八十一难经》补。
③ 荥：原作"荣"，《图注八十一难经》同，据下文改。

阳合土。此五行之道，母子相生之义。阴井木者，乙也；阳井金者，庚也。乙与庚为刚柔也。甲与己为刚柔，丙与辛为刚柔，丁与壬为刚柔，戊与癸为刚柔，此阴阳相克制刚柔相配合夫妇之道。今井荥阴阳之不同，其此之谓欤。

## 六十五难出井入合之图

井
方　　　　　东
春　斯时万物始生
　　故言所出为井
火　合方　　北
　　故言所入为合　斯时阳气入藏

## 六十五难经解

**曰：经言所出为井，所入为合。其法奈何？**

纪氏曰：井者之名，谓终日常汲未常损，终日常注未常溢。今言所出为井者，谓其有常不损不益，其经常如此而出也。所入为合者，言经脉自此而入脏，与诸经而相合也。

**然：所出为井，井者，东方、春也，万物始生，故言所出为井。所入为合，合者，北方、冬也，阳气入藏，故言所入为合也。**

井应东方、木，如四时之春也。当春之时，万物始生，经自井出如万物之始生，故言所出为井。合者，经之入也，应北方、水，如四时之冬也。当冬之时，万类深藏，蛰虫固密，阳气于此入脏而得与诸经相合，故言所入为合也。

# 六十六难十二经原穴图

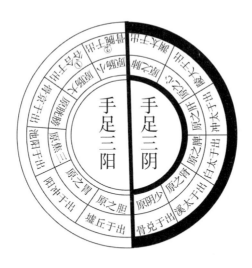

三焦者，原气之别使，主通行三气，经历五脏六腑。原者，三焦之尊号，故所止辄为原。五脏六腑之有病者，皆取其原也。

## 六十六难经解

曰：经言肺之原，出于太渊；心之原，出于大陵；肝之原，出于太冲；脾之原，出于太白；肾之原，出于太溪；少阴之原，出于兑骨；胆之原，出于丘墟；胃之原，出于冲阳；三焦之原，出于阳池；膀胱之原，出于京骨；大肠之原，出于合谷；小肠之原，出于腕骨。十二经皆以输为原者，何也？

然：五脏输者，三焦之所行，气之所留止也。

三焦所行之输为原者，何也？

然：脐下肾间动气者，人之生命也，十二经之根本也，故名曰

---

① 谷：原作"骨"，据《图注八十一难经》改。
② 腕：原作"脘"，据《图注八十一难经》改。

原。三焦者，原气之别使也，主通行三气，经历于五脏六腑。原者，三焦之尊号也，故所止辄为原。五脏六腑之有病者，皆取其原也。

纪氏曰：十二经之输，皆系三焦所行气留止之处。然三焦所行以输为原者，假原气以名之也。原气隐于肾间，寂然不动，乃为人之生命，十二经之根本。三焦者，即原气之别使也，且下焦禀元气。原气者，即真元之气也，上达至于中焦，主受五脏六腑水谷精悍之气，化而为荣卫。荣卫之气得真元之气相合，主气通行，达于上焦入肺经，自肺经始，经历五脏六腑也。盖原者，乃三焦尊号之名，故三焦所行留止之处辄为原也。若五脏六腑之有病①皆取之于原者，谓原为生气之根原故也。

## 六十七难阴募阳腧之图

肺肝心脾肾
背俞

见　　　穴
注　　　法
中　　　已
　病与
　荣行
　阴腹

中巨章期京
府阙门门门

## 六十七难经解

曰：五脏募皆在阴，而俞在阳者，何谓也？

然：阴病行阳，阳病行阴。故令募在阴，俞在阳。

---

① 病：原作"府"，据《俗解八十一难经》改。

纪氏曰：腹属阴，背属阳。募在腹，故为阴；俞在背，故为阳。阴①病生于内②而行于外③，即阴行阳也，故阳俞在背；阳病生于外而行于内，即阳行阴也，故阴募在腹也。募俞穴法载在图内。

## 六十八难五穴主病之图

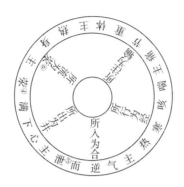

## 六十八难经解

曰：五脏六腑，各有井、荥、输、经、合，皆何所主？

然：经言所出为井，所流为荥，所注为输，所行为经，所入为合。井主心下满，荥主身热，输主体重节痛，经主喘咳寒热，合主逆气而泄。此五脏六腑其井、荥、输、经、合所主病也。

纪氏曰：水行地中，众流叶应轻，经脉之行亦如此也。今井者，若水之源；水始出，其源流之尚微，故谓之荥水；上而注下，

---

① 阴：原作"阳"，据《俗解八十一难经》改。
② 内：原作"外"，据《俗解八十一难经》改。
③ 外：原作"内"，据《俗解八十一难经》改。
④ 荥：原作"荣"，《图注八十一难经》同，下文改。
⑤ 泄：原作"湛"，据《图注八十一难经》改。
⑥ 荥：原作"荣"，据《图注八十一难经》改。

下复承而流之，故谓之输水；行经而过者，故谓之经；经过于此，乃入于脏腑与众经相会者，故谓之合。按《素问》云：六经为川，肠胃为海也。井为木应肝，肝有邪主心下满，故治之于井；荥为火应心，心主热，心有邪主身热，故治之于荥；输法土应脾，脾主四肢，脾有邪故体重节痛，宜治输穴；经法金应肺，肺有邪得寒则咳，得热则喘，故治之于经；合法水应肾，肾气不足则气逆，而上水注①下泄，宜治之于合也。

## 六十九难补母泻子之图

```
      者 虚 者 实
       补    泻

       其    其
       母    子

      虚 不 实 不
          以
          经
          取
          之
```

## 六十九难经解

曰：经言虚者补之，实者泻之，不实不虚，以经取之。何谓也？

然：虚者补其母，实者泻其子，当先补之，然后泻之。不虚不实，以经取之者，是正经自生病，不中他邪也，当自取其经，故言以经取之。

虚者补其母。假如肝虚，补其肾而益其肝，肾是肝之母，故言母能令子实；如肝实，可泻心而损其肝之子，故言子能令母虚也。自取其经，谓春脉弦②，多是肝脏正经自病，故言不实不虚，

---

① 注：原作"主"，据《俗解八十一难经》改。
② 弦：原作"族"，据《俗解八十一难经》改。

当于足厥阴、少阳之经而施补泻焉，当先补之，然后泻之。此两①句之义，非有阙误，必衍文也。

## 七十难刺分四时图

刺　肺　春

毛皮主

人气亦在　上　阳气在

心

脉血主

浅　　　　夏

脾

阴阴之部中之分上　阳阳之部

肉肌主

刺　肝　秋

筋　主

人气亦在下　阳气在

肾

深　骨主　冬

## 七十难经解

曰：经言春夏刺浅，秋冬刺深者，何谓也？

然：春夏者，阳气在上，人气亦在上，故当浅取之；秋冬者，阳气在下，人气亦在下，故当深取之。此四时用针浅深之法。

春夏各致一阴，秋冬各致一阳者，何谓也？

然：春夏温，必致一阴者，初下针，沉之至肾肝之部，得气，引提②之，阴也；秋冬寒，必致一阳者，初内针，浅而浮之至心肺之部，得气，推内之，阳也。是谓春夏必致一阴，秋冬必致一阳。

内致，取也。春夏时温，必致一阴者，初入针五分，即沉之至肾肝之部，俟得气，乃引针而提之至于心肺之分，使阴气以和阳也。秋冬时寒，必致一阳者，初内针三分，浅而浮之当心肺之

---

① 两：原作“三”，据《俗解八十一难经》改。

② 提：《俗解八十一难经》作“持”。

部，俟得气，推针而内之以达于肾肝之分，使阳气和于阴也。

## 七十一难刺荣卫图

```
        针内乃辅气
      荣         刺
      伤         荣
      无         无
      卫         伤
      脾         卫
        之刺而针外
```

## 七十一难经解

曰：经言刺荣无伤卫，刺卫无伤荣，何谓也？

然：针阳者，卧针而刺之；刺阴者，先以左手摄按所针荣腧[1]之处，气散乃内针。是谓刺荣无伤卫，刺卫无伤荣也。

荣为[2]阴，卫为阳。荣行脉中，卫行脉外。用针之法，故有浅深。然针阳必卧针，谓阳轻浮，若过之恐伤荣也；刺阴者，先以左手摄[3]按所刺之穴，良久气散乃内针，不然恐伤卫也。无、毋，通谓禁止之词。

---

① 荣腧：原作"荣卫"，据《俗解八十一难经》改。《难经·七十一难》作"荣俞"，疑误。
② 为：原作"谓"，据《俗解八十一难经》改。下一"为"同。
③ 摄：原作"撮"，据《俗解八十一难经》改。

# 七十二难经脉迎随之图

## 七十二难经解

曰：经言能知迎随之气，可令调之；调气之方，必在阴阳。何谓也？

迎者，迎其气之方来未盛，故夺而泻之；随者，随其气之方去而未虚，故济以补之。补①泻之法，在乎调气；调气之方，必察乎阴阳也。

然：所谓迎随者，知荣卫之流行、经脉之往来也，随其逆顺而取之，故曰迎随。调气之方，必在阴阳者，知其内外表里，随其阴阳而调之，故曰调气之方，必在阴阳。

迎随在乎调气，是知荣卫之流行、经脉之往来，随其气之逆顺；病在何经，随所在以调治之。此调气之方也。内为阴，外为

---

① 补：原作"而"，据《俗解八十一难经》改。

阳；表为阳，里为阴。必察其病在阴在阳，随其阴阳虚实而施补泻也。阳虚阴实，则补阳泻阴；阳实阴虚，则泻阳补阴；俱实俱虚，则随其阴阳补泻也①。此所谓调②气之方，必在阴阳也。

## 七十三难刺井泻荥之图

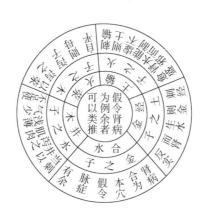

## 七十三难经解

曰：诸井者，肌肉浅薄，气少不足使也，刺之奈何？

然：诸井者，木也；荥③者，火也。火者，木之子。当刺井者，以荥泻之。故经言：补者不可以为泻，泻者不可以为补。此之谓也。

诸经之井，皆在手足梢肌肉浅薄处，不足以补泻。今当泻井，可只泻其荥。井为木，荥为火，火乃木之子，谓实则泻其子也。故引经为证，补者不可为泻，泻者不可为补也。

---

① 阳虚……泻也：此30字原脱，据《俗解八十一难经》补。

② 调：原脱，据《俗解八十一难经》补。

③ 荥：原作"荣"，据下文注释及《俗解八十一难经》改。

# 七十四难因时而刺之图

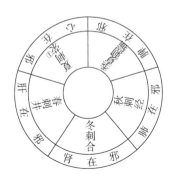

# 七十四难经解

曰：经言春刺井，夏刺荥，季夏刺输，秋刺经，冬刺合者，何也？

然：春刺井者，邪在肝；夏刺荥者，邪在心；季夏刺输者，邪在脾；秋刺经者，邪在肺；冬刺合者，邪在肾。

其肝、心、脾、肺、肾，而系于春、夏、秋、冬者，何也？

然：五脏一病，辄有五也。假令肝病，色青者肝也，臊臭者肝也，喜酸者肝也，喜呼者肝也，喜泣者肝也。其病众多，不可尽言也。四时有数，而并系于春、夏、秋、冬者也。针之要妙，在于秋毫者也。

病症之众多，不可尽言，岂止声、色、味、臭、液五者而已？然五脏之病，邪气所干，皆系春、夏、秋、冬及井、荥、输、经、合之所属。用针之妙，补母泻子，其法精微，在于秋毫之间者也。

---

① 荥：原作"荣"，《图注八十一难经》同，据下文改。

## 七十五难补水泻火之图

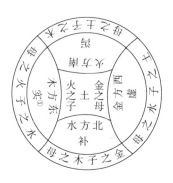

## 七十五难经解

曰：经言东方实，西方虚，泻南方，补北方，何谓也？

然：金、木、水、火、土，当更相平。东方木也，西方金也。木欲实，金当平之；火欲实，水当平之；土欲实，木当平之；金欲实，火当平之；水欲实，土当平之。东方者肝也，则知肝实；西方者肺也，则知肺虚。泻南方火，补北方水。南方火，火者，木之子也；北方水，水者，木之母也。水胜火，子能令母实，母能令子虚，故泻火补水，欲令金不②得平木也。经曰：不能治其虚，何问其余？此之谓也。

平者，适中也，无太过不及之谓。五行胜负，则有太过不及之患③。假令东方实，肝木之实也；西方虚，肺金之虚也。是金之不及，故不能平乎木之太过也。欲得其平者，须泻南方火，补北方水。火是木之子，夺子之气，使子得食母之有余，则无太过；水是金之子，益子之气，使子不残食于母，则金无不及之患。然

---

① 实：原作"补"，据下文及《图注八十一难经》改。

② 不：据文义疑衍。

③ 患：原作"犯"，据《俗解八十一难经》改。

后金乃可得而平木，使无偏胜，自然两平矣。若不能治肺金之虚，焉能平其衍木之实也欤？金不得平木，"不"字衍文。

## 七十六难阴阳补泻之图

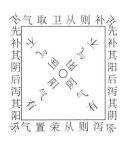

## 七十六难经解

曰：何谓补泻？当补之时，何所取气？当泻之时，何所置气？

然：当补之时，从卫取气；当泻之时，从荣置气。其阳气不足，阴气有余，当先补其阳，而后泻其阴；阴气不足，阳气有余，当先补其阴，而后泻其阳。荣卫通行，此其要也。

补则取卫之气以补虚处，泻则从荣弃置其气而不用也。然人之病，虚实不同，补泻之法亦异。若阳气不足，阴气有余，则先补其阳，而后泻阴以和之；阴气不足，阳气有余，则先补阴，而后泻阳以和之，则荣卫自然通行矣。补泻之法见下篇。

# 七十七难上工中工治病之图

中工
病已治

上工
病未治

见肝之病不晓相传但一心治肝

见肝之病知肝当传脾则实脾无令得受肝邪

## 七十七难经解

曰：经言上工治未病，中工治已病者，何谓也？

然：所谓治未病者，见肝之病，则知肝当传之于脾，故先实其脾气，无令得受肝之邪，故曰治未病焉。中工治已病者，见肝之病，不晓相传，但一心治肝，故曰治已病。

相传是传经之法，详见《五十三难》。

# 七十八难补泻之图

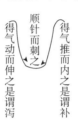

当刺
之时

先以左手按压所针之处

弹而努之
爪而下之

其气之来如动脉之状

顺针而刺之

得气动而伸之是谓泻　得气推而内之是谓补

## 七十八难经解

曰：针有补泻，何谓也？

然：补泻之法，非必呼吸出内针也。

纪氏曰：呼尽而内针，吸而引针者，为补；吸则内针，呼尽出针，为泻。今此言补泻之法，非必呼吸出内针而已，谓①得气之来而出入是为补泻也。说见下文。

然知为针者，信其左；不知为针者，信其右。当刺之时，必先以左手压按所针荥俞之处，弹而努之，爪②而下之，其气之来，如动脉之状，顺针而刺之。得气，推而内之，是谓补；动而伸之，是谓泻。不得气，乃与男外女内；不得气，是谓十死，不③治也。

---

① 谓：原脱，据《俗解八十一难经》补。

② 爪：原作"瓜"，据《俗解八十一难经》改。下一"爪"同。

③ 不：原作"而"，据《俗解八十一难经》改。

善针者，信用左手；不知针法者，自右①手起也。当针之时，以左手压按下针之处，以右手弹而努之，使脉气之来甚，爪而下之，欲置针准当其气之来，如动脉之状，应②于左手之下，然后循针而刺之。待气应于针下，因推入至荣俞③，是为补也；得气便摇转而出④之，是为泻也。若⑤停针，候⑥气久而不至，则与男外女内，不得气，一般故皆不可治。男外女内者，男为阳，气甚于⑦外；女为阴，气甚于内。男子轻手按其穴，浅其针而候卫气之分；女子重手按其穴，深其针而候荣气之分，过时而气皆不至。不应手者，是阴阳气尽是也。

## 七十九难迎随补泻之图

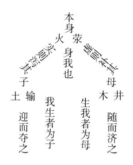

心属火，假令心病，即以心经火穴为本身，虚则随而济之，以补其母；本穴实则迎而夺之，以泻其子土穴。各脏仿此，此乃本经病之刺法也。

---

① 右：原作"左"，据《俗解八十一难经》改。

② 应：原作"在"，据《俗解八十一难经》改。

③ 于针……荣俞：原作"其时固惟用针荣俞"，据《俗解八十一难经》改。

④ 出：原作"入"，据《俗解八十一难经》改。

⑤ 若：原作"右"，据《俗解八十一难经》改。

⑥ 候：原作"脉"，据《俗解八十一难经》改。

⑦ 于：原作"为"，据《俗解八十一难经》改。下一"于"同。

# 七十九难经解

**曰：经言迎而夺之，安得无虚？随而济之，安得无实？虚之与实，若得若失；实之与虚，若有若无。何谓也？**

补泻之道，以平为期。迎而夺之，谓取其荣气，而泻其实者，不可使太虚。随而济之，谓从卫取气，而济益不足之经，出针而扪其穴，此补之道，亦不可使太实。若过其中，则泻其实者而使之反虚，补其虚者而使之反实，是若得若失也。若有若无者，谓经脉之气来多少，冥昧而不知，是若无也；经气已至，豁然神悟，是若有也。

**然：迎而夺之者，泻其子也；随而济之者，补其母也。假令心病，泻手心主俞，是谓迎而夺之者也；补手心主井①，是谓随而济之者也。所谓实之与虚者，濡牢之意也。气来实牢者为得，濡虚者为失，故曰若得若失也。**

迎者，迎于前；随者，随其后。假令心病，心，火也，土为火之子，心之实则泻手②心主之输大陵穴，实则泻其子，是迎而夺之也。木为火之母，心之虚则补手心主之井中冲③穴，虚则补其母，是随而济之也。实之与虚，牢濡之意者，谓补其虚可止于平；而气来牢④实者，是为若得也，谓泻其实亦可止于平。而至于气濡虚者，是为若失也。若持针不能明其牢濡者，故有若得若失之患⑤。

---

① 井：原作"随"，据下文注释及《俗解八十一难经》改。
② 手：原作"平"，据《俗解八十一难经》改。下一"手"同。
③ 中冲：原作"关冲"，据《俗解八十一难经》改。
④ 来牢：原作"未穴"，据《俗解八十一难经》改。
⑤ 患：原脱，据《俗解八十一难经》补。

# 八十难出内针之图

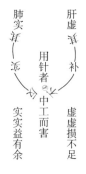

有见如

入气至乃内针　用针之妙

出气随气而施　气尽乃出针

## 八十难经解

曰：经言有见如入，有见如出者，何谓也？

然：所谓有见如入①者，谓左手见气来至，乃内针，针入见气尽，乃出针。是谓有见如入，有见如出也。

针之出入，必随气之往来。如左②手按穴，待气来至，方且③入针，候其应尽，而出针也。

## 八十一难五施补泻之图

肝虚　肺实　补　泻　用针者④中工而害　虚虚损不足　实实益有余

---

① 有见如入：此后《难经·八十难》有"有见如出"4字，疑脱。

② 左：原作"下"，据《俗解八十一难经》改。

③ 且：原作"见"，据《俗解八十一难经》改。

④ 不：原作"反"，据《图注八十一难经》改。

# 八十一难经解

曰：经言无实实虚虚，损不足而益有余。是寸口脉邪？将病自有虚实也？其损益奈何？

然：是病，非谓寸口脉也。谓病自有虚实也。假令肝实而肺虚，肝者木也，肺者金也，金木当更相平，当知金平木。假令肺实而知肝虚，微少气，用针不补其肝，而反重实其肺，故曰实实虚虚，损不足而益有余。此者中工之所害也。

治病之法，以病为期，虚者补之，实者泻之，不足者益之，有余者损之。假令肝实而肺虚，则知金当平木；假令肝虚而肺实，用针者当泻金而补木。今反不补所虚之肝，而补所实之肺，此所谓实其实，虚其虚，不足者愈损，有余者愈益。如此者，中工害之也，可不慎之哉？①

---

① 治病……之哉：此101字不见于《俗解八十一难经》。《俗解八十一难经》作"'是病'二字必衍文。肝实而肺虚，金当平木，已详见《七十五难》。若肺实肝虚，则当泻金而补木也。用针者，乃不补其肝，而反补其肺，此所谓实其实，虚其虚，损不足，益有余，故杀人必矣。中工，庸常之工，犹言粗工也。"